機能性食品素材と運動療法
―生活習慣病予防と運動機能維持・向上をめざして―

Functional foods, a material and Exercise therapy
-Aims to prevent lifestyle-related diseases,
and maintain and improve active life-

《普及版／Popular Edition》

監修 大澤俊彦，佐藤祐造

シーエムシー出版

巻頭言

　65歳以上の人が総人口に占める割合，高齢化率が7％を超えると「高齢化社会」，14％を超えると「高齢社会」，21％を超えると「超高齢社会」といわれています。日本は1970年に高齢化率が7％を超え，1994年には14％を超え，2010年10月1日の時点での高齢者人口は過去最高の2,929万人で，高齢化率は23.1％と「超高齢社会」となりました。今後も急速に増え続けると推定されています。さらに，戦後のベビーブームに生まれた年齢層，いわゆる「団塊の世代」も，大量退職の時代を迎え，資金的には余裕のある生活を楽しむことができる可能性を持ちつつも，年齢とともに体力の低下は避けられないことを実感し，まだまだ若い者に負けられないと思う気持ちと裏腹に体力の限界を味わっているのが現状です。

　一方，がんや動脈硬化，糖尿病の合併症など，「生活習慣病」になる高い可能性は誰もが持っていますが，疾病が発症に至る前の段階，いわゆる「未病」段階に如何に長くとどめることができるか，が重要な課題となっています。しかしながら，特に，このような高齢者，さらにはその予備軍である「団塊の世代」の人たちにとって，生活習慣病の予防と運動機能の維持がQOL向上の大きな要素となります。重篤な疾患を引き起こす生活習慣病の予防には適切な食生活とともに運動療法を行うことで大きな効果を得ることができます。また，「介護予防」として，個々の状態に適した運動方法と食品素材の研究も盛んになっています。しかし，効果の低いサプリメントや健康食品，また，身体に負担を掛けたり筋肉や関節に障害を与えるような運動方法など，科学的な根拠に基づいている（Evidence-based）とは言い難いような情報も含めて，様々な情報にあふれているのが現状です。

　このような背景で，本書では「機能性食品，素材」，特に，「抗酸化食品・素材」と「運動療法」に焦点を当て，様々な観点から，「適正な運動療法とは何か？」，また，各年齢層にあった運動療法の可能性について運動生理学を中心とした専門家や第一線の臨床医の先生方に解説をしていただきました。また，最近の運動機能向上を目指したサプリメントや健康食品の企業間の開発競争は，眼を見張るものです。しかしながら，正当な有効性の評価がなされた商品はごく僅かしか存在しないといっても過言ではないのが現状でしょう。われわれの研究グループは，機能性食品評価における「バイオマーカー」（生体指標）の必要性を痛感してきました。特に，抗酸化機能食品のもつ役割に焦点をあて，「抗酸化バイオマーカー」の開発を重点的に進めてきました。その方法は，簡単に入手しうる唾液や血液，尿などの素材に，疾患予防バイオマーカーや酸化ストレスバイオマーカーを用いて簡便かつ定量的に測定することで，まだ未病の段階なのか，それとも既に病気の段階なのかを診断し，個人個人に適した運動や食生活を指導することができないものか，というわけです。

　今回の企画の執筆者は，いずれも，この分野では国際的にも評価の高いトップの研究者であ

り，専門分野に関連した国際的な研究動向をまとめていただきました。「機能性食品」，特に「抗酸化食品」の持つ「運動機能」への役割の重要性が世界的にも認知されつつある現状の中で，本書の刊行はきわめてタイムリーであり，食品機能や運動生理の研究者のみならず，予防医学や臨床医学，生化学，薬理学，栄養学，食品科学など，産官学の第一線の研究者にとって必読の書であると確信しています。

2012年5月

大澤俊彦，佐藤祐造

普及版の刊行にあたって

　本書は2012年に『機能性食品素材と運動療法 ―生活習慣病予防と運動機能維持・向上をめざして―』として刊行されました。普及版の刊行にあたり，内容は当時のままであり加筆・訂正などの手は加えておりませんので，ご了承ください。

2019年1月

シーエムシー出版　編集部

執筆者一覧（執筆順）

大澤 俊彦	愛知学院大学　心身科学部　学部長；教授（健康栄養学科）	
佐藤 祐造	愛知学院大学　心身科学部　健康科学科　教授	
家森 幸男	武庫川女子大学　国際健康開発研究所　所長	
森 真理	武庫川女子大学　国際健康開発研究所　講師	
望月 美佳	愛知学院大学　心身科学部　健康栄養学科　助手	
丸山 和佳子	㈲長寿医療研究センター　加齢健康脳科学研究部　部長	
永井 雅代	㈲長寿医療研究センター　加齢健康脳科学研究部	
能勢 弓	㈲長寿医療研究センター　加齢健康脳科学研究部	
直井 信	愛知学院大学　心身科学部	
伊藤 友美	北海道教育大学　教育学部　准教授	
宇野 智子	愛知学院大学　心身科学部　健康栄養学科　准教授	
太田 好次	藤田保健衛生大学　医学部化学　教授	
濱田 博喜	岡山理科大学　理学部　教授	
堀尾 嘉幸	札幌医科大学　医学部　教授	
下村 吉治	名古屋大学　大学院生命農学研究科　応用分子生命科学専攻　応用生命化学講座　栄養生化学研究分野　教授	
津金 昌一郎	国立がんセンター　がん予防・検診研究センター　予防研究部　部長	
田村 好史	順天堂大学大学院　代謝内分泌内科学　准教授	
北村 伊都子	愛知学院大学　教養部　専任講師	
梅垣 宏行	名古屋大学医学部附属病院　老年内科　助教	

青井 渉	京都府立大学大学院　生命環境科学研究科　健康科学研究室　助教
三宅 義明	東海学園大学　スポーツ健康科学部　教授
三浦 陽子	名古屋文理大学　健康生活学部　健康栄養学科　助手
内藤 通孝	椙山女学園大学　大学院生活科学研究科　教授
下田 博司	オリザ油化㈱　研究開発部　部長
藤井 健志	㈱カネカ　QOL事業部　機能性食品グループ
大野 秀樹	杏林大学　医学部　衛生学公衆衛生学教室　主任教授
櫻井 拓也	杏林大学　医学部　衛生学公衆衛生学教室　講師
小笠原 準悦	杏林大学　医学部　衛生学公衆衛生学教室　助教
石橋 義永	杏林大学　医学部　衛生学公衆衛生学教室　博士研究員
木崎 節子	杏林大学　医学部　衛生学公衆衛生学教室　教授
渡部 睦人	東京農工大学　農学部附属硬蛋白質利用研究施設　研究員
野村 義宏	東京農工大学　農学部附属硬蛋白質利用研究施設　准教授
内藤 裕二	京都府立医科大学　大学院医学研究科　消化器内科学　准教授
高木 智久	京都府立医科大学　大学院医学研究科　消化器内科学　講師
吉川 敏一	京都府立医科大学　学長
高波 嘉一	大妻女子大学　家政学部　食物学科　教授；京都府立医科大学　特任教授
川合 ゆかり	㈶ルイ・パストゥール医学研究センター　健康スポーツ医科学研究室　室長
長崎 大	愛知学院大学　心身科学部　健康科学科　准教授

執筆者の所属表記は，2012年当時のものを使用しております。

目　次

序論　機能性食品と運動療法　　大澤俊彦，佐藤祐造

1　はじめに……………………………… 1
2　「機能性食品」とは ………………… 1
3　運動療法における食品の重要性……… 4
4　スポーツ系食品の開発………………… 5
5　抗酸化食品への期待…………………… 5

〔第1編　抗酸化食品・素材〕

第1章　抗酸化食品とバイオマーカー　　大澤俊彦

1　抗酸化食品の持つ機能性……………… 9
2　抗酸化単位（Antioxidant-unit）の確立に向けて…………………………… 10
3　抗酸化食品の機能評価………………… 11
4　酸化ストレスバイオマーカーの開発… 12

第2章　大豆の栄養源とイソフラボンの機能性　　家森幸男，森　真理

1　大豆は長寿への栄養源………………… 16
2　大豆イソフラボンの摂取状況………… 17
3　大豆イソフラボンと循環器疾患……… 18
4　大豆摂取と前立腺癌，乳癌…………… 20
5　イソフラボンと骨粗鬆症……………… 21
6　大豆イソフラボンと糖代謝…………… 22
7　更年期症状や着床，その他へのイソフラボンの影響……………………… 23
8　おわりに………………………………… 23

第3章　ゴマリグナンの代謝と機能性　　望月美佳

1　はじめに………………………………… 26
2　ゴマの栄養特性………………………… 27
3　ゴマリグナン…………………………… 27
4　「セサミン」の機能性………………… 28
5　「セサモリン」の機能性……………… 29
6　「セサミノール」の機能性…………… 30
7　おわりに………………………………… 32

I

第4章 ポリフェノールは老化，老年病に有効か？
丸山和佳子，永井雅代，能勢 弓，大澤俊彦，直井 信

1 はじめに……………………………… 34
2 ポリフェノールとは………………… 34
3 ポリフェノールと脳の老化，神経変成疾患……………………………………… 36
4 レビー小体病モデル細胞に対するポリフェノール類の作用……………………… 37
5 おわりに……………………………… 38

第5章 エルゴチオネインの抗炎症作用
伊藤友美

1 はじめに……………………………… 40
2 エルゴチオネインとは……………… 40
3 エルゴチオネインの機能性………… 41
  3.1 活性酸素………………………… 41
  3.2 エルゴチオネインの機能性……… 42
4 次亜塩素酸によるリジンクロラミン生成抑制を指標としたエルゴチオネインの抗炎症作用…………………………… 42
  4.1 好中球による次亜塩素酸の生成… 42
  4.2 次亜塩素酸とアミノ酸／タンパク質との反応………………………… 43
  4.3 炎症と動脈硬化………………… 43
  4.4 エルゴチオネインの抗炎症活性… 44
5 脂肪細胞のTNF-αによる炎症性サイトカイン産生抑制によるエルゴチオネインの抗炎症作用…………………… 45
  5.1 メタボリックシンドロームと肥満… 45
  5.2 肥満と脂肪組織の炎症………… 45
  5.3 エルゴチオネインの抗炎症活性… 46
6 エルゴチオネイン含有食品によるシワ形成抑制作用…………………………… 47
  6.1 皮膚の老化と太陽紫外線……… 47
  6.2 皮膚の老化と活性酸素………… 47
  6.3 エルゴチオネインの抗光老化作用… 47
  6.4 炎症による光老化作用………… 48
  6.5 エルゴチオネイン含有食品の *in vivo* における抗光老化作用……… 49

第6章 漢方と肥満，糖尿病
宇野智子

1 はじめに……………………………… 51
2 糖尿病………………………………… 52
  2.1 清心蓮子飲……………………… 52
  2.2 紫苓湯…………………………… 52
  2.3 牛車腎気丸……………………… 53
3 肥満…………………………………… 56
  3.1 防風通聖散……………………… 57
  3.2 防已黄耆湯……………………… 57
4 おわりに……………………………… 57

第7章　抗酸化ビタミン・ミネラル　　太田好次

1　はじめに……………………………… 59
2　抗酸化ビタミン……………………… 59
　2.1　ビタミンA……………………… 59
　2.2　ビタミンB群…………………… 60
　2.3　ビタミンC……………………… 61
　2.4　ビタミンE……………………… 62
3　抗酸化ミネラル……………………… 62
　3.1　亜鉛(Zn)………………………… 62
　3.2　クロニウム(Cr)………………… 63
　3.3　セレン(Se)……………………… 63
　3.4　鉄(Fe)…………………………… 63
　3.5　銅(Cu)…………………………… 63
　3.6　マグネシウム(Mg)……………… 64
　3.7　マンガン(Mn)…………………… 64

第8章　トランス-レスベラトロールの機能性解明　　濱田博喜, 堀尾嘉幸

1　はじめに……………………………… 66
　1.1　岡山産ピオーネ果皮からのレスベラトロール（RSV）の抽出………… 67
　1.2　レスベラトロール（RSV）の新しい誘導体の合成―植物培養細胞を活用して―……………………… 67
2　レスベラトロールのサーチュインを介する生物作用………………………… 68

〔第2編　生活習慣病予防と運動療法〕

第9章　生活習慣病対策と運動　　佐藤祐造

1　はじめに……………………………… 75
2　安静の弊害…………………………… 76
　2.1　生活習慣病／メタボリックシンドローム………………………… 76
　2.2　糖尿病…………………………… 76
3　身体運動とエネルギー代謝………… 77
　3.1　運動中の主要エネルギー源…… 77
　3.2　運動強度によるエネルギー源の違い…………………………………… 77
4　生活習慣病と身体運動：疫学的研究成績……………………………………… 78
　4.1　糖尿病・肥満…………………… 78
　4.2　高血圧症………………………… 79
　4.3　脂質異常症……………………… 80
5　生活習慣病に対する運動療法の効果… 80
　5.1　糖尿病・肥満…………………… 80
　5.2　高血圧症………………………… 82
　5.3　脂質異常症……………………… 82
6　運動処方の実際……………………… 82
　6.1　運動療法の適応とメディカル・チェック…………………………… 82
　6.2　運動の種類と方法……………… 82
　6.3　運動療法実施上の注意点……… 83

第10章　活性酸素と運動　　下村吉治

1　活性酸素の種類……………………… 85
2　体内での活性酸素の生成と代謝……… 85
3　運動による活性酸素の生成とトレーニング効果……………………………… 87

第11章　がん予防と運動　　津金昌一郎

1　国際的な評価………………………… 91
2　日本人のエビデンス………………… 92
3　多目的コホート研究（JPHC Study）からのエビデンス…………………… 93
　3.1　身体活動量とがん罹患リスクとの関連………………………………… 93
　3.2　身体活動量と死亡リスクとの関連…………………………………… 94
4　身体活動とがん：メカニズム，特に，インスリン抵抗性との関係………… 95
5　がん予防のための身体活動量……… 96

第12章　異所性脂肪と運動　　田村好史

1　はじめに……………………………… 98
2　異所性脂肪とインスリン抵抗性……… 98
3　異所性脂肪に対する運動の効果　①… 98
4　異所性脂肪に対する運動の効果　②… 100
5　異所性脂肪の蓄積原因……………… 101
6　おわりに……………………………… 103

第13章　糖尿病予防と運動　　北村伊都子，佐藤祐造

1　はじめに……………………………… 105
2　生活習慣の改善，運動の効果に関する疫学的研究…………………………… 105
3　運動の内分泌代謝学的効果とそのメカニズム………………………………… 106
　3.1　急性効果……………………………… 106
　3.2　トレーニング効果………………… 107
4　運動療法の実際……………………… 110
5　日本における糖尿病運動療法の現状……………………………………… 111

第14章　運動による認知症予防　　梅垣宏行

1　はじめに……………………………… 113
2　認知症の原因疾患…………………… 113
3　MCI…………………………………… 115
4　認知症の薬物治療…………………… 116
5　薬物による認知症予防……………… 116
6　運動による認知症予防……………… 116
7　運動による認知症予防の機序……… 117
8　まとめ………………………………… 118

〔第3編 運動機能食品・素材〕

第15章 運動機能向上と食品素材総論　　大澤俊彦

1 はじめに …………………………… 121
2 発酵による機能性食品素材の創製 … 122
3 黒麹菌を利用した機能性食品素材開発 …………………………………… 124
4 発酵法による機能性素材生産の最近の話題 ………………………………… 126

第16章 アスタキサンチンによる代謝促進作用　　青井　渉

1 天然のカロテノイド アスタキサンチン ………………………………… 128
2 エネルギー代謝と健康問題 ………… 128
3 エネルギー代謝におよぼすアスタキサンチンの有用性 ……………………… 129
4 有酸素運動時のエネルギー代謝におよぼすアスタキサンチンの有用性 …… 130
5 中・高強度運動時のエネルギー代謝におよぼすアスタキサンチンの有用性 ………………………………… 132
6 おわりに …………………………… 133

第17章 発酵レモンフラボノイドの運動障害予防作用　　三宅義明

1 運動障害と酸化ストレス …………… 135
2 レモンフラボノイド ………………… 135
3 発酵レモンフラボノイド …………… 137
4 運動酸化ストレスへの影響 ………… 139
 4.1 レモンフラボノイドの運動酸化ストレス低減作用 ……………… 139
 4.2 発酵レモンフラボノイド ……… 140

第18章 ワサビ葉イソサポナリンによる紫外線傷害予防作用　　三浦陽子，内藤通孝

1 はじめに …………………………… 143
2 紫外線の影響 ……………………… 143
3 抗酸化物質としてのワサビ ………… 144
4 短期間の紫外線照射に対するイソサポナリン塗布の紅斑抑制効果 ………… 144
 4.1 紅斑抑制効果 ………………… 145
 4.2 抗酸化作用 …………………… 145
 4.3 紫外線の照射によるDNA損傷 … 147
5 長期間の紫外線照射に対するイソサポナリン塗布のしわ形成抑制効果 …… 148
 5.1 皮膚中の水分量および水分蒸散量 ……………………………… 148
 5.2 紫外線照射によるしわの形成およびコラーゲンの形成 …………… 149
6 おわりに …………………………… 150

第19章　骨および関節疾患対応素材—温州ミカン，赤ショウガ—
下田博司

1　はじめに……………………………… 152
2　温州ミカンエキスおよび含有成分の骨に及ぼす作用……………………… 152
 2.1　β-CPX の骨代謝改善作用……… 152
 2.2　ヘスペリジンの骨代謝改善作用……………………………… 153
 2.3　温州ミカンエキスの骨代謝改善作用……………………………… 154
3　赤ショウガエキスの関節症に対する作用……………………………… 155
 3.1　赤ショウガ……………………… 155
 3.2　炎症モデル動物に対する作用…… 156
 3.3　抗炎症メカニズム……………… 158
4　おわりに……………………………… 160

第20章　身体つくりとアミノ酸
下村吉治

1　はじめに……………………………… 162
2　筋タンパク質合成のためのアミノ酸……………………………… 163
3　骨格筋における分岐鎖アミノ酸濃度……………………………… 163
4　運動によるアミノ酸分解の促進…… 163
5　筋タンパク質合成のための栄養…… 164
 5.1　タンパク質サプリメント……… 165
 5.2　アミノ酸サプリメント………… 166
 5.3　分岐鎖アミノ酸サプリメント… 167
6　おわりに……………………………… 168

第21章　還元型コエンザイム Q10 による中高年齢者の運動機能維持
藤井健志

1　はじめに—中高年齢者が衰える二つの側面—………………………… 170
2　コエンザイム Q10 の活性型は還元型……………………………… 170
3　運動と CoQ10………………………… 171
4　中高年齢者の活動度増加…………… 172
5　血中還元型 CoQ10 の割合は健康パラメーターになるか………………… 174
6　還元型 CoQ10 は食品からも摂取できる……………………………… 174
7　まとめ………………………………… 175

第22章　燃焼系素材と運動
大野秀樹，櫻井拓也，小笠原準悦，石橋義永，木崎節子

1　はじめに……………………………… 177
2　遺伝子ドーピング…………………… 177
3　レスベラトロール…………………… 179
4　オリゴノール………………………… 179
5　茶カテキン…………………………… 180
6　カフェイン…………………………… 180
7　L-カルニチン………………………… 181
8　カプサイシン………………………… 181

| 9 アミノ酸 | 182 | 11 おわりに | 183 |
| 10 ケセルチン | 183 |

第23章　運動器疾患と機能性食品　　渡部睦人，野村義宏

1 はじめに	185	用	186
2 機能性食品としてのコラーゲン	185	3 in vitro の assay 系について	187
2.1 ドイツでの伝説	185	4 機能性食品素材のポテンシャル	189
2.2 コラーゲンの骨・関節に対する作		5 まとめ	189

〔第4編　運動機能維持・向上〕

第24章　高齢者の運動処方総論　　佐藤祐造

1 高齢者の増加と生産年齢人口	191	3.2 身体トレーニングと冠危険因子	195
2 高齢者の身体的特徴	192	3.3 身体運動と筋力，筋量	196
2.1 加齢に伴う生理機能の変化	192	3.4 身体トレーニングと抗炎症作用	196
2.2 高齢者の運動機能の変化	192	4 運動処方の実際	196
2.3 高齢者にみられる糖代謝の変化	194	4.1 運動療法の適応とメディカル チェック	197
3 高齢者に対する身体運動の効果	195	4.2 運動の種類と実施方法	197
3.1 身体トレーニングとインスリン抵抗性	195	4.3 運動療法実施上の注意点	197

第25章　運動と酸化ストレス　　内藤裕二，青井　渉，高木智久，吉川敏一

1 はじめに	199	ローム対策	201
2 急性運動負荷と酸化ストレス	199	4 日常的運動によるがん予防	203
3 日常的運動によるメタボリックシンド		5 おわりに	205

第26章　アンチエイジングと筋力　　高波嘉一，川合ゆかり，吉川敏一

1 はじめに	207	4 加齢による運動機能の低下と転倒	212
2 骨格筋の加齢変化の特徴	207	5 サルコペニア予防のための対策	213
3 サルコペニアによる骨格筋の萎縮	209	5.1 ビタミンDとサルコペニア	213

5.2 タンパク質・アミノ酸とサルコペニア……………………………… 214
5.3 その他の栄養素とサルコペニア……………………………………… 215
6 アンチエイジングのための筋力増強作戦……………………………… 216
7 おわりに……………………………………………… 217

第27章　身体運動と糖代謝機能の維持・向上　　長崎　大

1 はじめに……………………………………… 219
2 インスリンシグナル伝達系路とは…… 219
3 インスリン抵抗性発現機序………… 220
4 運動が糖代謝機能に及ぼす急性効果
　……………………………………………… 222
5 運動トレーニングが糖代謝機能に及ぼす慢性効果……………………………… 223
6 おわりに……………………………………… 224

序論　機能性食品と運動療法

大澤俊彦[*1]，佐藤祐造[*2]

1　はじめに

　スポーツは，運動に伴い多くのエネルギーを消費し，その円滑な運動活動を行うためには大量のタンパク質やアミノ酸，ビタミンやミネラルなどの補充が必須となる。このような背景で，健康なスポーツ活動を行うために必要性をうたい市場に出回っているスポーツドリンクやサプリメントは数多く，世界的に見ても大きな市場となっている。今までに市場化された運動活動に有効であるとされる食品の多くは，筋肉や骨格の形成に必要で運動による消費される成分の補充が主な目的ある。これらの食品は，「食品の機能性」の分類からは１次機能の範疇に入るであろう。しかしながら，今では，運動による効果，特に，今大きな問題となっているメタボリックシンドロームや生活習慣病の予防との観点から，機能性食品のもつ３次機能に大きな注目が集められている。また，今までの運動生理的な研究の多くは，運動選手の能力を高めることを目的としてきた[1]。しかしながら，今や団塊の世代を中心とした年齢層では，如何に運動で老化の予防ができるのか？が大きなテーマとなってきている。また，団塊の世代の人たちの運動への期待は，若い現役のスポーツ選手の運動能力の増強を目的としたアプローチよりも，いかに運動により受けるネガティブな側面，すなわち運動による筋肉障害や骨や関節への障害を，機能性食品やサプリメントで予防できないか？という期待感である。

　では，最近大きな注目を集めている食品の機能性とはどのようなコンセプトであるのか？今世界的にも大きな注目を集めている「機能性食品の開発」に関する研究は日本でスタートしたものである。

2　「機能性食品」とは

　機能性食品の概念は，1984年に世界に先駆けて日本でスタートした全く新しいコンセプトのプロジェクトであり，特徴は，「栄養機能」である一次機能，「感覚機能」の二次機能に加えて食品研究の場に三次機能として「生理生体調節機能」という新しい概念が取り入れられた点である[2]。その結果，神経系，循環系，内分泌，外分泌系，細胞分化調節，生体防御，免疫および消化系調節機能というように広い範囲での生体に対する作用が対象となり，多くの興味ある知見を

[*1]　Toshihiko Osawa　愛知学院大学　心身科学部　学部長；教授（健康栄養学科）
[*2]　Yuzo Sato　愛知学院大学　心身科学部　健康科学科　教授

得ることに成功した。この「機能性食品」の概念は，食品から機能性成分を取り出して他の食品や飲料に添加せずあくまで食品の形態を保ちつつ有効成分が濃縮されて機能を果たすように創製しようというもので，この流れは世界的なレベルで広がり，特に，欧米ではNeutraceuticalsとかMedical Foods，Designer Foodsなどの概念が提案されたが，現在，「ファンクショナルフーズ：Functional Foods」として定着しつつある。現段階では，「トクホ」としては新規な生理活性成分は認められてはいないが，今後は，本当に「疾病の予防（Risk Reduction）」を食品レベルで期待することが可能かどうか，が本当の意味での「健康機能」の概念であり，「トクホ」のような限定された機能だけでなく，「疾病予防」の基盤となる「機能性」の研究のためには，大学や国公立の研究所における食品科学研究者のみならず，医学や薬学の分野，また，企業で研究開発に携わる研究者も含めた幅広い研究者が同じ基盤で討論，共同研究を進めてゆく必要があろう[3]。

一方，今，市場に出回っている「健康食品」に関しては，法令上の定義はなく，一般の食品と同じ扱いである。同じように，すでに大きな市場となっている「サプリメント」に関しても，用語上の定義も法令上は存在していないのが現状である。また，欧米では，サプリメント（Supplements）として多用される素材のビタミン，ミネラル，ハーブなどに対しては，栄養性や生理機能に対する補助的な作用に着目し，アメリカでは「Dietary Supplements」，ヨーロッパでは「Food Supplements」という用語が用いられてきている。このような背景で，厚生労働省は，2003年より，「サプリメント」を含む健康食品の用語や定義に関して検討する委員会をスタートさせている。しかし，「サプリメント」を含めた食品の流通の国際化に伴い，規格基準化と表示の国際的な統一の必要性が討議されるようになり，これらの問題に対応する機関として重要な役割を果たすのがCODEXである。コーデックス（CODEX）は，正式にはCodex Alimentariusというラテン語からきた言葉で，食品規格という意味をもち，現在，世界的に通用する食品規格はこの規格だけで，これを普通コーデックス規格と称している。しかし，食品に対する考え方は必ずしも世界共通ではなく，個々の国別の基準はあるものの，統一された食品基準が無く，食品スタンダードのグローバル化という面で，世界レベルでの基準化が進みつつある。しかし，このような世界的な動きの中で，日本の対応は大きく出遅れているので，日本が孤立しないためにも，今後，日本でも真剣に国際的な食品規格の制定に積極的な関与を目的とした，いっそうの産官学の連携が必要となろう[4]。

現在，「サプリメント」を含めた「健康食品」ブームといわれ，国内市場は1兆円を超えており，今後，益々増加の一途をたどるものと推定されている。一方，2001年の「保健機能食品制度」の創設により，食品の機能表示の仕方に大きな変更が加えられ，多種多様な「サプリメント」に多く用いられてきたビタミン，ミネラルの一部は規格基準型の「栄養機能食品」の範疇で取り扱われるようになった。そのなかで，生理・機能を表示できるのは，「特定保健用食品」，いわゆる「トクホ」だけであり，その機能性表示も限られているものの，平成23年12月19日現在983品目が認可され，売り上げも7000億円以上と推定されている。ところが，「トクホ」は限

られた生理機能のみが表示できるが，今，日本国中至るところで見られる「健康食品」のほとんどは，科学的な根拠（Evidence-based）に基づいているとは言いがたいのが現状である（図1）。

国立健康・栄養研究所はウェブサイトにおいて「健康食品の安全性・有効性情報」に関するホームページ（http://hfnet.nih.go.jp/）を立ち上げ，現在市場に出回っている約250種類の「健康食品」の情報を公開しているが，十分な情報を網羅しているとは言いがたい。今後，健康食品に必要なのは，食薬区分を改め，医薬品と一般食品の中間に，科学的な根拠に基づいた（Evidence-based）機能性を持つ「機能性食品」を設置するのが望ましいのではないだろうか。我々は，このような科学的な根拠に基づいた機能性を持つ食品成分を「機能性食品因子」（Functional Food Factors）と命名し，「食品」とか「医学」という分野を超えたボーダーレスの研究を進めようとの国際的な研究アプローチを進めてきた[5]。このように，国内における「機能性食品因子」の概念は確実に広まり，また，定着しつつあるが，特に重要視されているのがデータベースの構築である。東京農大の荒井綜一教授を班長として2000年にスタートした「機能性食品因子」のデータベース構築研究には多くの研究グループが参加し，われわれも，ゴマリグナン類やクルクミン類縁体，アントシアニン類など，ハーブやスパイス，香辛野菜を中心に200種以上の「機能性食品因子」のデータベース化を行ってきた。現在，この内容は，機能性食品因子データベース（http://www.nihn.go.jp/FFF/index.jsp）として公開されている。しかしながら，人体に有効な機能性を持つフィトケミカルの作用メカニズムの解明はまだほんの一部であり，機能性解明はこれからの課題である[6]。最近，フィトケミカルが持つ高い抗酸化作用や抗菌作用，抗炎症作用，解毒作用などと疾病予防機能の関連性に大きな注目が集められており，われわれの研究グループも，子孫を絶やさず次世代に生命を残すための植物の生体防御機能を持つ多種多様な植物性食品素材に着目した。特に，色素や渋味，香り成分などが植物から高温や紫外線による酸化傷

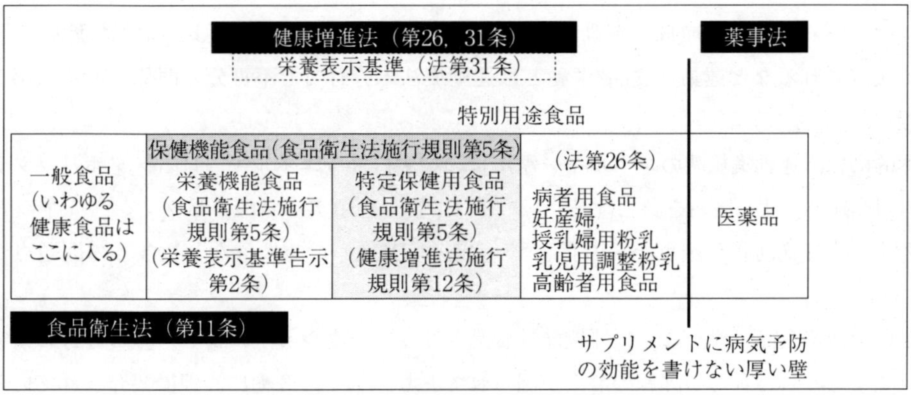

図1　保健機能食品の種類

医薬品と食品の法律的区分け。いわゆる健康食品は，特定保健用食品（トクホ）として効能を記載できる食品と，一般食品として市場に出回り，食品衛生法しか適用されない食品が混在している。

害から自身を保護しており，このような「抗酸化食品因子」(Antioxidative Food Factors)を運動時に積極的に摂取することで，運動機能の向上と共に，「生活習慣病」などの疾病の予防が期待されている[7]。

3　運動療法における食品の重要性

　近年における"文明化"された日常生活での身体活動の減少は，欧風化された食事（動物性高脂肪・高蛋白食）も相まって，2型糖尿病などの生活習慣病を増加させている。
　すなわち，運動不足は，筋におけるインスリン抵抗性と内臓脂肪の蓄積を招き，2型糖尿病，肥満症，高血圧，脂質異常症を引き起こし，「シンドロームX」，「死の四重奏」，「マルチプルリスクファクター症候群」，「メタボリックシンドローム」などと呼称される病態を増加させ，最終的に動脈硬化性心血管障害を誘発することが判明している。
　適度な食事制限と身体トレーニングの実施は，筋肉のトレーニングになるとともに，内臓脂肪を効率的に減少させ，個体のインスリン抵抗性改善を介し，2型糖尿病，メタボリックシンドロームをはじめとするインスリン抵抗性関連の生活習慣病の予防・治療に有用であり，費用対効果も優れている[8]。
　また，身体運動の継続は，有酸素運動能力（VO_2max）を増加させるなど，体力，全身持久力を向上させるだけでなく，血清中性脂肪（TG）の低下，HDL-コレステロールの上昇，軽症高血圧の改善など，冠危険因子を低下させる効果がある。さらに，トレーニングの継続は，食事誘導性産熱（dietary-induced thermogenesis:DIT）を上昇させたり，食事制限の実施による基礎代謝の低下を防止させる作用も有している。
　一方，急性効果として，運動（収縮）筋では，糖，脂質など大量のエネルギーが消費され，食事制限も行えば，メタボリックシンドローム/肥満症の改善効果がある。運動時のエネルギー源の選択は，筋収縮の持続時間，運動強度，各個人のトレーニング度および栄養状態の4因子によって決定されるなど運動と食品/栄養とは運動療法の分野でも不可分の関係にある（第2，4編参照）[9]。
　具体的には，運動実施時のエネルギー需用量の増大に伴うエネルギー量（メタボリックシンドローム/肥満症では，出納を負とする），タンパク質，必須アミノ酸，ビタミン，ミネラルの補充，老化・認知症防止の観点からの脂肪酸（EPA，DHA）の重要性など数多くの問題点が存在する。
　近年における食品科学，ことに「機能性食品」，「ファンクショナルフーズ」の分野の研究の進歩は目覚ましく，これらの課題の解決が図られており，第1，3編に詳細に紹介されている。

4　スポーツ系食品の開発

今まで，スポーツ系サプリメントや飲料開発の中心は，運動時に消費されるタンパク質の補充や筋力増強を目的とした必要なアミノ酸投与が以前から行われてきた。しかしながら，アミノ酸の重要性は，タンパク質の合成素材といった古典的な役割だけでなく，最近では，さまざまな生理機能が明らかにされてきている。なかでも，分岐鎖アミノ酸（BCAA: Branched Chain Amino Acid）に関しては最も研究が進んでおり，実際の商品開発にも多くの注目が集められている。BCAAとは，バリン，ロイシン，イソロイシンであり，筋タンパク質の35％を占めている主要なアミノ酸である。その古典的な役割として，運動のエネルギー源のために消費されたタンパク質の補充のため，特に，筋肉増強には必要であると考えられてきた。しかし，最近，重要視されてきたのは，1次機能としての栄養性よりも，むしろ3次機能としての生体調節作用である。特に，ロイシンがタンパク質合成促進作用を有し，ラットを用いたメカニズムの解析から，筋タンパク質合成を翻訳の開始段階で促進することが明らかにされている。また，同じBCAAに属するイソロイシンは骨格筋への糖代謝の促進作用があることが報告されるなど，多くの研究が進められている[10]。

勿論，アミノ酸以外にも，運動時におけるミネラルの補給も重要なテーマであり，体液・体温調節や骨折予防のためのミネラルの役割，さらに，運動時における関節障害の予防などの機能性も重要なテーマである。さらに，運動の疾病予防効果に重要な役割を持つ抗肥満機能などをうたった多くの機能性食品やサプリメントも市場に出ているが，科学的な根拠（Evidence-based）に基づいた食品は少ないのが現状である。このような背景で，多くの注目が集められてきたのが抗酸化ストレス機能食品の開発である[11]。本書では，まず，抗酸化性を中心とした機能性食品素材に焦点をあててみた。

5　抗酸化食品への期待

先述（3.運動療法における食品の重要性）のように，メタボリックシンドローム，2型糖尿病など生活習慣病の予防における身体運動/運動療法の重要性は論を俟たない。また，2006年（平成18年）7月に厚生労働省から公表された「健康づくりのための運動基準2006－身体活動・運動・体力」と「健康づくりのための運動指針2006（エクササイズガイド2006）」では身体活動量，運動量，体力と各種生活習慣病発症に関する大規模コホートを対象とした疫学的研究に関してシステマティックレビューを行った。その結果，3メッツ以上の強度の身体活動（運動・生活活動）を週23エクササイズ（メッツ・時），そのうち4エクササイズは活発な運動を行うことを目標とすることと定めた[12]。

しかし，運動によって生じる活性酸素でDNAが損傷され，また，動脈硬化の要因となる酸化低密度リポタンパク質（酸化LDL）が増加するなど，運動の際の活性酸素によって老化が促進

されるという「フリーラジカル説」が提唱されている[13]。

また，近年，抗酸化薬によって，糖尿病モデル動物の腎症が改善されることが報告されるなど，酸化ストレスが糖尿病合併症の成因に重要な役割を果たしていることが明らかとなっている。すなわち，ミトコンドリアで過剰に産生される酸化ストレス産生を抑制することにより，ヘキソサミン経路の亢進，PKC活性化，AGEs形成亢進，NF-kB活性化が抑制されることから，細胞内代謝異常とミトコンドリア起因の酸化ストレスが相互に連鎖している可能性も指摘されている。また，ミトコンドリア起因の酸化ストレスにより，PARP（poly（ADP-ribose）polymerase）活性化を介し，解糖系の酵素 GAPDH（glyceraldehydes-3-phosphate dehydrogenase）が抑制され，その結果，先に述べたヘキソサミン経路，PKC経路，最終糖酸化物経路が活性化されることが明らかとなっている（図2）[14,15]。

なお，糖尿病合併症とフリーラジカル・過酸化脂質に関して，1979年筆者（佐藤）は故八木国夫名誉教授のご指導を受け，糖尿病患者，ことに血管障害合併例では，血中TBARSレベルが健常対照群より有意に高値であるという成績を報告している[16]。

活性酸素と疾患に関しては，老化，糖尿病合併症だけでなく，動脈硬化（心筋梗塞，脳梗塞，パーキンソン病，アルツハイマー型認知症）をはじめとする多くの疾患，障害への関与が注目されている[16]。

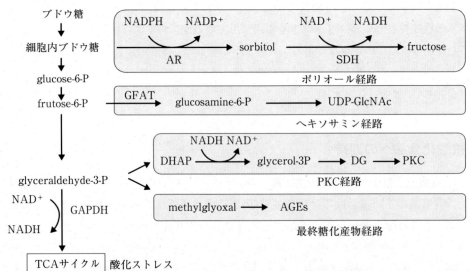

AGEs:adavanced glycation end products, AR:aldose reductase, DG diacylglycerol, DHAP:dihydroxyacetone phosphate, GAPDH: glyceraldehyde3 phosphate dehydrogenase, GFAT: glutamine fructose-6-phosphate amidotransferase, NAD:nicotinamide adenine dinuclectide, NADH:還元型NAD, NADP:nicotinamide adenine dinucleotide phosphate, NADPH:還元型NADP, SDH:sorbitol dehydrogenase, TCA:tricarboxylic acid cycle, UDP: uridine 5'-diphosphate, UDP-GlcNAc:UDP-N-acetylglucosamine.

図2　高血糖により惹起される細胞内代謝異常（文献[15]より改変）

身体運動，ことに強度の高い過激な運動は血中 TBARS を増加させ，臓器障害性に作用することが知られている．しかし，中等強度以下の運動では運動後に血中 TBARS レベルは低下し，トレーニングを継続することによっても血中 TBARS レベルは低下する[17]．

　これには，グルタチオン（GSH），スーパーオキシドジスムターゼ（SOD）などの抗酸化酵素システムがスカベンジャーとして作用していることが明かとなっている[17]．

　活性酸素の毒性を消去する抗酸化物質は多数存在している．近年，抗酸化食品が注目されており，老化防止や生活習慣病予防のためには，運動後だけでなく，日常生活において，カロチン類を含む緑黄色野菜，フラボノイドを含む赤ワイン，タマネギ，ブロッコリー，お茶（カテキン）のほか，ゴマ（セサミノール），ほうれん草（グルタチオン），野菜，果物（アスコルビン酸），ナッツ類（トコフェロール）などを効率よく摂取することの重要を指摘しておく[18,19]．

文　　　献

1) 永富良一, Functional Food, 2 (3), 233-238 (2008)
2) 大澤俊彦, 医学と薬学, 55(3), 311-321 (2006)
3) 大澤俊彦, 治療学, 42, 35-40 (2008)
4) 大澤俊彦, 口腔から実践するアンチエイジング医学（斉藤一郎編著），p.92-107, 医歯出版（2007）
5) 大澤俊彦, 化学と生物, 44(6), 406-412 (2006)
6) 大澤俊彦, 機能性食品の事典（荒井綜一, 阿部啓子, 金沢和樹, 吉川敏一, 渡邉昌編集），p.369-379, 朝倉書店（2007）
7) 大澤俊彦監修, 抗肥満食品・素材の開発と応用展開—メタボリックシンドロームにおけるバイオマーカーの確立と応用—, シーエムシー出版（2007）
8) Y.Sato, *Hypertens Res.*, 34, 991 (2011)
9) 佐藤祐造, 2010 年 最新医学 別冊　糖尿病改訂第 2 版, 94 (2010)
10) 吉澤史昭, 長澤孝志, 化学と生物, 45, 203-210, (2007)
11) 大澤俊彦, アンチエイジング医学—日本抗加齢医学会雑誌, 4 (1), 37-43 (2008)
12) 田畑泉, 特定健診・保健指導に役立つ　健康運動指導マニュアル（編集者：佐藤祐造他），p18, 文光堂（2008）
13) 香川靖雄, 最新医学, 51 (3), 299 (1996)
14) 古家大祐, 内科, 105(1), 75 (2010)
15) M.Brownlee, *Diabetes*, 54, 1615 (2005)
16) Y.Sato *et al.*, *Biochem Med.* 21, 104 (1979)
17) 佐藤祐造, 最新医学, 51(3), 344 (1996)
18) 岡村浩嗣, 活性酸素と運動（編著：井上正康），p291, 共立出版（1999）
19) 阿部皓一, 脳内老化制御とバイオマーカー：基盤研究と食品素材（監修：大澤俊彦他），p141, シーエムシー出版（2009）

〔第1編　抗酸化食品・素材〕

第1章　抗酸化食品とバイオマーカー

大澤俊彦*

1　抗酸化食品の持つ機能性

　最近の食生活の変化により，過剰なカロリー摂取や脂肪摂取過剰が問題となり，「メタボリックシンドローム」の急増がジャーナリズムを賑わしている。特に，最近の厚生労働省，沖縄県の統計によると，25〜50歳までの年齢層では，男性，女性ともに死亡率が全国平均より高く，女性はかろうじて全国一位の長寿を保っているものの，男性は26位と新聞に大きく報道されたことも記憶に新しい。最近の調査では，日本で肥満者とされるBody Mass Index（BMI）の値が25以上の頻度の割合は，沖縄県では男性が42.7％（全国平均：27.5％）であり，女性でも，28.4％（全国平均：18.9％）という高値であった。このままの状況が続くと，「世界最長寿」の看板も下ろさざるを得ないと危惧され，特に，沖縄の伝統的な食生活から急激な欧米化への変化と，米軍駐留の影響による車に頼った日常生活のために運動不足に陥り，その結果生じたカロリー摂取過剰が問題視されている[1]。

　アメリカでは，1977年に，「マクガバン委員会」が，アメリカ人が膨大な疫学研究のデータを背景とした"デザイナーフーズ：Designer Foods"計画，すなわち，"植物性食品成分によるがん予防"計画が1990年にスタートしている。著者も，最初からこのプロジェクトに参加してきたが，特に注目されたのは，ポリフェノール類やイオウ化合物，テルペノイドやアルカロイド，カロテノイドなどの「フィトケミカル：Phytochemical」と呼ばれる「非栄養素」，なかでも，抗酸化フィトケミカルの持つがん予防をはじめとする疾病予防機能に対して大きな注目を集めてきた[2]。

　われわれは，特に，子孫を絶やさず次世代に生命を残すための植物の生体防御機能を持つ多種多様な「フィトケミカル」に着目した。特に，色素や渋味，香り成分などが植物から高温や紫外線による酸化傷害から自身を保護しており，このような「フィトケミカル」を積極的に摂取することで「がん」をはじめ「生活習慣病」などの疾病の予防が期待されている。一般に，酸化ストレスに対する防御能の高い野生種の色は，有色タイプに多く含まれ，栽培種として我々が日常食べている食品素材には抗酸化物質をはじめとするフィトケミカル含量が多くない。有色の野生種から長い間の交配・品種改良を進めた結果，自身の抗酸化的な防御機構は低下したと推定されているので，もう一度野生種の持つ機能性に目を向ける必要があるのではないかと考えている。このように，本来，植物が自己防御物質として生成した抗酸化物質を，ヒトが積極的に摂取するこ

＊　Toshihiko Osawa　愛知学院大学　心身科学部　学部長；教授（健康栄養学科）

とによる疾病予防の効果が大きく注目を集めてきている[3]。

2 抗酸化単位（Antioxidant-unit）の確立に向けて

　今，大きく重要視されているのが，日常の食生活で摂取する抗酸化食素材中の機能性評価法としての「抗酸化機能評価」である。エース（ACE）と呼ばれるビタミン A，C，E などの「抗酸化ビタミン」やフラボノイドやクルクミン，アントシアニンのようなポリフェノール，アスタキサンチンやリコピンなどのカロテノイド，コエンザイム Q や α リポ酸，エルゴチオネインなど，「非栄養素」と呼ばれ，最近まで余り機能性が注目されてこなかった「抗酸化食品因子」が多く注目されてきている。その抗酸化機能性の評価のために，これまでに多種多様な抗酸化性測定法が報告されているが，どれも一長一短があり，統一または公定法化（分析値の妥当性確認）された方法がないのが現状であった。そのなかで，ORAC（Oxygen Radical Absorbance Capacity：活性酸素吸収能力）は 1992 年に米国農務省（USDA）の研究グループにより開発された抗酸化力の指標で，食品や生薬中の抗酸化力を分析する方法として，植物素材を中心に，アメリカ国内で多くのデータが発表され，データベース化されている。米国での認知度は高く，既に ORAC 値を表記したサプリメントや飲料の上市が進んでおり，消費者にその食品がどれだけ活性酸素を吸収する能力（抗酸化力）があるかを具体的な数値で示されている[4]。

　しかしながら，発表された文献から，アメリカでの現状を調査・検討したところ，ORAC 法だけで抗酸化機能をカバーすることは難しいのが現状で，ORAC 分析法の公定法化（分析値の妥当性確認）の研究を行うこととした。そこで，産官学が連携して，2007 年 4 月に，筆者が理事長となって Antioxidant Unit 研究会が設立されている。現在，多くのデータの収集と解析が進められ，ポリフェノール類やビタミン C などの抗酸化表示のためには，ORAC 法を中心とした AOU-P，また，アスタキサンチンやリコピンなどを含めたカロテノイド類に対しては，一重項酸素捕捉能（SOAC; Singlet Oxygen Absorption Capacity）を基盤にした AOU-C 法を用いることで（図 1），ほとんどの食品の抗酸化単位として対応できることが明確となり，これらのデー

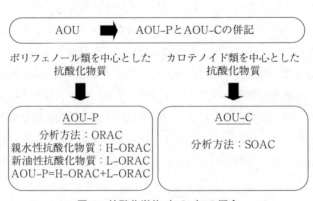

図1　抗酸化単位（AOU）の概念

タの詳細は，ホームページ（http://www.antioxidant-unit.com/index.htm）に掲載されているので，そちらを参照していただきたい[5]。

平成20年度に，総務省統計局平成20年家計調査より購入重量が明記された野菜23種類（キャベツ，タマネギ，ダイコン，トマト，バレイショ，キュウリ，ニンジン，ハクサイ，モヤシ，レタス，ネギ，ナス，カボチャ，ブロッコリー，ホウレンソウ，カンショ（サツマイモ），サヤマメ，サトイモ，ピーマン，ゴボウ，生シイタケ，レンコン，タケノコ）を購入量の多い順に350gと，13種類の果物（バナナ，リンゴ，ミカン，ナシ，スイカ，カキ，イチゴ，グレープフルーツ，メロン，ブドウ，モモ，オレンジ，キウイフルーツ）を200gジュースにして，それぞれ，AOU-PとAOU-Cの測定を行った。その結果，一日の摂取が推奨されている野菜（350g），果物（200g）を合わせたAOU-Pの値は，標準物質として広く用いられるトロロックス（Trolox）を1単位（ユニット）として，AOU-Pは4900単位，AOU-Cは，1300単位であった．この値は，推奨量ではなく，1日で摂取する野菜，果物の抗酸化単位を暫定的に示したものであり，今後，さらに精査する必要がある[6]。

3 抗酸化食品の機能評価

抗酸化食品として最初に着目したのは，子孫を絶やさず次世代に生命を残す植物種子である。米種子，特に高温，かつ紫外線強度の高い熱帯地方に黒米や赤米などの有色米は保存[5]・貯蔵性にすぐれている。なぜならば，酸化ストレスの強い環境下でも長期間の保存に耐えうる黒米や赤米の種子表面に存在する色素成分は高い保存・貯蔵性に大きな影響を及ぼしているとの考えから出発した。まず，最初に抗酸化成分の単離・同定を試みたところ，種子表面に存在する抗酸化性色素はアントシアニンと呼ばれるポリフェノールの一種であることを明らかにすることができた。このアントシアニンは，日本人にも馴染みの深い赤インゲン豆や黒インゲン豆にも含まれており，また，紫トウモロコシや紫キャベツなどわたしたちの身の回りの多くの植物素材に含まれている。しかも，酸化的傷害に対する防御能の高い野生種の色の有色タイプに多く含まれ，栽培種として我々が日常食べている食品素材には含量が多くない。有色の野生種から長い間の交配・品種改良を進めた結果，自身の抗酸化的な防御機構は低下したと推定されているので，もう一度野生種の持つ機能性に目を向ける必要があろう[7]。

さらに，同じ豆類の一つであるカカオ豆のポリフェノール色素は発酵やばい焼を経てチョコレートやココアなど食品として加工された場合にどのような変化を受けるのか，また，われわれが摂取した場合にどのような生理的な役割を果たすのかほとんど研究されていなかったので，7年ほど前に研究チームを構成し，研究を進めてきた。その結果，アルコール性胃粘膜障害に対する予防作用をはじめビタミンE欠乏時の酸化ストレスに対する予防作用，また，*in vitro*系を用いた実験からポリフェノール類の構造—活性の相関性や変異原性抑制効果や皮膚がんと大腸がんの予防効果など，興味ある結果を得ることができ，低分子性のポリフェノールの化学的な解析と

共に，現在，ヒトを対象とした臨床試験でも血管内皮機能改善などの有効性を示した高分子性のポリフェノールの化学的解析と生理機能，吸収・代謝機構に関する研究を進めている[8]。

このようなフェノール性抗酸化成分は，ゴマやターメリックをはじめ多種多様なハーブや香辛料に多く含まれている。本書でもとりあげられている発酵レモン果皮や赤ワイン，日本の伝統食品であるダイズイソフラボン類，また，著者らの研究グループが集中的に研究を進めているキノコ，コプリーノなど，興味ある抗酸化食品研究の最近の話題が，本書でも紹介されている。

4 酸化ストレスバイオマーカーの開発

運動療法や抗酸化食品の摂取によるメタボリックシンドロームの予防のためのバイオマーカー，特に，肥満に由来する種々のバイオマーカーとしては，抗炎症性のサイトカインとしてアディポネクチンやレプチン，また，炎症性のサイトカインとしてはmcp-1やレジスチンをはじめ，TNF-αやIL-6などが重要なバイオマーカーとして注目を集めている（図2）。このような疾患予防バイオマーカーを組み合わせることで，糖尿病合併症や動脈硬化症の予防に期待できる食品の機能性測定に効果の検討に利用し，最終的には，メタボリックシンドローム予防の分子レベルにおける機能評価を行おうとする試みである[9]。

われわれの日常生活に必要な酸素も，過剰発現することにより直接，タンパク質やDNA，リン脂質を攻撃し，酸化的に修飾された「酸化修飾物」が生成する。さらに「活性酸素・フリーラジカル」は，細胞膜や脳組織を構成する脂質（多価不飽和脂肪酸と呼ばれる酸化されやすい脂肪

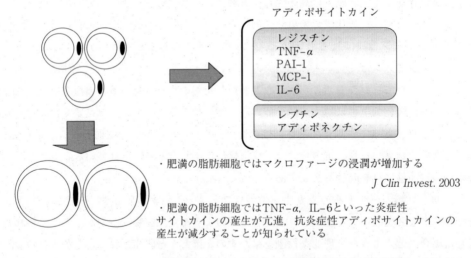

図2 肥満と酸化ストレスの関り

酸が中心である）を攻撃し，反応性の高い「脂質過酸化物」が生成する。これらもタンパク質やDNA，リン脂質と反応して「付加体」が作られる[10]。私たちは，このような付加体をウサギやマウスに抗原として注射することで，酸化ストレスに特異的な30種類以上の「抗体」を得ることができた。酸化ストレスは，喫煙や飲酒，過度の運動や紫外線，さらにさまざまな精神的なストレスでも生じることが明らかにされ，その蓄積が生活習慣病の原因である，と考えられている[11]。

本来は，われわれの生体防御に重要な役割を果たすマクロファージや好中球も，過剰な炎症反応に由来する酸化ストレスが誘導され，タンパク質の酸化傷害が誘導されることに注目した。例えば，免疫担当細胞として主要な食細胞であるマクロファージが生産するNOは，血管弛緩因子としての重要性や神経伝達因子としての役割など，生体に不可欠であるが，過剰発現の結果，特に，スーパーオキシド（O_2^-）と反応して生産されるペルオキシナイトライト（$ONOO^-$）は，重要な酸化傷害因子であると推定され，生成したニトロチロシンは重要な酸化ストレスバイオマーカーとして知られている。一方，同じ食細胞として知られる好中球も過剰発現するとジチロシンやハロゲン化チロシンが酸化修飾物として生成することが明らかにされた。一例として，最近，低線量のUV暴露でも皮膚の光老化が進行し，その理由として，好中球由来のミエロペルオキシダーゼ（MPO）が生産する過剰な「活性酸素」により酸化修飾を受けたチロシン，ジチロシンやニトロチロシン，ハロゲン化チロシンが生成することを免疫染色により明らかにしている[12]。

「抗体チップ」とは，一滴の血液やだ液，尿を対象に，疾患予防バイオマーカーや酸化ストレスバイオマーカーに特異的なモノクローナル抗体を，スライドガラス上にスピンコートされたアゾポリマーに光照射によりインプリンティングすることで「抗体チップ」を作製し，化学発光で未病診断と共に抗酸化食品の機能性評価を測定しようというものである。まず，メタボリックシンドローム診断の重要なバイオマーカーとして注目されているアディポネクチンに関しては，既に「抗体チップ」化に成功しており，現在，アディポネクチン以外のレプチンやレジスチン，mcp-1などの肥満に係わるアディポサイトカインについても，アゾポリマー上への固定化の検討を進めている[13]。また，酸化ストレスバイオマーカーとしては，8-OHdGやHEL以外にもジチロシンやハロゲン化チロシンなど炎症反応に特異的なバイオマーカーに特異的なモノクローナル抗体の固定化が成功し，1μl以下の尿や血液を対象に，競合法での測定ができるような段階となっている（図3）。

平成20年4月より「特定健康診査・特定保健指導」いわゆる「メタボ健診」の実施が義務づけられており，未病診断のために，微量の血液や唾液，尿中に存在する「疾患予防バイオマーカー」が着目されている。そこで，これらの「疾患予防バイオマーカー」に加えて，われわれが開発した「酸化ストレスバイオマーカー」に特異的なモノクローナル抗体を搭載した「抗体チップ」を用いて，科学的根拠を持つ統合医療診断法の開発のための評価システムが確立されることが期待されている。「抗体チップ」プロジェクトは，科学技術振興機構（JST）による「大学発

1. モノクローナル抗体
- 既に市場化され，メタボ未病マーカーとして期待されるモノクローナル抗体
- 酸化ストレスマーカーを中心とした独自のモノクローナル抗体

①アディポサイトカイン：細胞レベルからヒト臨床系に応用できる炎症性，抗炎症性サイトカイン類

アディポネクチン（exanoyl-lysine）
レプチン（layl-lysine）
レジスチン（royl-lysine）
TNF-α（opanoyl-lysine）
MCP-1（ccinyl-lysine）
IL-6（uccinyl-lysine）

②酸化ストレスマーカー：細胞レベルからヒト臨床レベルでのバイオマーカーに応用できる酸化修飾タンパク質

脂質過酸化物の初期生成物
HEL（N^e-hexanoyl-lysine）
AZL（N^e-azelayl-lysine）
GLL（N^e-glutaroyl-lysine）
PRL（N^e-propanoyl-lysine）
SUL（N^e-succinyl-lysine）
炎症反応初期に生じるタンパク質酸化修飾物
ジチロシン（pi-tyrosine）
ニトロチロシン（Nitoro-tyrosine）
ジブロモチロシン（pibromo-tyrosine）
フリーラジカル修飾 DNA
8-OHdG（8-hydroxy-deoxyguanosine）
8-BrdG（8-bromo-deoxyguanosine）

2. アゾポリマーにモノクローナル抗体を搭載した「抗体チップ」の開発
特徴：可視光で固定化が可能 ⇒紫外線照射のようにタンパク質の変性を受けない

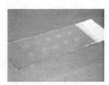

図3　運動療法や抗酸化食品の機能評価に期待できるバイオマーカーのリスト

ベンチャー創出推進事業」に選定され，2009年3月には，筆者が中心となり，大学発ベンチャー企業「㈱ヘルスケアシステムズ」社がスタートしている。われわれは，数年のうちに，この「抗体チップ」を予防医学の分野に応用することで，未病診断を行い，各個人に適した科学的根拠に基づく統合医療による治療への未病診断のツールになるものと期待している。なお，平成21年度地域イノベーション創出研究開発事業に提案課題した「抗体チップを用いた未病検査システムの開発」（管理法人：国立大学法人名古屋大学，総括事業代表者：株式会社ヘルスケアシステムズ）が採択されている。具体的には，国立長寿医療センターにより進行中の大府市における長期縦断研究の対象者とともに，中津川病院に通院中の糖尿病境界型患者，トヨタ記念病院におけるメタボ検診データ，さらに，中部労災病院における人間ドック受診者を対象として，抗体チップを用いた未病検査システムを確立し，日本老化制御研究所に臨床検査センターで，最終的に，1000人規模のデータベースを作成し，未病段階で運動や食指導とともに，科学的な根拠に基づいたサプリメントや抗酸化食品の開発を目指している[14]。

文　　献

1) 大澤俊彦, 医学と薬学, **55**(3), 311-321 (2006)
2) 大澤俊彦, Functional Food, **14**(4), 391-399 (2011)
3) 大澤俊彦, 臨床栄養, **110**(3), 265-273 (2007)
4) 大澤俊彦, アンチ・エイジング医学−日本抗加齢医学会雑誌, **4**(1), 37-43 (2008)
5) 大澤俊彦, 食品・食品成分の抗酸化評価系に対する考え方, ILSI, **104**(1), 9-16 (2011)
6) 大澤俊彦, FoodStyle 21, **12**(9), 48-51 (2009)
7) 大澤俊彦, *Food & Food Ingredients Journal of Japan*, **192**, 4-10 (2001)
8) 福場博保, 木村修一, 板倉弘重, 大澤俊彦編, チョコレート・ココアの科学と機能, アイ・ケイコーポレーション (2004)
9) 大澤俊彦監修, 抗肥満食品・素材の開発と応用展開─メタボリックシンドロームにおけるバイオマーカーの確立と応用─, シーエムシー出版 (2007)
10) Kato, Y. and Osawa, T., *Arch. Biochem. Biophys.*, **501**, 182-187 (2010)
11) 大澤俊彦, テーラーメイド個人対応栄養学（日本栄養・食糧学会監修）, p.71-82, 建帛社 (2009)
12) Kato Y, Dozaki N, Nakamura T, Kitamoto N, Yoshida A, Naito M, Kitamura M, Osawa T., *J Clin Biochem Nutr.*, **44**(1), 67-78 (2009)
13) 大澤俊彦, ケミカルエンジニアリング, **55**(4), 303-307 (2010)
14) 大澤俊彦, フードスタイル, **13**(11), 25-29 (2009)

第2章　大豆の栄養源とイソフラボンの機能性

家森幸男[*1], 森　真理[*2]

1　大豆は長寿への栄養源

　脳卒中は三大死因の一つであるのみならず，認知症や寝たきりの大きな原因であり，超高齢社会の医療・福祉の大きな課題である。筆者らが開発した脳卒中を遺伝的に百パーセント発症するモデル，脳卒中易発症ラット（SHRSP）[1,2]の実験で大豆蛋白の投与で脳卒中が予防出来，寿命が倍に延長し，更に大豆蛋白にマグネシウム，またはカルシウムの添加で4倍にも延長しうる事から大豆の延命効果に注目した[3]。そこで食事と脳卒中，心筋梗塞など循環器疾患との関係をヒトでも証明するため，WHOの協力を得て世界調査（循環器疾患と栄養，国際共同研究 Cardiovascular Diseases and Alimentary Comparison (CARDIAC) Study）を提唱し，開始した（1985）[3~6]。その結果，後述するように24時間尿中のイソフラボンを大豆摂取のマーカーとして大豆摂取と生活習慣病との関係が明らかになった[7]。

　大豆には，女性ホルモン様の弱い作用を有することで注目されるイソフラボンの他，必須アミノ酸を満遍なく含むバランスの良い蛋白質も多く含まれ，さらに，サポニンや植物ステロールなどコレステロール代謝に影響する成分もある。脂質もn-3系のリノレン酸が多く，大豆レシチンは脳神経細胞の活性化の可能性もある。さらにカルシウム（Ca），マグネシウム（Mg）などのミネラルが多いが，Mgは，CARDIAC研究でも，24時間尿中に排泄量が多い人と少ない人

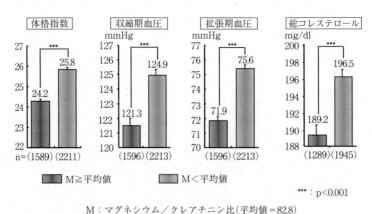

図1　尿中マグネシウム（M）量と循環器疾患リスク

[*1]　Yukio Yamori　武庫川女子大学　国際健康開発研究所　所長
[*2]　Mari Mori　武庫川女子大学　国際健康開発研究所　講師

とを比べると，Mg摂取が多い群は，肥満度（BMI），収縮期血圧（SBP），拡張期血圧（DBP），血清総コレステロール値（TC）も有意に低く（図1），肥満度，高血圧，高脂血症の頻度も有意に低いことが明らかになっている[8,9]。世界的にみてもMgの摂取が都市化と共に減少している今日，大豆はMg源としても生活習慣病のリスク軽減に寄与している可能性がある。

その他，オリゴ糖を含む点は，多い食物繊維とともに，腸内環境の改善にも役立つ食品である。

2　大豆イソフラボンの摂取状況

大豆には，ダイゼイン，ゲニステイン，グリステインの3種類がイソフラボンアグリコンと，それぞれの配糖体であるマロニル配糖体，アセチル配糖体が存在する[10]。大豆食品の多くはイソフラボンの配糖体を含むが，アグリコン換算で100g重量あたりの含有量（mg）は，きなこ（61），納豆（79），油揚げ（40），豆腐（29），豆乳（21），味噌（30），醤油（1.3）である[10]。

一般住民約780人で24時間尿中のイソフラボンの排泄量の分布をみると，後述する世界調査

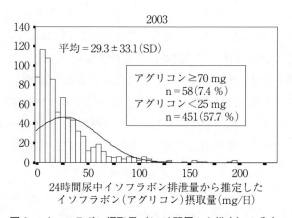

図2　イソフラボン摂取量（24時間尿から推定）の分布

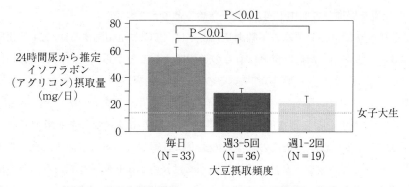

図3　大豆食摂取頻度によるイソフラボン摂取量の比較

からの推奨される摂取量1日25 mgを摂っていない割合が約58％と多い（図2）．大豆食品の摂取頻度と24時間尿中イソフラボン排泄量は関係するが（図3），女子大生の24時間尿中排泄量の平均値は週1，2回摂取する人の平均値よりも低い．すなわち，若者は週1，2回も大豆を食べない，大豆食離れの実態を示している．

　一方，食品安全委員会は現時点の大豆イソフラボンの安全な1日摂取目安量の上限値をアグリコンとして70〜75 mgとすること，特定保健食品としての大豆イソフラボンの安全な上乗せ摂取量の上限値を30 mgとすると定めている[11]．図2の一般住民のイソフラボン摂取の実態調査では，約7％が"安全な1日摂取量目安"を超えていることになり，全く健康被害が出ていない一般日本人の7％が過剰摂取となる様な安全委員会の提言は問題である．一方，大豆食摂取が減少している現状で，納豆1パックに相当する30 mgを"安全な上乗せ摂取量"としたことも，後述する世界調査から推奨される大豆イソフラボンの摂取量から考えても，この安全委員会の設定は早晩改定されるべきである．

3　大豆イソフラボンと循環器疾患

　前述の脳卒中モデル，SHRSPでは，卵巣摘出後血圧は上昇するが，大豆，または，イソフラボン添加食を与えておくと，血圧上昇は抑制され脳卒中の発症は遅れ，さらに卵巣摘出後の体重の増加も抑えられた[12]．卵巣摘出したSHRSPの大動脈輪標本に比べ，イソフラボンを与えたSHRSPの大動脈輪標本では，アセチルコリンで誘発される内皮依存性の血管拡張が改善され，一酸化窒素（NO）の産生が亢進していることを，NO代謝産物を測定して確認した．この時NO産生酵素の遺伝子のmRNAの産生が亢進している事も確認した[13]．また，イソフラボンはSHRSPから培養された血管平滑筋細胞の増殖を抑制するので[14]，機能的，構造的に血管によい影響を与えるといえる．なお，産生されるNOは活性酸素によりペルオキシニトリルに変化するので抗酸化物質がNOの生体利用効果を高めるため必要である．

　これまでの大豆蛋白質やイソフラボンのコレステロール代謝についての基礎研究では，大豆蛋白質が胆汁酸の腸管からの吸収を抑制する一方，イソフラボンが低比重リポ蛋白LDLの受容体のmRNAの発現を促進して血中LDLを低下させると考えられる[15]．

　CARDIAC Studyでは心筋梗塞の年齢調整死亡率は，TCと正相関するが，24時間尿中のイソフラボン排泄量から推定した摂取量とは有意の逆相関することから，大豆摂取は心筋梗塞の予防に重要であることが示された（図4）[16〜18]．その他，魚介類摂取のマーカーである24時間尿中タウリン排泄量や，血中リン脂質中のn-3系多価不飽和脂肪酸の割合とも有意の逆相関を示すことから[6,17,18]，大豆や魚などの日常的摂取が心筋梗塞の予防に役立ち，先進国中では心筋梗塞の死亡率が最低で平均寿命が世界最高の日本人の長寿に貢献していると言える．日本の中でも沖縄県人は長寿であったし，今なお女性は都道府県別では長寿No.1を保っている．その沖縄県人がブラジルに移住したところ，食習慣の変化で大豆，魚の摂取が減り心筋梗塞の死亡率が増加し，

第2章 大豆の栄養源とイソフラボンの機能性

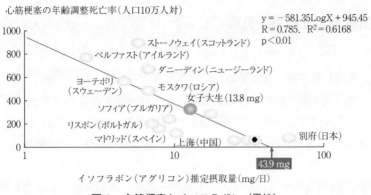

図4 心筋梗塞とイソフラボン（男性）

17年も平均寿命が短くなった[19~21]。そこで大豆蛋白25g（イソフラボン約100mg）を含む丸ごと大豆粉で作ったパンを毎日，計8週間食べていただいたところ，男女とも血圧と動脈硬化指数（非HDL/HDL）比が有意に減少した[7,22]（図5）。

なお，図4は世界各地の尿中イソフラボン排泄量からイソフラボン摂取量を推定して作成しているが，心筋梗塞の年齢調整死亡率との関係は外挿すると約44mgのイソフラボン（アグリコン），即ち，毎日納豆約50gを摂取すると死亡率がゼロに近づくことを示唆している。しかし現在の女子大生の調査結果はイソフラボンの摂取量が平均13.8mgと極めて低くなっている。日本の疫学調査でも週5回以上の大豆摂取は，2回以下に比べ心筋梗塞は6割程度に減少する可能性が報告されている[23]。米国FDAは1日25gの大豆蛋白摂取が可能な食品は心筋梗塞の予防に有効であると言う標示を認めた[24]。しかし，米国心臓協会（AHA）は，大豆製品の摂取が心血管病の予防に対して有益であることは認めているが，大豆蛋白質やイソフラボン摂取によるLDL低下作用は，なお確証されたとはいえないとしている[25]。

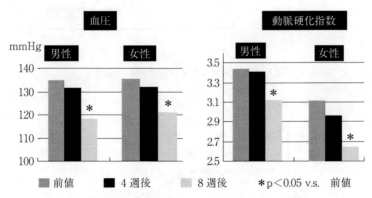

図5 ブラジル日系人の血圧と動脈硬化指数におよぼす大豆蛋白（1日25g）摂取の影響

4 大豆摂取と前立腺癌, 乳癌

　前立腺癌, 乳癌の死亡率は近年日本で増加している。米国在住の日本人でこれらの疾患が増加しているのは, 生活様式の欧米化が影響していると考えられる。CARDIAC 研究でも 24 時間尿中イソフラボン排泄量と前立腺癌の年齢調査死亡率が逆相関することが示され[16,17,22], 尿中排泄量から推定される大豆イソフラボンの摂取量と前立腺癌の死亡率の関係を示したのか図 6 である。これはイソフラボンの弱いエストロゲン様活性が前立腺癌細胞の増殖抑制に働いている為と考えられる[26]。

　同様の逆相関が 24 時間尿中イソフラボン排泄量と乳癌の年齢調整死亡率でも認められ[16,17,22], 尿中排泄量から推定される大豆イソフラボン摂取量との関係を示した (図 7)。日本や中国で乳癌が少ない事実が大豆の植物性エストロゲン摂取によると言う考え[27]を支持する結果である。乳癌に対するイソフラボンの抑制効果については, ヒトの乳癌細胞を培養してエストロゲンの増殖抑制効果が, イソフラボンの添加によって抑制されることから, エストロゲン受容体がイソフラボンによって占有される為と考えられる[28]。

　図 6, 7 から推定される前立腺癌, 乳癌の予防が期待されるイソフラボン (アグリコン) の 1 日摂取量は約 70 mg で, 国の安全委員会が自然食品から摂取してよいと設定した 70〜75 mg 以下であり, むしろこの量が日本で従来通り, 前立腺癌, 乳癌の発症抑制を可能とする推奨量とも

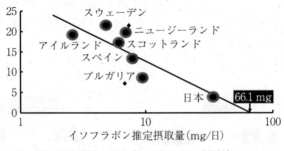

図 6　前立腺がんとイソフラボン (男性)

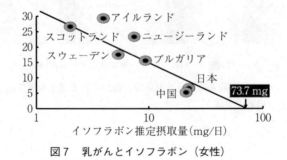

図 7　乳がんとイソフラボン (女性)

言える。

さらに。WHO-CARDIAC 研究のデータはあらゆる癌の年齢調整死亡率も 24 時間尿中イソフラボン排泄量と逆相関することを示している[17,22]。これは前立腺癌，乳癌が欧米では多い癌であることが一因であるが，イソフラボンが癌の血管新生を抑制する作用があるため[29]，癌細胞の増殖，転移による死亡率を低下させると考えられる。

5　イソフラボンと骨粗鬆症

植物性エストロゲンが造骨細胞を刺激し，破骨細胞を抑制することは試験管内研究では確かめられている[30]。CARDIAC 研究ではハワイの日系人女性で骨密度が 24 時間尿中イソフラボンと相関すること[10]を報告し，日本の女子大生の尿中イソフラボン排泄量が骨密度の最も低い群に相当することから（図 8），現代日本女性の大豆摂取では将来骨粗鬆症の増加も予測される。

大豆イソフラボンによる介入研究は卵巣摘出した SHRSP での骨密度の低下を抑制し，骨吸収

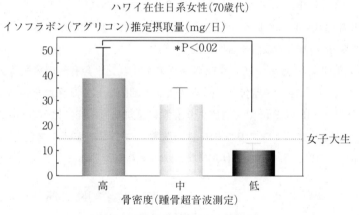

図 8　尿中イソフラボンと骨密度

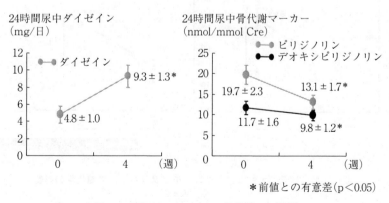

図 9　大豆イソフラボンの骨代謝への影響

マーカーであるピリジノリン，デオキシピリジノリンの尿中排泄量が低下すること[12]，大豆食習慣のないブラジル日系人の更年期女性でイソフラボン（配糖体）37.3 mg，10 週間の摂取で骨吸収のマーカーであるピリジノリン，デオキシピリジノリンの尿中排泄量が有意に低下すること[31]，日本人更年期女性でも大豆イソフラボン 61.8 mg，4 週間の摂取で同じ様な骨吸収のマーカーの有意な低下を確認した（図 9）[32]。さらに，イソフラボン（配糖体）タブレット 40 mg，更年期女性で 4 週間，更年期前後の女性に 24 週間摂取して貰い，前者では骨吸収マーカーの有意の低下を[33]，後者では二重エネルギー吸収法（DEXA）で骨密度の増加を見出した[34]。

この様に大豆イソフラボンの骨粗鬆に対する有益な影響については科学的な証明，エビデンスが積重ねられて来た。

6 大豆イソフラボンと糖代謝

大豆蛋白摂取が卵巣摘出した猿でインスリン感受性を改善したとの報告があり[35]，更年期女性でもゲニステイン 54 mg/日，6 カ月間の摂取でインスリン抵抗性（HOMA-IR）が改善した[36]。著書らは 18～25 歳の健康な消防訓練性 100 人を 2 群に無作為割付けをし，大豆蛋白質 30 g を含む大豆強化食と普通食を食べて貰う，44 日と 45 日のクロスオーバー研究で，大豆強化食で空腹時血糖と HOMA-IR の有意の改善を証明した[37]。

47～70 歳の更年期女性 65 人をイソフラボン（アグリコン）含有無塩麹発酵大豆 24 mg/日摂取群（S）とプラセボ群（P）に割付けし，4 週間大豆制限をして試験食を食べて貰ったところ，空腹時血糖と HOMA-IR は P 群で初期値より有意に増加し，S 群に比べ有意の差が有った（図10）[38]。イソフラボンによるインスリン抵抗性の改善については α グルコシダーゼ阻害[39]，インスリン分泌促進[40]，PPAR 系を介する作用[41]などが考えられている。

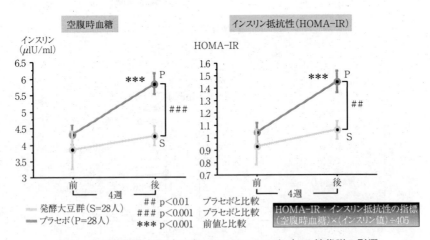

図10　無塩麹発酵大豆（アグリコンイソフラボン）の糖代謝の影響

7 更年期症状や着床，その他へのイソフラボンの影響

WHO-CARDIAC 研究では調査集団 61 地域の肥満度（BMI）の平均値は 24 時間尿中イソフラボンと逆相関する。更年期女性でイソフラボン摂取と腹囲やインピーダンス法で測定した体脂肪との逆相関が報告されている[42]。

更年期女性 80 人を 2 群に分け 40 人には 100 mg/日のイソフラボンを与え，残りの 40 人をプラセボ群として 10 カ月間比較し，ホットフラッシュが有意に減少したとの報告がある[43]。

我々の基礎研究は，イソフラボン（アグリコン）がヒト子宮内膜上皮細胞における，白血病阻害因子及びトランスフォーミング成長因子βならびにグリコデリン発現を調整し[44]着床や胚の発達を助ける可能性のある事を示している。また，イソフラボン 110 mg/日を 6 カ月間 56 人の高齢者（55〜74 歳）女性を無作為割付けして与えた 2 重盲験で，認知機能の改善をみたとの報告もあり[45]，今後の臨床的知見の積み重ねが必要である。

8 おわりに

イソフラボンを大豆摂取のバイオマーカーとしてその 24 時間排泄量から摂取量を推定した私どもの国際調査（CARDIAC Study）の結果は大豆の摂取が平均寿命に大きく影響する心筋梗塞の死亡率や，欧米では男女で最も多い癌とも言える前立腺癌や乳癌の死亡率と逆相関することから，大豆摂取が世界で蔓延するこれらの癌の予防に役立つ事を示している。さらに国の内外で実施した大豆イソフラボンを用いた介入研究では，生活習慣病のリスクや骨粗鬆症のリスクも軽減しうることがわかった。

とりわけ，イソフラボンの女性ホルモン様作用で血管内皮細胞の NO 産生酵素の遺伝子が活性化されることは，血管系の健康に遺伝子のレベルで栄養が関与することを示しており，これに抗酸化栄養素が加われば NO の末梢循環改善作用が発揮されるので，アンチエイジングに基本的に有効な食材が大豆であると言える。

文　献

1） K. Okamoto et al., *Circl. Res.*, **34**, 1143（1974）
2） Y. Yamori, "Handbook of Hypertension, Vol. 4; Experimental and Genetic Models of Hypertension", p240, Elsevier（1984）
3） Y. Yamori, *Acta. Pathol. Japan*, **36**, p111（1989）
4） Y. Yamori et al., "Prevention of Cardiovascular Diseases: An Approach to Active Long Life",

p37, Elsevier (1987)
5) Y. Yamori et al., "New Horizons in Preventing Cardiovascular Diseases", Elsevier (1989)
6) Y. Yamori et al., *J Hypertens*, **24**, 1499 (2006)
7) Y. Yamori, "SOY in Health and Disease Prevention", p107, Taylor & Francis (2006)
8) Y. Yamori et al., *J Biomed Sci.*, **17** (Suppl 1), S21, (2010)
9) Y. Yamori et al., *J Biomed Sci.*, **17** (Suppl 1), S6, (2010)
10) 家森幸男ほか，大豆イソフラボン，幸書房 (2001)
11) 内閣府食品安全委員会，大豆イソフラボンを含む特定保健用食品の安全性の基本的な考え方（案）(2006)
12) T. Teramoto et al., *J Clin Biochem Nutr.*, **28**, 15 (2000)
13) X. Song et al., *Clin Exp Pharmacal Physiol.*, **34**, S53 (2007)
14) W. Pan et al., *J Nutr.*, **131**, 1154 (2001)
15) S.M. Potter et al., *Nutr Rev.*, **56**, 231 (1998)
16) Y. Yamori et al., *Asia Pacific J Clin Nutr.*, **10**, 144 (2001)
17) Y. Yamori, *Exp Clin Cariol.*, **11**, 94 (2006)
18) Y. Yamori, *JMAJ*, **52**, 17 (2009)
19) S. Mizushima et al., *Hypertens Res.*, **15**, 45 (1992)
20) S. Mizushima et al., *J Cardiovascular Risk*, **4**, 191 (1997)
21) E.H. Moriguchi et al., "Food Culture: Development and Education", p57, UNESCO-World Health Frontier Institute (2009)
22) Y. Yamori, "Food Culture: Development and Education", p23, UNESCO-World Health Frontier Institute (2009)
23) Y. Kokubo et al., *Circulation*, **116**, 2553 (2007)
24) Food labelling, *Fed Reg*, **64**, p57700, FDA (1999)
25) F.M. Sacks et al., *Circulation*, **113**, 1034 (2006)
26) M. Lakshman et al., *Cancer Res.*, **68**, 2024 (2008)
27) H. Adlerceutz et al., *Ann Med*, **29**, 95 (1997)
28) H. Yoshida et al., 3rd. International Soybean Processing and Utilization Conference, 177 (2000)
29) T. Fotsus et al., *Proc. Natl. Acad. Sci. USA.*, **90**, 2690 (1993)
30) R.C. Paulsen et al., *Nut Rev.*, **66**, 359 (2008)
31) Y. Yamori et al., *J AM Coll Nutr.*, **21**, 560 (2002)
32) T. Uesugi, *J AM Coll Nutr.*, **21**, 97 (2002)
33) M. Mori, *Clin Exp Pharmacol Physiol.*, **31** (Suppl 2), 39 (2004)
34) M. Mori, *Clin Exp Pharmacol Physiol.*, **31** (Suppl 2), 44 (2004)
35) J.D. Wagner et al., *Metabolism*, **46**, 697 (1997)
36) A. Crisafulli et al., *Menopause*, **12**, 186 (2007)
37) Y. Yamori et al., 6th *International Symposium on the Role of Soy*, Abstract, 13035 (2005)
38) M. Mori et al., *Geriat Grontol Int.*, **8**, S-8 (2008)
39) D.S. Lee et al., *FEBS lett.*, **501**, 84 (2001)
40) R.L. Dorenson et al., *Endocrinology*, **134**, 1975 (1994)

41) O. Mezel *et al.*, *J Nutr.*, **133**, 1238 (2003)
42) D. Goodman-Gruen *et al.*, *Menopause*, **10**, 427 (2003)
43) E.A.P.Nahas *et al.*, *Maturi tas.*, **58**, 249 (2007)
44) J-W. Xu *et al.*, *J. Endocrinal*, **196**, 425 (2008)
45) D. Kritz-Silverstein *et al.*, *Menopause*, **10**, 196 (2003)

第3章　ゴマリグナンの代謝と機能性

望月美佳*

1　はじめに

　ゴマは日本固有の油脂植物ではなく，アフリカのサバンナ地方に生まれ，エジプト，中近東，インドを経て，中国大陸，特に朝鮮半島を経て日本へ入ってきたと推定されている[1]。「ゴマ」は単に香りがよい，油として品質が優れているといった食品として重宝されているだけでなく，ゴマ種子は高温に長時間貯蔵した後でも他の油脂植物種子とは異なり高い発芽率を保つという植物学的特性を持っていることは知られていたが，その理由は明らかではなかった。また，中国や日本では「不老長寿の秘薬」などと言い伝えられてきたが，その根拠は明確ではなかった。そこで，数多くの研究グループがゴマに含まれる機能性物質に着目し研究を行ってきた。これまで

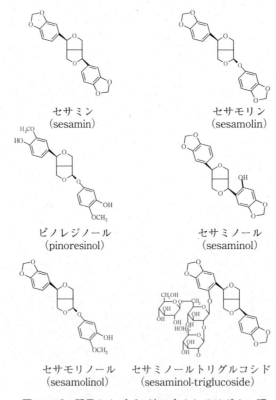

図1　ゴマ種子およびゴマ油に含まれるリグナン類

＊　Mika Mochizuki　愛知学院大学　心身科学部　健康栄養学科　助手

に，いくつかのゴマリグナンが分離同定されている。同定されたゴマリグナンの代表的なものを図1に示す。

2 ゴマの栄養特性

　ゴマは一般成分として，50％以上の油脂と約20％のたんぱく質が主体で，たんぱく質含量の高い食品である。

　ゴマの主要成分である脂質は，オレイン酸とリノール酸を主体とするトリグリセライドである。n-3系のリノレン酸は少ない。リノール酸は必須脂肪酸で細胞膜やリポタンパク質の構成成分としても，n-6系のプロスタグランジンの前駆体としても重要であるが，その過剰摂取は免疫能を弱めるのでよくないとも言われている。オレイン酸については最近，コレステロール低下作用があり，しかもHDLコレステロールを低下させないので，HDLコレステロールを低下させるリノール酸よりも血漿コレステロールに対してよい効果があると言われている。ゴマ油にはこの両者が半分ずつ含まれていることから，栄養学的にも油脂の安定性からも好ましいものと言える。

　ゴマタンパク質を構成しているアミノ酸はとても豊富で，硫黄を含むアミノ酸であるメチオニンやシステインなど8種類のアミノ酸においては大豆タンパクよりもすぐれている。大豆タンパクは植物性たんぱく源として最も多く生産されており，その特徴はリジンを多く有するものの，含硫アミノ酸は余り多くないという特徴を備えている。このことから，国連では，大豆タンパクの栄養的な不足はゴマタンパクで補う，すなわち，大豆タンパクとゴマタンパクを1：1で混合することで理想的なアミノ酸組成となると推奨している。また，アメリカでもゴマタンパクを製品化することにより肉食中心の食習慣を変えていこうという動きがある。

　ゴマの優れた特徴にミネラル・ビタミンなどの微量成分が注目されている。微量元素のひとつである「セレン」はガンや動脈硬化の予防に重要な役割を果たすとして知られている。ゴマ種子中のセレン含量は，ゴマが育った土壌中のセレン含量に依存しており，特に「セレン」含量が高いのはベネズエラ産のゴマである。

　また，ゴマには鉄・カルシウム・リンなどのミネラルにも富んでおり，ビタミンB_1・B_2・ナイアシンなどの栄養学上重要なビタミンにも富んでいる。最も多く含まれているビタミンは脂溶性ビタミンEである。ビタミンEとして存在するのは，$α$-トコフェロールは少なく$γ$-トコフェロールが大部分を占め，最近では「ゴマリグナン類」との相乗効果が発見され，新しい機能性として注目されている[2,3]。

3 ゴマリグナン

　ゴマ種子には図1に示すように豊富なリグナン類が存在する。主要成分である脂溶性成分のセ

サミン，セサモリンと水溶性成分のセサミノール配糖体と共に，微量に含まれる脂溶性のセサモリノール，ピノレジノール，セサミノールや水溶性のピノレジノール配糖体などが存在している。ゴマ種子には，リグナン類が0.8％以上含有していると推定され，特にセサミン，セサモリンがゴマリグナン類の約80％を占め，残り20％はリグナンフェノール類となっている。リグナンはフェニルアラニンから生合成されたコニフェリルアルコールのC8位で2分子がラジカルカップリング重合し，生成した低分子天然化合物であり，植物界に広く存在し，樹木の樹皮，木質部ではリグニンの構成成分となっているが，種子や根などにも存在している。

4 「セサミン」の機能性

ゴマ種子中の主なリグナン類はセサミンとセサモリンである。いずれもゴマ種子中に約0.3〜0.5％という高含量で存在するリグナンである。セサミンは典型的な3,7-ジオキシアビシクロオクタン環をもつリグナンであり，ゴマ油から結晶として分離され，構造決定された。ゴマのほかにもブナの皮部やイチョウの心材部などから見出されている。

近年，「セサミン」の持つ動物レベルやヒトに対する栄養学的な分野での生理機能が注目されてきた。中でも注目されたのは，肝臓機能の増強作用とともに明らかにされたアルコール分解の促進効果である[4]。ヒトの実験でも，血液中からのアルコールの消失を促進することで顔面温度を低下させ，悪酔いの原因であるアセトアルデヒドの毒性を軽減させるという機能であった。この研究結果がコンビニエンスストアーや健康食品の店で見かける「セサミン」の製品化に結びついたのであった。鶴岡らのグループはセサミンのアルコール代謝促進作用をDNAマイクロアレイを用いた解析により，その作用はアルデヒドの分解促進を介していることを示唆し，さらに脂肪酸β酸化系酵素ならびに脂肪酸酸化系酵素の発現が増強したことから，脂肪肝の予防にも有効である可能性を示唆している[4]。セサミンはその構造（図1）からわかるように遊離フェノール基を持たないため，直接抗酸化性には寄与しないものと考えられ，実際 in vitro による抗酸化試験では，ほとんど活性は認められていなかった。しかし，生理活性としてはこれまでに，コレステロール低下作用，抗高血圧作用，肝臓保護作用，肝臓がん予防作用，乳がん発生抑制作用，免疫賦活作用などが報告されていることから[5]，そのメカニズムを解明するために生体内代謝に関する研究が進んでいる。

中井らの報告によると，ラットの肝臓中の薬物代謝系酵素においてメチレンジオキシ基が開裂しセサミンモノカテコールおよびセサミンジカテコール（図2）を同定した[6]。これらの物質はカテコール構造を有することから抗酸化活性を持ち，生体内での活性本体である可能性が示唆されており，抗高血圧作用におけるセサミン代謝物の関与なども報告されている[6]。

私たち，日本人には伝統的で身近な食品である「ゴマ研究」が一歩一歩着実に進み，「がん予防食品」や「老化制御食品」として開発されることも単なる夢物語ではなく現実となってくるものと期待される。

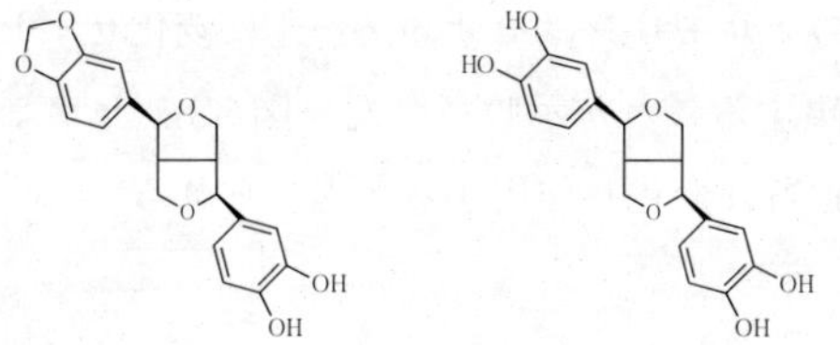

セサミンモノカテコール　　セサミンジカテコール
（sesamin monocatechol）　（sesamin dicatechol）

図2　セサミンの生体内代謝物

5　「セサモリン」の機能性

　セサミンと共にゴマ種子中に多く含まれている抗酸化リグナン類としてセサモリンが知られている。セサモリンは，一方のフェニル基がアセタール酸素で結合していることが特徴的であり，ゴマ以外での存在は知られていない[7,8]。これまでに，セサミンについては多くの機能性が明らかにされているが，セサミンと共にゴマ種子中の主要な脂溶性リグナンであるセサモリンについての生体内生理作用についてはほとんど研究が行われていない。そこで，Kangらはラットを用いて生体内でのセサモリンの消化管吸収およびセサモリン投与による体内分布や排せつについて実験を行った[9]。その結果，摂取されたセサモリンは胃でセサモールやセサモリノールに変換して生体内に吸収され，各組織に分布することが明らかとなった。特にセサモリンは約25％が生体内に吸収・代謝され，特にラットの肝臓および腎臓での脂質過酸化を有意に抑制する結果を得ている[9]。さらに，老年病マーカーである8-OHdG（8-ヒドロキシーデオキシグアノシン）の生成を抑制することも報告されている。8-OHdGとはガンをはじめとする老年病のマーカーとしてDNAの酸化障害で生じる物質であり，尿中の8-OHdG量を測定することは老年病予防の重要なバイオマーカーと成り得る。これらのことから，セサモリンは治療ではなく老年病の予防に大きな期待が向けられている。また，セサミンと同様に，抗炎症作用[10]や酸化ストレスに対する神経細胞の保護作用を示すことも報告されている[11]。

　今までに，*in vitro*系で抗酸化性を示さなかったセサモリンは，油の製造過程でセサミノール

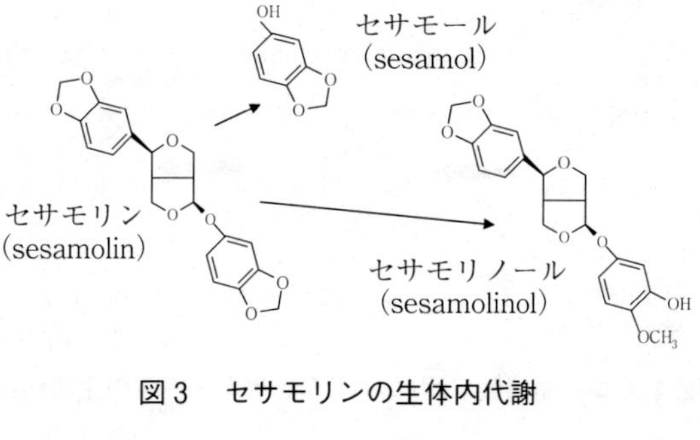

セサモール
（sesamol）

セサモリン
（sesamolin）

セサモリノール
（sesamolinol）

図3　セサモリンの生体内代謝

に変換するが，生体内でのセサモリンはセサミノールに変化せずセサモールやセサモリノールに代謝され，抗酸化性を発現することが示唆された（図3）。セサミンと同様に，セサモリンも生体内で生理活性を有する物質に変化し作用すると考えられる。

6 「セサミノール」の機能性

セサミノールは，ゴマ種子の脂溶性画分にごく微量に存在しているが，圧倒的に多く存在するのはゴマ油，とりわけゴマ太白油である。ゴマ太白油は他のサラダ油に比べて，開封後，長期間放置しても酸化的劣化が起こりにくく，貯蔵安定性に優れていることが経験的にも，また多くの研究者においても知られている。このゴマ太白油を精製する脱色・脱臭の過程においてセサモリンを前駆体として，分子間転移反応（図4）でセサミノールは二次的に生成し，脱臭スカムと呼ばれる廃棄物中に大量に含まれることが明らかとなっている[12]。

最近の研究結果から，ゴマ種子中に水溶性セサミノール配糖体（図1）が大量に存在していることが明らかとなった。また，ゴマ油を抽出した際に生産されるゴマ脱脂粕中にも水溶性のセサミノール配糖体が確認されている。このゴマ脱脂粕は圧搾抽出による発熱のため，褐変化しており，飼料や肥料以外の使い道は今のところあまりない。

セサミノール配糖体はそれ自体抗酸化性を有していないが，経口摂取された際，腸内細菌の持つβ-グルコシダーゼの作用によって加水分解を受けてから腸管より吸収され，強力な抗酸化活性を有しているセサミノールが血中に存在することが報告されている[13]。またこの時，セサミノール配糖体は血中から検出できなかったと報告している。さらに興味深い研究結果として，Kangらグループは動脈硬化モデル動物（高コレステロール血漿モデルウサギ，家族性高脂血漿モデルWHHLラビット）を用いた実験において，ゴマ脱脂粕を投与したウサギの動脈硬化病巣形成を有意に抑制することが明らかとされている[14]。そこで，筆者らは動脈硬化病巣形成の抑制はゴマ脱脂粕中に多く含まれるセサミノール配糖体の代謝物による影響と仮定し，ラットの肝臓のミクロゾーム画分であるS9を用いてセサミノールの代謝物について検討した。その結果，セサミノールのメチレンジオキシフェニル基の一方が開裂し，カテコール構造を有するセサミノールカテコールが確認された。さらに，メチル化酵素を用いてセサミノールと反応させたところ，

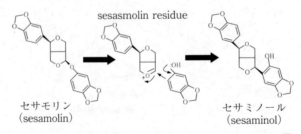

図4 ゴマ油精製工程におけるセサミノールの生成機構[12]

第3章 ゴマリグナンの代謝と機能性

そのカテコール構造の一方のヒドロキシル基がメチル化されたメチルセサミノールカテコールを同定した（図5）[15]。これら代謝物はセサミノール配糖体を経口投与したラットの肝臓中にも存在することが明らかとなり、ヒドロキシル基を有することからセサミノールアグリコンと比較して抗酸化性が高いことも報告されている。そこで、このセサミノール代謝物が実際に動脈硬化症へどのような影響を与えるか検討することとした。動脈硬化症は、酸化LDLやTNF-αといった炎症性サイトカインにより血管内皮細胞が刺激され、接着分子（ICAM-1、VCAM-1、E-Selectin）が発現し、単球が接着・浸潤し、血管内皮へ遊走する。内皮下では、単球は酸化LDLを取り込みマクロファージさらには泡沫化細胞へと姿を変え、血管平滑筋細胞の増殖などを引き起こし、動脈硬化病変を進展させる。そこで、筆者らは動脈硬化症の初期病変である接着分子に着目し実験を行った。動脈硬化症動脈硬化モデル細胞として、ヒト臍帯静脈内皮細胞を用

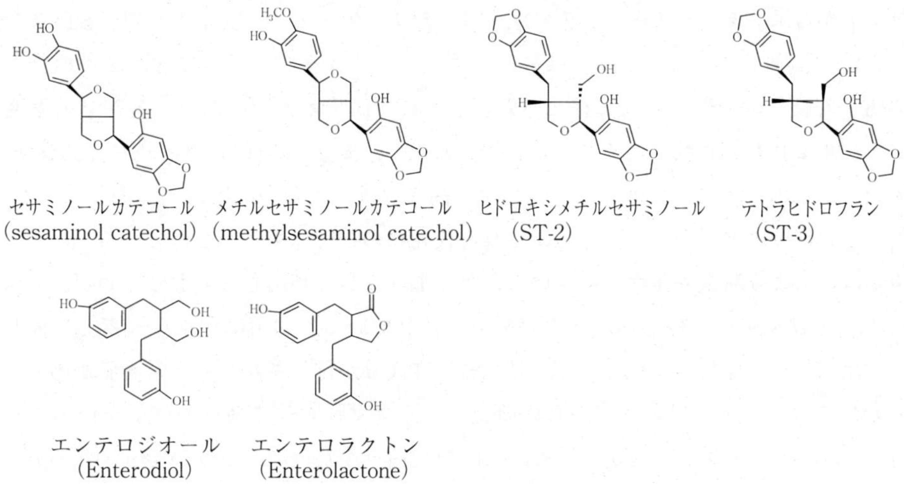

セサミノールカテコール　メチルセサミノールカテコール　ヒドロキシメチルセサミノール　テトラヒドロフラン
（sesaminol catechol）　（methylsesaminol catechol）　（ST-2）　（ST-3）

エンテロジオール　エンテロラクトン
（Enterodiol）　（Enterolactone）

図5　ラットにおけるセサミノール生体内代謝物

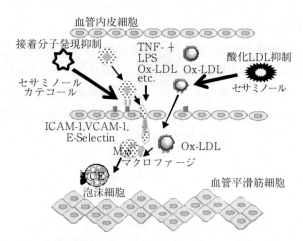

図6　粥状動脈硬化に対するセサミノール代謝物の影響

いて検討した結果，セサミノール代謝物は接着分子の発現を濃度依存的に抑制した。また，セサミノール代謝物はセサミンやセサモリンよりも抑制効果が高く，セサミノールカテコール＞メチルセサミノールカテコール＞セサミノールの順に効果を示した（図6）[16]。これらの結果から，セサミノール代謝物は炎症性サイトカインを産生するような炎症部位において，有意に作用し動脈硬化の発症についても有効的に作用する可能性が示唆された。

セサミノール配糖体は，生体内において様々な代謝をうけ，それぞれ特有の活性を有する物質へと変化する。今回，セサミノール配糖体の主の代謝産物を同定し，その生理活性においても確認することができた。さらに，これまで解明されていなかったゴマリグナンの生体内代謝の第一歩として踏み出すことができたと考えている。今後は，ヒトにおける生体内代謝機構へのアプローチが期待される。

また，Janらは腸管におけるセサミノールの代謝に着目し，セサミノール配糖体を経口投与させたラットからエンテロジオール（END），エンテロラクトン（ENL），ST-2，ST-3を同定した（図5）[17]。腸管において，ST-2はST-3よりも多く存在し，さらにST-2は血漿≫腸管≫肺～心臓～腎臓～脳の順に組織で検出され，さらに，血漿と腸管におけるST-2の濃度はエンテロジオールよりも高濃度であることが報告された[18]。また，これらの代謝物の抗炎症性も確認されている。このように，セサミノールの生体内における代謝が次第に明らかとなってきたが，代謝物はこれだけにとどまらず，さらにこれら代謝物の抱合体も確認されている[19]。

微生物は古来より醸造や発酵食品といった食品加工に広く利用されており，わが国では，特に麹菌（*Aspergillus*属）を利用したものが多く知られている。麹菌は様々な酵素を生産し，その多彩な作用により，原料には見られない甘味や風味成分が付与されたり，栄養価が増大したりすることが知られている。近年，三宅らの研究から，ゴマ脱脂粕に種々の麹菌を作用させたところ，特に，黒麹（*Aspergillus saitoi*）とともに白麹菌（*Aspergillus usami mut. shirousamii*）で麹菌により代謝され，カテコール体へ変換されると報告された[20]。ゴマという機能性食品を発酵することによってさらに高い生理活性を有する物質へ変換されるという結果は，新たな機能性食品開発への大きな原動力となりうる。

このように，これまでの報告からセサミノールはセサミノール配糖体の形で摂取することによって，生体内で代謝され，抗酸化性，抗炎症性などの生理活性を有する物質へ変化して生体内で作用する可能性が示唆された。現在，ゴマ脱脂粕は，飼料や肥料以外にはほとんど利用されていないのが実情である。そのため，ゴマ油製造工程に生じる副産物の有効利用という面からも，ゴマ脱脂粕中に含まれるセサミノール配糖体に大きな注目が集められている。

7 おわりに

これまで述べたように，これらのリグナン類抗酸化成分は，ゴマ種子の保存やゴマ油の酸化安定性に大きく寄与しているとともに，未利用資源としてのゴマ脱脂粕の可能性を秘めている。ま

た，近年多くの研究グループが「ゴマリグナン類」の持つ新しい機能性に着目し，ゴマ機能性研究に大きな進展がなされた。中でも，セサミン・セサミノール配糖体などその物質自体にはほとんど抗酸化性は見られないものの，食品成分として摂取された際に生体内の腸内細菌や薬物代謝系酵素によって，抗酸化性を有する物質へ変化し，さまざまな生理活性を示すという発見は，肥満や動脈硬化など生活習慣病に対しての有効性が大いに期待される。

今後，まだ知られていない「ゴマリグナン類」の生理機能を探索するとともに，活性物質の有効的な利用法の開発を検討していきたい。

文　　献

1) 大澤俊彦，井上宏生，胡麻の謎，双葉社（1999）
2) T. Noguchi, K. Ikeda, Y. Sasaki, J. Yamamoto, Y. Yamori, Effects of vitamin E and sesamin on hypertension and cerebral thrombogenesis in stroke-prone spontaneously hypertensive rats, Clin Exp Pharmacol Physiol, 2004 Suppl 2:S24-6
3) T Rogi, N Tomimori, Y Ono, Y Kiso, *J. Pharmacol Sci.*, **115**(3), P408-16 (2011)
4) N. Tsuruoka, A. Kidokoro, I. Matsumoto, K. Abe, Y. Kiso, *Biosci Biotechnol Biochem.*, **69**(1), 179-88 (2005)
5) 木曽良信，セサミンの抗酸化作用 ビタミン79巻1号（1月）（2005）
6) M. Nakai, M. Harada, K. Nakahara, K. Akimoto, H. Shibata, W. Miki, Y. Kiso, *J Agric Food Chem.*, **51**(6), 1666-70 (2003)
7) B. Carnmalm, *et al., Acta Chem. Scand.*, **9**, 1111-18 (1955)
8) Morton Beroza, *J. Am. Chem. Soc.*, **77**, 3332-4 (1955)
9) MH. Kang, M. Naito, N. Tsujihara, T. Osawa, *J Nutr.*, **128**(6), 1018-22 (1998)
10) R.C. Hou, H.L. Chen, J.T. Tzen, K.C. Jeng, *Neuroreport*, **14**(14), 1815-9 (2003)
11) R.C. Hou, C.C Wu, C.H Yang, K.C.G. Jeng, *J Neurosci Res.*, **74**(1), 123-33 (2003)
12) 並木満夫，小林貞作 編，シリーズ≪食品の科学≫ ゴマの科学 朝倉書店（1989）
13) S. Kobayashi, J. Watanabe, J. Kawabata, E. Fukushi, H. Shinmoto, *J Nutr.*, **129**(10), 1885-90 (1999)
14) MH. Kang, Y. Kawai, M. Naito, T. Osawa, *J Nutr.*, **129**(10), 1885-90 (1999)
15) M. Mochizuki, Y Tsuchie, Y. Nakamura, T. Osawa, *J Agric. Food Chem.*, **57**(21), 10429-34 (2009)
16) M. Mochizuki, Y. Tsuchie, N. Yamada, Y. Miyake, T. Osawa, *Bioscience, biotechnology, and biochemistry*, **74**(8), 1539-1544
17) K. C. Jan, L. S. Hwang, C. T. Ho, *J. Agric. Food Chem.*, **57**, 6101-6106 (2009)
18) K. C. Jan, K. L. Ku, Y. H. Chu, L. S. Hwang, C. T.Ho, *J Agric. Food Chem.*, **58**, 7693-7700 (2010)
19) K. C. Jan, K. L. Ku, Y. H. Chu, L. S. Hwang, C. T. Ho, *J Agric. Food Chem.*, **59**, 3078-3086 (2011)
20) Y. Miyake, S. Fukumoto, M. Okada, K. Sakaida, Y. Nakamura, T. Osawa, *J Agric Food Chem.*, **53**(1), 22-7 (2005)

第4章　ポリフェノールは老化，老年病に有効か？

丸山和佳子[*1]，永井雅代[*2]，能勢　弓[*3]，大澤俊彦[*4]，直井　信[*5]

1　はじめに

　2050年には日本の人口の40％が65歳以上という超高齢社会を迎えるとの推計がなされている。老化とは加齢に伴い心身の機能が低下することであり，老化に伴う全身諸臓器の脆弱性亢進の結果，老年病の発症頻度が増加する。

　超高齢社会を乗り切るためには，高齢者を社会的弱者である「負担」として一律に扱うのではなく，社会の活力とすべく active aged people の割合を増加させることが必要である。

　上に述べたように，加齢と老化は同一のものではない。生物学的年齢の進行（＝加齢）は避けられないが，老化を遅延させることは可能である。実際，高齢者の運動機能，認知機能などには個人差が大きく，その原因は疾患によるものだけではではない。老化に影響を及ぼす要因の中で，食事，運動，睡眠といった生活習慣は最も重要なものである。

　食事の中でも健康維持に関わる微量栄養素，すなわち機能性食品成分は近年，大きなマーケットとなっている。本稿では最も一般的な機能性食品であるポリフェノールについて，特に脳の老化と神経変性疾患に対する作用を解説する。

2　ポリフェノールとは

　フィトケミカル（phytochemical）という語を直訳すると phyto（植物）由来の化学物質（chemical）という意味であるが，これは植物を酸化ストレスや病害虫から守り，種の保存に関連する物質を指す漠然とした用語である。ポリフェノール（polyphenol）とは同一分子内に複数のフェノール性水酸基をもつ植物成分の総称で，フィトケミカルの中で最大のグループであり，8000種以上の構造が同定されている。表1にポリフェノールの分類を示す。ポリフェノールの中でも，最も良く知られているフラボノイド類の基本骨格を図1に示した。ポリフェノールの多くは配糖体の形で存在し，水溶性のものが殆どである。

　ポリフェノールはフェノールの化学構造内に水酸基をもつため，フリーラジカルを補足するこ

---

*1　Wakako Maruyama　㈱長寿医療研究センター　加齢健康脳科学研究部　部長
*2　Masayo Nagai　㈱長寿医療研究センター　加齢健康脳科学研究部
*3　Yumi Nose　㈱長寿医療研究センター　加齢健康脳科学研究部
*4　Toshihiko Osawa　愛知学院大学　心身科学部　学部長；教授（健康栄養学科）
*5　Makoto Naoi　愛知学院大学　心身科学部

第4章 ポリフェノールは老化, 老年病に有効か?

とが可能であり, 一般に抗酸化活性をもつ.
　近年, ポリフェノールの中には直接の抗酸化能以外に細胞内のストレス耐性に関わる分子に働き老化, 老年病の発症や進行を抑制するものがあることが示唆されている.

表1　代表的なポリフェノールとその分類

大 分 類	小 分 類	含まれる食物 （成分名）
Phenolic acids（フェノール酸）	benzoic acid cinnamic acid	
Flavonoids（フラボノイド）	isoflavones neoflavonoids chalcones	大豆類 自然物には少ない リンゴ, ビール
	flavones	ピーマン（luteolin）
	flavonols	ブロッコリー（quercetin, kaempherol）
	flavanones flavanonols	柑橘類（hesperidin）
	flavanols（catechins） proanthocyanidins	茶, 果皮, カカオ catechin の重合したもの
	anthocyanidins	花弁, 果物, 野菜の赤紫の成分
Polyphenolic amides（ポリフェノールアミド）		唐辛子の辛み成分（capsaicinoids）
その他, フラボノイド以外		葡萄, 赤ワイン（resveratrol） イチゴ類（ellagic acid） 胡麻（lignans） ターメリック（curcumin）

Tsao R, *et al.*, *Nutrients* (2010)

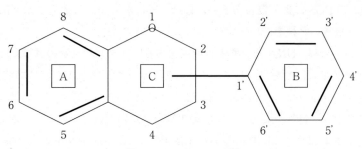

図1　フラボノイド骨格
ポリフェノール類の中で最も種類の多いフラボノイド類は A, B, C の3つの環構造で構成され, 複数の炭素基が水酸基で修飾される.

本稿では特に，脳の老化，および加齢に伴う神経変性疾患に対するポリフェノールの作用について解説する。

3 ポリフェノールと脳の老化，神経変成疾患

疫学研究ではフラボノイドを多く含む食品摂取には認知症リスクを減少させ[1]，また，日系アメリカ人コホート（The Kame Cohort, 1836名）を用いた前向き研究では，野菜／果物ジュースの摂取量が高い（3回／週以上）群ではアルツハイマー病発症者が少ないことが示されている[2]。この結果ジュース高摂取者と低摂取者の間にはビタミンC以外の抗酸化ビタミンの摂取量には差が認められなかった。また，アルツハイマー病だけでなくパーキンソン病発症に関しても，野菜等に含まれる抗酸化活性をもつ食物摂取が低い群では発症リスクが高いという報告がなされている[3]。これらの結果は，ビタミンだけでなく野菜や果物に含まれる何らかの成分が，老化に伴う神経変成疾患，あるいはこれらの共通のリスクである脳の老化を抑制する可能性を示唆している。さらに，このようなヒトに対する観察疫学あるいは介入疫学ではサプリメントなどの純化した化学合成物による効果が認められた例は皆無といってよい。この理由は不明ではあるが，植物に含まれる有効成分（ポリフェノールや食物繊維）の安定性，吸収，あるいは組み合わせ効果などが原因である可能性がある。

脳の老化が引き起こされる分子メカニズムは未だ解明されてはいない。しかしながら，酸化ストレスとそれに対する防御能が重要な役割を果たしていると考えられている。神経細胞は再性能が低く，ミトコンドリア依存性のエネルギー産生が最も高い組織である。ミトコンドリアは酸化ストレスの原因となる活性化酸素種（ROS）の95％以上を生成するオルガネラであり，生成されたROSの中の1％程度がROSを消去する酵素や生体内抗酸化分子を逃れて漏出するといわれている。ROSは細胞内のタンパク質，脂質，核酸その他の生理活性分子と反応することで組織傷害を引き起こす。

しかしながら，生体の酸化ストレス傷害に対する防御機構は上記のものだけではない。異常タンパク質に対するタンパク分解系（ユビキチン―プロテアゾーム系，オートファジー系）や，DNA修復系などのROSにより傷害あるいは修飾をうけた分子を除去する系が活性化されることで酸化ストレス傷害の蓄積を防いでいる。

これらのタンパク分解，DNA修復酵素の活性化あるいはタンパク質の誘導には特定の細胞内シグナル活性化が必須の役割を果たしている。近年，ポリフェノールがグリア細胞内シグナル，特にMAP kinase[4]やphosphatidylinositol-3-kinase (PI3 kinase)-Aktなどの活性を制御し，細胞あるいは生体のストレス耐性を高めているとの実験結果が相次いでいる。フラボノイドの構造は細胞の生存や分化を制御するMAP kinaseの上流因子であるMAP kinase kinase阻害剤であるPD98059に類似しており特定の作用点（binding site）をもつ可能性がある。さらに，PI3 kinaseについてはquercetinが阻害剤であるLY294002と同様酵素のATP結合部位に結合し，活性を

阻害することが報告され[5]ている。他方，PI3 kinase-Akt を制御するポリフェノールとしては resveratrol や curcumin 類も報告されている[6]。PI3 kinase に対するポリフェノールの影響については，ガン細胞を用いた系では阻害することで，増殖を抑制するとの報告が殆どであるが，神経系細胞を用いた実験では（ある条件下では）活性化することで神経保護に働く可能性も示されている[7]。ポリフェノール類が全て共通の分子に結合することで kinase を制御しているのか，あるいは細胞内 redox 制御やミトコンドリア機能制御を介しているのかは現在活発な研究がなされている。PI3 kinase-Akt の下流には FOXO, NF kappaB, Nrf2 などのストレス関連転写因子が存在する。ポリフェノール類はこれらの転写制御を介して神経保護作用だけでなく抗がん作用，抗炎症作用など様々な機能を示している可能性がある（図2）[8]。

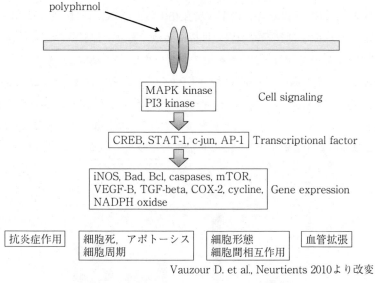

Vauzour D. et al., Neurtients 2010 より改変

図2 ポリフェノールの生理学的作用
ポリフェノールは抗酸化活性のみならず，細胞内のリン酸化酵素（kinase）を制御することで種々の生理活性を示す。

4 レビー小体病モデル細胞に対するポリフェノール類の作用

レビー小体病（Lewy body disease）とは末梢および中枢神経細胞内にレビー小体というエオジン陽性の封入体と神経変性が引き起こされる疾患の総称である。末梢神経，特に自律神経が病変の主体である純粋型自律神経失調症（pure autonomic failure, PAF），黒質線条体ドパミン神経系が主体のパーキンソン病（Parkinson disease, PD），大脳皮質病変を主体とするレビー小体型認知症（Lewy body dementia, LBD）に大別されるが，病変には重なりがあり，連続性をもった疾患と考えられる。

レビー小体の主要構成タンパク質はシナプス膜周辺に多量に含まれる alpha-synuclein であり，本タンパク質をコードする遺伝子の変異により遺伝性の PD が引き起こされる。レビー小体病の原因は不明であるが，酸化ストレスなどにより構造異常をきたした alpha-synuclein の蓄積が細胞死の連鎖に決定的な役割を果たしていると考えられる[9]。そして，レビー小体病の最大のリスクファクターは老化である。

筆者らはレビー小体病のモデル細胞として脂質過酸化物修飾 alpha-synuclein による SH-SY5Y 細胞死モデルを作成した。本モデルにおける細胞死は isoflavonoid で防御され，これは抗酸化活性によるものであると考えられた（図3）。

さらに抗老化／ストレス耐性に関わる forkhead box 転写因子，FOXO に対するポリフェノールの影響について検討を行った。FOXO は線虫の寿命を規定する転写因子，DAF-16 の哺乳類 homologue であり，PTEN/PI3K/Akt の下流に存在する。FOXO には FOXO1, 3, 4 の family に分類される。特に FOXO3a は神経幹細胞の維持に必須であり，神経系の老化に深い関わりがあると考えられる[10]。Foxo3 がヒト LBD 剖検脳のレビー小体，Lewy neurite に蓄積していることが報告されているが，その病態への関与は不明である[11]。筆者らは近年，curcumin の主要代謝物である tetrahydrocurcumin および resveratrol が FOXO の活性化を引きおこすことを報告した[12]。この結果は，ある種のポリフェノールを摂取することで，転写制御を介し老年病，特にレビー小体病などの神経変性疾患が予防できる可能性を示唆している。

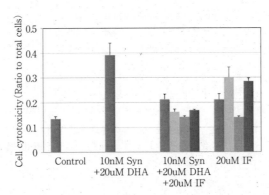

図3　イソフラボンは DHA 過酸化による培養神経細胞死を抑制する
ヒト神経芽細胞種である SH-SY5Y 細胞に対し，酸化 DHA で修飾した alpha-synuclein を投与し細胞死を誘導した。大豆由来のイソフラボンは細胞死を抑制した。

5　おわりに

これまでの医療は疾患治療が中心であり，予防医学，特にヒト介入研究については必ずしも十

分な実証研究がなされてきたとはいえない。しかしながら健康で活動的な高齢者の住む社会＝健康長寿社会の実現のためには，介護予防を目的とした，特に認知機能障害を予防する生活習慣の確立が急務である。

　世界に先駆け長高齢化を迎える今こそ，日本発オリジナルの研究の発展を期待したい。

文　　献

1) Twisk, J, Gillian-Daniel, D.L. Tebon, A.Wang, L. Barrett, P.H.Attie, A.D. *J. Clin. Invest.*, **105**, 521-532（2000）
2) Dai Q, Borenstein AR, Wu Y, Jackson JC, Larson EB, *Am J Med.*, **119**(9), 751-9（2006）
3) de Rijk MC, Breteler MM, den Breeijen JH., Launer LJ, Grobbee DE, van der Meché FG., Hofman A., *Arch Neurol.*, **54**(6)：762-5（1997）
4) Vafeiadou, K., Vauzour, D. Lee, H.Y. Rodriguez-Mateos, A. Williams, R.J. Spencer, J.P. *Arch. Biochem. Biophys.*, **484**, 100-109（2009）
5) Vlahos, C.J. Matter, W.F.Hui, K.Y. Brown, R.F. *J. Biol. Chem.*, **269**, 5241-5248（1994）
6) Wang Y, Romigh T, He X, Orloff MS, Silverman RH, Heston WD, Eng C. *Hum Mol Genet.*, **19**(22), 4319-29（2001）
7) Nones J, E Spohr TC, Gomes FC, *Neurochem Res.*, **36**(10), 1776-84（2011）Epub 2011 May 8
8) Vauzour D, *et al.*, *Nutrients*（2010）
9) Shamoto-Nagai M, Maruyama W, Hashizume Y, Yoshida M, Osawa T, Riederer P, Naoi M, *J Neural Transm*, **114**(12), 1559-67（2007）
10) Miyamoto K, Araki KY, Naka K, Arai F, Takubo K, Yamazaki S, Matsuoka S, Miyamoto T, Ito K, Ohmura M, Chen C, Hosokawa K, Nakauchi H, Nakayama K, Nakayama KI, Harada M, Motoyama N, Suda T, Hirao A, *Cell Stem Cell*, **1**(1), 101-12（2007）
11) Su B, Liu H, Wang X, Chen SG, Siedlak SL, Kondo E, Choi R, Takeda A, Castellani RJ, Perry G, Smith MA, Zhu X, Lee HG, *Mol Neurodegener.* **4**, 32（2009）
12) Xiang L, Nakamura Y, Lim YM, Yamasaki Y, Kurokawa-Nose Y, Maruyama W, Osawa T, Matsuura A, Motoyama N, Tsuda L, *Aging*, **3**(11), 1098-109（2011）

参考文献

・Buhrmann C, Mobasheri A, Busch F, Aldinger C, Stahlmann R, Montaseri A, Shakibaei M, *J Biol Chem.*, **286**(32)：28556-66（2011）
・Roy SK, Chen Q, Fu J, Shankar S, Srivastava RK, *PLoS One*, **6**(9), e25166（2011）
・Wu JC, Lai CS, Badmaev V, Nagabhushanam K, Ho CT, Pan MH, *Mol Nutr Food Res*, **55**(11)：1646-54.（2011）; doi: 10.1002/mnfr.201100454. Epub 2011 Sep 19.

第5章　エルゴチオネインの抗炎症作用

伊藤友美*

1　はじめに

　キノコ類は古くから日本人になじみの深い身近な食材の1つであり，また薬用としても広く用いられている。近年，これらのキノコ類に生活習慣予防や抗がん効果のあることがわかり，さらに，昨今の健康志向を反映し，高い関心を集めている。

　エルゴチオネイン（L-ergothioneine; EGT）はキノコなどに含まれる含硫アミノ酸の一種である。天然抗酸化物質として注目され，抗酸化食品素材として健康食品，動物飼料，化粧品などに利用が期待されている。

　EGT の機能性に関する研究は，抗酸化にとどまらず，抗炎症作用，細胞保護作用，脳機能・神経保護作用，紫外線照射による光老化抑制作用など様々な成果が報告されている。

　本稿では，EGT の抗炎症作用について，in vitro による抗炎症活性測定を次亜塩素酸によるリジンクロラミン生成抑制で評価する方法を構築し，EGT の抗炎症活性を検討したので，これを概説する。また，脂肪細胞の炎症による炎症性サイトカイン産生抑制作用について紹介する。そして最後に，EGT は皮膚の酸化障害抑制による抗光老化作用があるために化粧品などに利用されているが，光老化が炎症に関与することから，機能性食品への前提となる EGT 含有食品の in vivo によるシワ形成抑制作用について述べる。

2　エルゴチオネインとは

　EGT は 1909 年 Tanra[1]によって麦角菌（*Clavicep purpurea*）の菌核から発見され，後に化学構造（2-mercaptohisutidine trimethylbetaine）が同定された（図1）。分子量 229.3 の低分子化合物で，水可溶性（0.9 M の水溶解限界）であり，キノコなどの菌類や結核菌（Mycobacteria）や藍色細菌（Cyanobacteria）など一部の細菌だけが生産できる[2,3]。EGT は人の赤血球，肝臓，腎臓などの組織や細胞に高濃度（0.1～2.0 mM）蓄積され，動物に広く分布しているが，生合成できないため，食事から摂取しなければならない[4]。EGT の不足による欠乏症は報告されていないが，食品で EGT の主な摂取源はキノコ類である。我々は，数種の食用キノコの中の EGT 含量を測定し[5]，12種の食用キノコの中で特に *Coprinus comatus* に多く含有することを明らかにしている（表1）。

---

　*　Tomomi Ito　北海道教育大学　教育学部　准教授

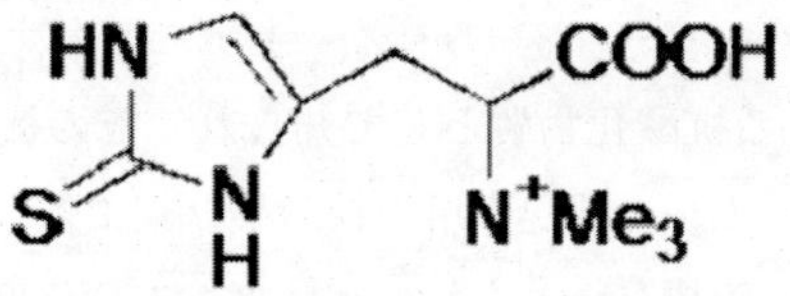

第5章　エルゴチオネインの抗炎症作用

図1　エルゴチオネインの構造[5]

表1　キノコ類中のエルゴチオネイン含量

キノコ類（和名）	Mushroom species	Ergothioneine (mg/g of dry mushroom)	
コプリーノ	*Coprinus comatus*	9.39	±1.09
アンニンコウ	*Grifola gargal*	2.04	±0.20
マイタケ	*Grifola frondosa*	0.67	±0.06
ヒラタケ	*Pleurotus ostreatus*	1.98	±0.04
エリンギ	*Pleurotus eringii*	1.41	±0.12
シイタケ	*Lentinula edodes*	0.40	±0.03
ナメコ	*Pholiota nameko*	0.46	±0.11
ヤナギマツタケ	*Agrocybe cylindracea*	1.29	±0.07
オオイチョウタケ	*Leucopaxillus giganteus*	1.70	±0.14
ヒメマツタケ	*Agaricus blazei*	0.00	±0.00
サウーバ	*Tricholoma sp.*	0.91	±0.14
キッタリア	*Cyttaria espinosae*	0.00	±0.00

（文献[5]より引用一部追加）

3　エルゴチオネインの機能性

3.1　活性酸素

　生体内に取り込まれた酸素のうち，一部は，種々の酵素代謝系によって，非常に反応性に富む活性酸素へと変換される。活性酸素は狭義には，基底状態の三重項酸素（$^3O_2$）から誘導される一重項酸素（$^1O_2$），スーパーオキシド（O_2^-），O_2^-から還元的に生成される過酸化水素（H_2O_2），H_2O_2から金属イオンの作用や紫外線照射により生成するヒドロキシラジカル（・OH）をいうが，広義に解釈され，生体内で重要な役割を果たしている酸素由来の反応活性種を含めることが多い。その中には，脂質過酸化に由来する脂質ヒドロペルオキシド（LOOH），アルコキシラジカル（LO・），ペルオキシラジカル（LOO・），血管拡張因子であるNOや，それに由来する反応性に富んだペルオキシナイトライト（$ONOO^-$）の他，好中球に存在するミエロペルオキシダーゼ（MPO）に由来する次亜塩素酸（HOCl）などが含まれる。これらの活性酸素種は，通常ウィルスや病原菌の殺菌などの生体防御の役割を担っている。しかし，薬物，金属，ストレスなどの種々の引き金によって過剰に生成されると，生体成分に損傷（酸化ストレス）を与え，がんをはじめとする様々な生活習慣病を引き起こす原因になると考えられている。

3.2 エルゴチオネインの機能性

EGT は，活性酸素を消去する抗酸化物質として知られ，その機能性についての研究は，ヒドロキシラジカルなどフリーラジカルの捕捉作用，鉄および銅に依存した過酸化水素からのヒドロキシラジカルの生成抑制作用，銅依存オキシヘモグロビンの酸化抑制作用，ミオグロビンおよび過酸化水素によるアラキドン酸酸化抑制作用など，生体外での抗酸化作用は数多く報告されている[6]。さらに EGT は活性酸素種によって引き起こされる DNA の酸化障害や脂質過酸化の抑制効果が報告されている[7]。

また，EGT は酸化やニトロ化による神経細胞株（PC12）のアポトーシス（細胞死）を抑制する作用がある[8]。これは，アポトーシスを誘導する p38mitogen-activated protein kinase（p38 MAPK）の活性化を抑制することにより EGT が細胞を保護すると考えられている[9]。

生体内の作用については，近年，有機カチオン・トランスポーター（OCTN-1）の輸送に関わる遺伝子（SKC22A4）の発現から解明が進んでいる。EGT は腸から吸収され，血管を通じて各組織へ運ばれ，OCTN-1 と結合して細胞内へ取り込まれることが明らかにされている[4,10]。

4 次亜塩素酸によるリジンクロラミン生成抑制を指標としたエルゴチオネインの抗炎症作用

4.1 好中球による次亜塩素酸の生成

3.1 で述べたように好中球に存在する MPO に由来する HOCl も活性酸素種の 1 つであり，食細胞（好中球）は哺乳動物において主な活性酸素生成源である。好中球は，細菌などの異物を処理し，生体を外敵から守る働きがある。主に好中球に存在する MPO は殺菌作用を有する活性酸素の生成を触媒するヘム酵素であり，炎症時に活性化された多形核白血球（好中球）は，単球やマクロファージから分泌され，宿主防御において重要な役割を担っている。すなわち，好中球は炎症に関与している。

MPO による活性酸素の生成について説明する（図2）。まず，分子状酸素（O_2）が，好中球の細胞表面上に存在する NADPH オキシダーゼにより還元されて O_2^- を生成する。これを呼吸爆発"respiratory burst"という。この現象により産出された O_2^- は，スーパーオキシドジスムターゼ（SOD）などによる不均化反応により，ただちに H_2O_2 へと変換される。この O_2^- や H_2O_2 はそれ自体ではバクテリアの殺菌能が弱いことが知られている。しかし，O_2^- を産出すると同時に MPO がアズール顆粒より放出される。この MPO は，H_2O_2 と生体内に存在する塩化物イオン（Cl^-）を用いて非常に強い殺菌能力を持つ HOCl を生成する。

HOCl は，種々の病原菌を殺菌する生体防御の役割を持つ（図2）。しかし，このような HOCl の殺菌能力は，ときに自身の正常な細胞を損傷する能力にもなる。これまでに，多くの in vitro での検討により，HOCl は組織障害を引き起こすことが示唆されている[11]。また，近年の研究により，病態と結びついた HOCl の生成が報告されている。

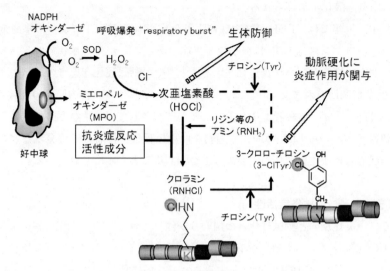

図2　好中球による次亜塩素酸の生成と生体への障害

4.2　次亜塩素酸とアミノ酸／タンパク質との反応

　HOCl はアミノ酸残基のアミノ基と素早く反応しクロラミンを生じることが知られている（図2）。クロラミンは，脱炭酸を介してアルデヒドを生成するため，二次的な付加体を形成し，生体成分と反応して傷害を引き起こすことが示唆されている[12]。これまでに，クロラミンは疎水性の細胞膜を透過し，細胞内成分を酸化することにより，細胞毒性を有することが報告されている[13]。

　HOCl はアミノ酸の中でも，システイン（Cys），メチオニン（Met），リジン（Lys），チロシン（Tyr）残基との反応性が高い[14,15]。特に Tyr の芳香環は HOCl によるハロゲン化のターゲットとなる。HOCl はタンパク質中の Lys 残基と反応すると，ε-アミノ基がクロロ化されたクロラミンである lysine chloramines（リジンクロラミン）を生成する。さらにリジンクロラミンは Tyr 残基と反応し，3-chloro-tyrosine（3-クロロチロシン：3-ClTyr）を生成すると報告されている[16]。実際に生体内では Tyr 残基の直接的な修飾機構よりも，Lys 残基により生成するクロラミンが high-density lipoprotein（HDL）中のアポリポタンパク A-I に存在する Tyr 残基を介して 3-ClTyr を生成することも報告されている[17]。このように 3-ClTyr は生体内から検出されており，安定であるため，生体内でのクロロ化の指標として用いられている。

4.3　炎症と動脈硬化

　動脈硬化症とは，動脈の内側にアテロームと呼ばれる粥腫が蓄積する慢性的な疾患を指す。この内皮細胞の傷害を引き起こす因子として，酸化 low-density lipoprotein（LDL）が挙げられる。酸化（変性）LDL は活性酸素が関与していることが明らかとされている。その1つに，活

性酸素による脂質過酸化が挙げられる。

このような中，近年では，LDLが好中球により生成されるHOClによって修飾を受けることや，さらにこのハロゲン修飾LDLに血小板凝集能があることが報告されている。また，動脈硬化巣においてHOCl修飾タンパク質が存在すること[18]や，動脈硬化症患者の組織や血中において3-ClTyrの生成が確認されている[19]。また，動脈硬化症患者の血管内膜より単離したLDLやHDL中の3-ClTyr量は，健常者よりも多いことが確認されている[18]など，動脈硬化症の原因はこれまでに報告されているLDLの酸化や過剰な血小板凝集，接着分子の発現などに加えて，近年では，炎症反応も動脈硬化発症の主要因の1つであることが示唆されている。

4.4 エルゴチオネインの抗炎症活性

以上のように，炎症反応と動脈硬化との関わりが注目されている。炎症応答により好中球から生成されるHOClは，タンパク質（ベンゾイルグリシルリジン（BGL））中のリジン残基と反応しリジンクロラミン（N-ClBGL）を生成すること，さらにリジンクロラミンはチロシンと反応し3-ClTyrを生成することが報告されている。

そこで，我々は，炎症反応の中でも，MPO由来の活性酸素種であるHOClによるタンパク質（BGL）のクロロ化（N-ClBGL生成）に焦点をあて，*in vitro*においてHOClによるリジンクロラミン生成抑制効果を抗炎症反応活性の評価として構築した[5]。この測定法は，炎症反応のスクリーニングとして期待される。

EGTの抗炎症活性をHOClによるリジンクロラミン生成抑制により測定した結果，EGTのIC_{50}は325 μMであった[5]。また，抗酸化物質の指標とされるトロロックスやアスコルビン酸，フェラ酸など他の食品因子と比較したところ，高い抗炎症活性を示した（図3）。この反応の最終生成物である3-ClTyは動脈硬化に関与することから，EGTは動脈硬化予防との関係が期待される。

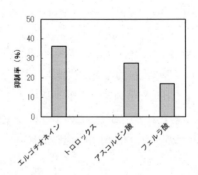

図3　次亜塩素酸（HOCl）によるリジンクロラミン（N-ClBGL）生成抑制
　　　抑制率が高い程抗炎症活性が高いことを示す（未発表データ）

5 脂肪細胞の TNF-α による炎症性サイトカイン産生抑制によるエルゴチオネインの抗炎症作用

5.1 メタボリックシンドロームと肥満

　動脈硬化性疾患発症の危険因子は，高脂肪食，運動不足といった生活習慣（エネルギー過剰）によってもたらされる肥満，高血圧症，糖尿病，高脂血症である。近年，これらの疾患をメタボリックシンドロームと呼んで注意を喚起している。このメタボリックシンドロームの最上流に位置し，関連する種々の病態をコントロールしているのが肥満，特に内臓脂肪の蓄積である。したがって下流にある病態を個々に対応することよりも，肥満（内臓蓄積）とそれにより生じるインスリン抵抗性の原因解明とそれに立脚した予防が鍵となる。しいては，最下流にある動脈硬化性疾患の予防につながる。

　肥満は体脂肪が過剰に蓄積した状態と定義され，細胞レベルでは成熟脂肪細胞の肥大化と脂肪細胞数の増加により決定されるが，脂肪組織には成熟脂肪細胞のみならず，前駆脂肪細胞，血管構成細胞，マクロファージなどの非成熟脂肪細胞分画 (stromal vascular fraction：SVF) が含まれており，肥満や痩せにより脂肪組織を構成する細胞成分が大きく変化する。近年，これらの病態において酸化ストレスが増大することが報告され，特に脂肪組織における酸化ストレスの関与が注目されている。ヒトおよびマウスにおいて酸化ストレスマーカーが肥満度とともに上昇することが報告されている[20]。

5.2 肥満と脂肪組織の炎症

　肥満は脂肪細胞肥大によって生じると考えられ，脂肪組織は余剰エネルギーを中性脂肪の形で貯蔵する単なるエネルギー貯蔵臓器とみなされていたが，近年の分子医学的研究により，ホルモンやサイトカインなどの多くの生理活性物質を分泌する生体における最大の内分泌臓器としての役割が注目されている。最近では，脂肪組織から分泌される生理活性物質を総称してアディポサイトカインと呼ばれるようになっており，肥満，特に内臓脂肪型肥満におけるアディポサイトカインの機能と産生調節の破綻がメタボリックシンドロームの発症・進行に大きく関与すると考えられるようになった。具体的に肥満の脂肪組織では，脂肪細胞の肥大化や炎症により，tumor necrosis factor-α (TNF-α) や interleukin-6 (IL-6) に代表される炎症性アディポサイトカインの産生が亢進し，レプチン (Leptin)，アディポネクチン (Adiponectin) などの抗炎症性アディポサイトカインの産生が減少することが知られ（図4），バイオマーカーとして期待されている。なかでも炎症マーカーとして知られる IL-6 は肥満のヒト門脈の血液中で発現しているという報告がある[21]ことから，メタボリックシンドロームに炎症作用が関与していることが推察される。

　また，最近では，肥満の脂肪組織にマクロファージが浸潤し，脂肪細胞と相互作用することによって炎症が惹起され，インスリン抵抗性が発症，あるいは増悪するという仮説が発表されてい

る[22]。このような研究成果から，肥満と脂肪細胞における炎症の関係が注目されている。

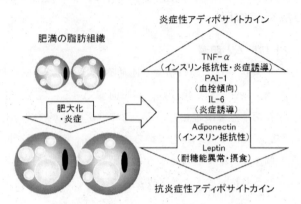

図4　脂肪細胞の肥大化・炎症による生理活性物質（アディポサイトカイン）とその作用

5.3　エルゴチオネインの抗炎症活性

以上のように，肥満に伴う脂肪細胞の肥大化によりアディポサイトカインが発現・分泌制御に破綻が生じる。アディポサイトカインの中でも炎症マーカーとして知られるIL-6を制御する食品因子はメタボリックシンドロームの予防につながると考えられる。

そこで，我々は，モデル系としてマウス脂肪前駆体細胞3T3-L1を用いて，TNF-αで刺激誘導により産生されるIL-6におけるEGT添加の影響を調べた[5]（図5）。その結果，コントロールの細胞の培養上清からはほとんどIL-6は検出されなかったのに対し，TNF-αで刺激した細胞は有意にIL-6を産生した。一方，EGTを1.0 mM，2.5 mM，5.0 mM添加した細胞についてはTNF-α刺激によるIL-6産生が無添加に比べて79％，65％，48％と濃度依存的に抑制したことから，EGTは脂肪細胞のTNF-αによる炎症性サイトカインを抑制する作用があることは推測される。これらのことから，EGTはメタボリックシンドローム予防する食品因子として期待される。

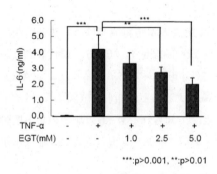

***:p>0.001, **:p>0.01

図5　エルゴチオネインのIL-6（炎症マーカー）産生抑制作用[5]

6 エルゴチオネイン含有食品によるシワ形成抑制作用

6.1 皮膚の老化と太陽紫外線

皮膚の老化には一般的な加齢による老化と太陽紫外線による光老化に大別される。光老化は紫外線により皮膚の表皮や真皮を構成する細胞がダメージをうけ，しわやしみなど皮膚に悪影響をうけることであり，顔面のしわは光老化の代表的徴候である。

地上に到達する太陽光線は，波長の短い方から，ガンマ線，X線，紫外線，可視光線，赤外線，それに波長の長いマイクロウエーブなどの連続スペクトル（電磁波）である。直接皮膚に顕著な生体反応を与えるものは，紫外線（290～400 nm），可視光線（400～760 nm）そして赤外線（近赤外線：760～1,500 nm）であり，エネルギーの比率は，それぞれ6.1 %，51.8 %，42.1 %である。紫外線はごく少量であるが，皮膚には紫外線を吸収する生体色素（クロモフォア）としての細胞膜，DNA，メラニンなどの重要成分が含まれ，生物学的影響は最も大きい[23]。さらに紫外線は，波長別に紫外線（UV-B：290～320 nm）と紫外線A（UV-A：320～400 nm）に分かれる。このうち，皮膚の老化，特に皮膚がんに影響するのはUV-Bと言われる。しかし，Petersenら[24]が日光弾性線維症の形成には組織進達性の高いUV-Aが関与する可能性を示唆して以来，しわやしみなど光老化にはUV-Aの方が主要な原因であることが明らかにされている。

6.2 皮膚の老化と活性酸素

皮膚の老化により真皮の細胞成分である繊維芽細胞や肥満細胞の数が減少する。また老化や寿命に関与する遺伝子が見出され，皮膚老化も多くの遺伝子の制御下にあると考えられている。老化を制御する因子として遺伝子以外に重要なものが，環境因子である酸素に由来する活性酸素である[25]。活性酸素やフリーラジカルは真皮のコラーゲン量を低下させるだけでなく，生成コラーゲンの架橋形成を促進し，真皮の柔軟性や伸縮性を低下させる。さらに活性酸素を介した遺伝子の活性化でコラーゲンや弾性線維を切断する酵素活性を亢進させ，しわの形成や老化を促進すると考えられる[26]。最近は，光老化皮膚において紫外線によるDNA損傷の修復活性を亢進させるとコラーゲンを分解する酵素のmRNAレベルの上昇を抑制できることから，DNA損傷がしわの形成に関与する可能性が示された。

6.3 エルゴチオネインの抗光老化作用

このように，光老化による皮膚障害の多くは活性酸素種の生成によって引き起こされることが知られ[27]，EGTは光老化による酸化障害を防ぐことで皮膚細胞のDNAダメージを修復する[28]。また，繊維芽細胞中において，UV-B照射によるTNF-αの産生を抑制し，さらにUV-A照射をされた繊維芽細胞のMMP-1の発現を抑制する[29]など，EGTの光老化に関する研究は数多くなされている。

我々は，EGTのUV-B照射による線維芽細胞障害に及ぼす作用を検討したところ，UV-B照

射により細胞増殖能は低下し，線維芽細胞の増殖は抑制されたが，EGT の添加により細胞増殖能の回復が認められた（図6）ことから，EGT は，光障害抑制作用を示すことを明らかにした。また，UV-B を線維芽細胞に照射するとヒアルロン酸合成酵素（HAS2）の発現が活性化されるが，EGT 添加によりさらに発現が亢進した（図7）ことから，EGT はヒアルロン酸生成を促すことがあることが示唆された。

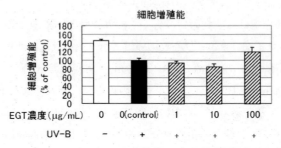

図6　エルゴチオネインの UV-B 照射による線維芽細胞障害抑制作用

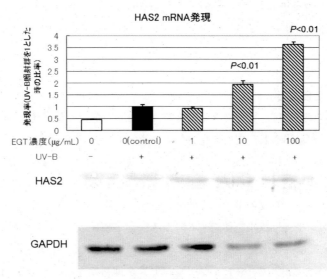

図7　HAS2 mRNA 発現に及ぼすエルゴチオネインの影響

6.4　炎症による光老化作用

皮膚に紫外線を照射すると活性酸素種が生成されるだけでなく，表皮の大部分を構成しているケラチノサイトから様々な炎症性サイトカインも産生する[30]ことから，光老化に炎症が関与していることが示唆される。また石塚ら[31]は，紫外線を照射した皮膚からチロシン修飾物であるニトロチロシンを検出している。ニトロチロシンは炎症に関与するミエロペルオキシダーゼから生成されることから，紫外線照射で生成した活性酸素種により誘導される炎症作用で生成されたことを示唆している。

6.5 エルゴチオネイン含有食品の in vivo における抗光老化作用

以上のように，光老化には酸化だけでなく炎症による障害も示唆される。抗酸化だけでなく，抗炎症作用もある EGT は光老化によるしわ形成抑制効果が期待される。実際に塗布による効果を利用して化粧品に使われているが，摂食による効果を調べた報告はない。そこで我々は，機能性食品として摂取した場合の抗光老化作用を検討した。すなわち，EGT を多く含有するコプリーノ（*Coprinus comatus*）を用い，EGT を 1 ％含有するコプリーノエキスをヘアレスマウスに継続投与し，紫外線照射によるしわ形成に及ぼす影響を調べた。皮膚のレプリカを画像解析し，しわ面積を算出した結果，コプリーノエキス投与によりしわ面積の減少傾向が認められた（図8）。このことから，EGT はしわ形成抑制効果のある機能性食品として期待できることが示唆された。

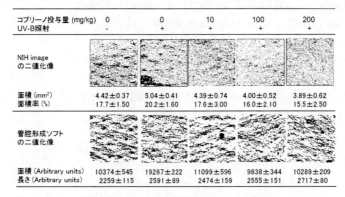

図 8　マウス皮膚レプリカ解析像と解析値（しわ形成）に及ぼすコプリーノ投与の影響

文　　献

1) C. Tanrat, *J. Pharm. Chim.*, **30**, 145 (1909)
2) D.B. Melville *et al.*, *J. Biol. Chem.*, **223**, 9 (1956)
3) C. Pfeiffer *et al.*, *Food Chem.*, **129**, 1766 (2011)
4) I. K. Cheah *et al.*, *Biochim Biophys. Acta.*, in press (2011)
5) T. Ito *et al.*, *Food Sci. Technol. Res.*, **17**(2), 103 (2011)
6) D. Akanmu *et al.*, *Arch. Biochem. Biophys.*, **288**, 10 (1991)
7) F. Franzoni *et al.*, *Biomedicine & Phamacotherapy*, **60**, 453 (2006)
8) J.-H. Jang *et al.*, *Free Radical Biology & Medicinei*, **36**, 288 (2003)
9) R. Colognato *et al.*, *Clinical Nutrition*, **25**, 135 (2006)
10) D. Grundemann *et al.*, *Proc. Natl. Acad. Sci. U. S. A.*, **102**, 5256 (2005)

11) S. Hammerschmidt et al., *Am J Respir Crit Care Med.*, **156**, 924 (1997)
12) S. L. Hazen et al., *J. Biol. Chem.*, **273**, 4997 (1998)
13) E. L. Thomas, *Infect. Immune.*, **25**, 110 (1979)
14) U. Panezenboeck et al., *J. Biol. Chem.*, **272**, 29711 (1997)
15) G. Marsche et al., *J. Biol. Chem.*, **278**, 47562 (2003)
16) N. M. Domigan et al., *J. Biol. Chem.*, **270**, 16542 (1995)
17) C. Bergt et al., *J. Biol. Chem.*, **279**, 7856 (2004)
18) S. L. Hazen et al., *J. Clin. Invest.*, **98**, 1283 (1996)
19) C. Bergt et al., *Proc. Natl. Acad. Sci. USA.*, **101**, 13032 (2004)
20) S. Fukuhara et al., *J. Clin Invest.*, **114**, 1752 (2004)
21) L. Fontana et al., *Diabetes*, **56**, 1010 (2007)
22) S. P. Weisberg et al., *J. Clin Invest.*, **112**, 1796 (2003)
23) 菅原努, 野津敬一, 太陽紫外線と健康, p.8, 裳華社 (1998)
24) M. J. Petersen et al., *J. Invest. Dermatol.*, **106**, 440 (1992)
25) D. Harman et al., *J. Gerontol*, **11**, 298 (1956)
26) Y. Kawaguchi et al., *Arch. Dematol. Res.*, **288**, 39 (1996)
27) D. Kulms et al., *Oncogene*, **21**, 5844 (2002)
28) G. Nelli et al., *Free Radical Biology & Medicine*, **46**, 1168 (2009)
29) K. Obayashi et al., *J. Cosmet. Sci.*, **56**, 17 (2005)
30) B. Araneo et al., *J. Immunol.*, **143**, 1737 (1989)
31) Y. Ishitsuka et al., *Photochem. Photobiol.*, **83**, 698 (2007)

第6章 漢方と肥満，糖尿病

宇野智子[*]

1 はじめに

　現在の日本では，がん，心臓病，脳血管障害が日本人の三大死因となり，身体活動の減少，西洋化された食事（高蛋白，高脂肪食）によりいわゆる生活習慣病が増加してきている。

　2007年国民健康・栄養調査結果の概要によると，糖尿病患者は約890万人，糖尿病の可能性が否定できない人（糖尿病予備軍）は約1,320万人，糖尿病の該当者かその予備群と推定された人の合計は約2,2100万人に上った。2002年糖尿病実態調査の約1,620万に比べ590万人増加した。また20歳以上でBMIが25以上の肥満の割合は，男性30.4％，女性20.2％であり，男性では全ての年齢において，肥満者の割合が増加傾向であった。さらに，内臓肥満と関連したメタボリックシンドロームの該当者は，男性が26.9％，女性が9.9％で，予備群は男性22.5％，女性7.3％で，40歳以上75歳未満でみると，男性の2人に1人，女性に5人に1人がメタボリックシンドローム，あるいはその予備軍と考えられる。これらを背景に，2008年度4月より，メタボリックシンドロームの早期発見を目的とした特定健診が始まり，メタボリックシンドローム，あるいはその予備軍とされた人に対して，特定保健指導の実施が義務付けられた。糖尿病，高血圧，脂質異常症，肥満などの生活習慣病に発展しないよう，膨大な医療費削減を目標としている。メタボ対策は動脈硬化性疾患の医療費削減において，肥満症の臨床上最も重要なポイントの一つでもある。

　さらに糖尿病は合併症が深刻な問題となっており，網膜症による視力障害が年間約3,000人，腎症による人工透析導入が約16,000人以上に達している[1]。神経障害によって下肢のこむら返り，しびれ，違和感，疼痛を訴える患者も日常生活のQOLを著しく低下させている。したがって，糖尿病合併症への対策は，糖尿病の臨床上最も重要なポイントの一つである。

　明治以降，日本では日常臨床で行われているのは西洋医学である。医学教育，保険診療，EBM（科学的根拠に基づいた医療）を基にした医療評価も西洋医学が基盤となり，西洋医学は，抗生物質が使用されるようになる前後，つまり感染症が疾患の主流であった時代は大いに威力を発揮した。これに対し，東洋医学は「証」の医学であるため，随証療法が行われる「個別医学」である。臓器別でなく，患者全体をみて総合的に治療を行っていく全人的治療なのである。病気だけでなく病人を治すのが漢方治療である。数千年の歴史と伝統をもち，実証経験を繰り返された漢方薬は，よほど適応を誤らなければ比較的安全に投与できる利点がある。

---

　[*] Tomoko Uno　愛知学院大学　心身科学部　健康栄養学科　准教授

従って，西洋医学に限界がある結果，生活習慣病の予防効果をうたった漢方薬の需要が増加していることは当然の現象と思われる。そして，1976年に健康保険に薬価収載されてからは，今日では臨床医の8割近くが，漢方薬を使用しており，その多くが漢方の専門医ではない。大学教育においても2001年医学教育にコア・カルキュラムに「和漢薬の概説ができる」という項目が追加されたことにより，全国の医学部・医科大学のすべての施設でアレルギー疾患，更年期障害などの漢方医学教育が実施されている。最近では，疾患の中では漢方医学が有用な領域があることも認知されてきており，EBMに基づいた実証的な研究データも広範囲に蓄積されつつある。

本稿では，糖尿病領域および肥満に用いられる漢方薬のうちで主な漢方薬について述べていく。

2 糖尿病

「金匱要略」において糖尿病は消渇に相当し，「男子の消渇，小便反って多く，飲むこと一斗なるを以って小便一斗ならば，腎気丸之を主る」と記載されている。日常の診療に漢方薬治療を処方する場合，糖尿病の診断，分類，合併症の進展度，食事・運動療法，治療方法の選択は西洋医学的手段で行い，合併症を中心とした治療上の問題点にのみ漢方薬を併用する。継続的な食事療法と運動療法を行った上で，血糖コントロールが良好にならなければ，まずは経口血糖降下薬またはインスリンを投与することにより，糖尿病状態を改善させる。漢方薬の投与は，可及的に「証」に従い，自覚症状に応じて患者の苦痛を除去し，合併症の発症・進展阻止することを目的として行われてきた[2]。

2.1 清心蓮子飲

「利剤局方」に記載され，胃腸虚弱を常時訴え比較的体力の低下した人で，排尿困難，残尿感，頻尿などを訴える症例にもちいる。八味地黄丸に似て胃腸虚弱を訴える場合に用いられる。

漢方薬では血糖降下作用が確実な処方はないが，清心蓮子飲に血糖効果作用があったという報告を紹介する。今後の大規模な研究を待ちたい。

① 2型糖尿病18例に対し，封筒法により振り分けられた12例に清心蓮子飲7.5 g/日を2週間投与，6例は非投与とし，耐糖能改善度，全般有効度とで評価した。投与群の有効率は軽度改善以上で58.3％という結果であり，非投与群と比較して有意差をもって耐糖能の改善がみられた[3]。

2.2 紫苓湯

紫胡剤と駆水剤のそれぞれ代表的方剤である小紫胡湯と五苓剤を合方した紫苓湯は，ネフローゼ症候群を中心に多施設研究による有効性が報告されている。微量アルブミン尿においても糖尿病性腎症の改善の可能性がある報告を紹介する。

①18施設における糖尿病専門医を受診した糖尿病患者で，クレアチニン補正値で20～300 mg/g・Crの微量アルブミン尿を呈する96例において，紫苓湯8.1 g/日を6ヶ月投与し，投与前後での尿検査，血液生化学検査，血圧（座位）を検討した。尿中アルブミン比（A/C比）の低下した症例は39.6％であった。A/C比低下群では罹病期間の短い症例，および服薬前HbA1c値，服薬前フルクトサミン値が低値である症例の比率が有意に高かった[4]。

②早期腎症糖尿病患者19例に紫苓湯8.1 g/日を12週投与し，11例に微量アルブミン尿の改善を認めた。また投与前の微量アルブミン尿50 mg/g・Cr以上では12週後に微量アルブミン尿の有意な低下を認めた[5]。

2.3 牛車腎気丸

糖尿病領域の中でもっともよく漢方薬の投与が行われ，エビデンスがもっとも集積しているのは神経障害関連の領域である。「金匱要略」では虚弱体質者で，中年以降ことに高齢者に八味地黄丸が用いられ，腰部および下肢の脱力感・冷え・しびれなどがあり，夜間の頻尿を訴える場合に用いる。さらに，八味地黄丸に牛膝（ごしつ）（抗アレルギー作用）と車前子（しゃぜんし）（利尿，インターフェロン誘起作用）が加わった牛車腎気丸が「済生方」に記載されている。

牛車腎気丸は，糖尿病性神経障害に起因する"しびれ"に対して有効性が報告されているが，牛車腎気丸の有効性の薬理作用に関して，一般に糖尿病神経障害の成因には高血糖を中心とする代謝障害性要因と，神経組織を栄養する血管の糖尿病血管障害に起因する虚血の二者が大きな役割を果たしている。高血糖ではアルドース還元酵素（AR）活性が亢進し，ソルビトールを神経細胞内に蓄積させ障害を招くが，牛車腎気丸はAR活性を阻害する（ARI）作用を有している。また，血管拡張作用，抗凝固作用もあり，末梢循環を改善させ，皮膚温を上昇させる作用を有している。さらに，牛車腎気丸の構成生薬修治附子の有用性には，脊髄よりの内因性オピオイド物質であるダイノルフィンと一酸化窒素（NO）の両者が関与していることが報告されている。

以下，糖尿病神経障害に対し，牛車腎気丸が有効である報告を紹介する。

①糖尿病神経障害患者80症例に対し，牛車腎気丸7.5 g/日を12週間以上投与した。しびれに対する自覚症状の改善度は66.2％であったという成績を本邦で最初に本書監修者の1人である佐藤祐造教授が報告した。1995年4月現在の554症例の全国集計成績でも，しびれに対する有効率は67.3％と当初の佐藤教授の報告と同一傾向の有効率であった[6]。

②糖尿病神経障害を有する86例が対象。牛車腎気丸7.5 g/日を試験薬（G群，48例），メコバラミン1.5 mg/日を対照薬（M群，38例）とした。試験薬と対照群は封筒法により2群間に分け，投与期間は12週間以上，自覚症状，他覚所見および臨床検査成績を投与前後で比較した。しびれに対する自覚症状改善度がG群69.8％，M群37.1％と牛車腎気丸投与群の改善率が有意に（$p<0.05$）大であった（図1）[7]。

③糖尿病性神経障害を有する2型糖尿病患者17例が対象。牛車腎気丸7.5 g/日を12週間投与し，その後8週間休薬する。自覚症状の変化，およびSMV-5型振動覚計を用いて振動閾値

を計測し比較検討した。牛車腎気丸はしびれ（p＜0.001），冷感（p＜0.05）を有意に改善し，また振動覚閾値を有意に改善し，休薬期において有意に上昇した（p＜0.05）[8]。

④糖尿病神経障害を有する患者と，潜在的な神経障害と思われる患者6例を含む，計35例に牛車腎気丸7.5g/日を12ヶ月投与し，自覚症状と改善度を評価した。糖尿病性神経障害に対して80％の症例で何らかの自覚症状の改善を認め，特に自律神経症状，しびれを中心とした改善度が大であった[9]。

以上，牛車腎気丸が糖尿病の神経障害に起因する"しびれ"に対して有効であった。我国の糖尿病患者の95％以上は2型糖尿病であるが，その発症には，インスリン分泌低下と筋肉を中心とする末梢組織のインスリン抵抗性が重要な役割を果たしている。牛車腎気丸が糖尿病患者のイン

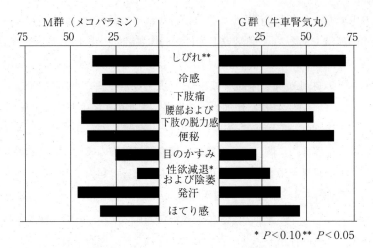

図1　自覚症状改善度（やや改善以上％）（牛車腎気丸，メコバラミン，比較試験）　　　　　　　　　　（坂本，佐藤ほか，1987）

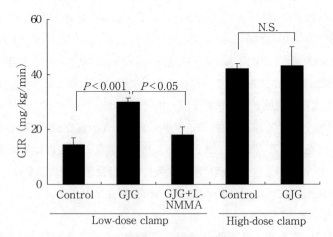

図2　コントロール群と7日間牛車腎気丸投与前後（STZ糖尿病ラット）におけるグルコース代謝率（MCR）の比較　　（X Hu et al., 2003）

スリン抵抗性を改善させる事実を動物実験的にも臨床的にも見出しているが，ここでその成績を紹介する。

⑤ Wistar 系雄性ラットを糖尿病ラット（STZ 50 mg/kg 静注）と健常ラットの 2 群に分け，ペントバルビタール麻酔下で頸部動静脈にカテーテルを挿入，7 日間の回復後，非拘束覚醒状態下で 2 段階（low-dose clamp：3.0 mU/m^2/分，high-dose clamp：30.0 mU/m^2/分）正常血糖クランプ法を各 90 分間連続実施した。牛車腎気丸 800 mg/kg 経口投与ラットでは，STZ 糖尿病ラットで低下したインスリン感受性（MCR）が有意に改善したが，一酸化窒素（NO）合成阻害薬 L-NMMA 併用にこの効果は消失した（図 2）。すなわち牛車腎気丸は糖尿病ラットのインスリン抵抗性を改善させるが，その発現には NO が関与していることを示唆している[10]。

⑥ 2 型糖尿病患者 71 例に牛車腎気丸 7.5 g/日を毎食前に 1 ヶ月間投与し，投与前後で HOMA-R（インスリン抵抗性の指標）を求め，HbA1c，血清総コレステロール（TC），HDL コ

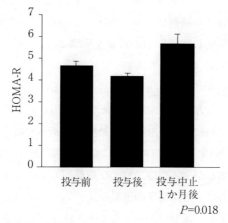

図3　牛車腎気丸投与前後における HOMA 指数（HOMA-R）
(T Uno et al., 2005)

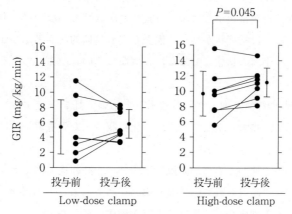

図4　牛車腎気丸投与前後におけるグルコース注入量（GIR）
(T Uno et al., 2005)

レステロール (HDLC), 中性脂肪 (TG), についても検討を加えた。牛車腎気丸投与後, 空腹時血糖が 180±5 mg/dl から 167±5 mg/dl へと有意に低下した (p=0.005)。また, HOMA-R は 4.78±0.37 から 4.02±0.25 へと有意に低下したが (p=0.019), 投与中止1ヶ月後には前値に復帰した (図3)。TC, TG も牛車腎気丸投与後有意に低下した。さらに, 2型糖尿病患者8例について, 牛車腎気丸 7.5 g/日を毎食前に1ヶ月投与し, 投与前後で正常血糖クランプ法も実施した。MCR が low-dose clamp (40 mU/m²/分) では変化なかったが, high-dose clamp (400 mU/m²/分) では 7.9±0.8 から 9.1±0.8 mg/kg/分へと有意に (p=0.046) 増加した (図4)。牛車腎気丸は2型糖尿病患者のインスリン抵抗性を改善させ, 糖尿病の病態改善, 発症予防にも有効であると考えられた[11]。

3　肥満

　一般的に肥満は体の貯蔵脂肪が過剰に蓄積した状態である。BMI 25 以上が肥満と診断されるが, 日本肥満学会では, 医学的に貯蔵脂肪の減量を必要とする病態を肥満症と定義づけしている[12]。貯蔵脂肪が過剰な状態は, 摂取エネルギーより消費エネルギーの方が少ない状態が続くことにより, 余剰となったエネルギーが脂肪として蓄えられることで起こる。したがって, 摂取エネルギーより消費エネルギーの方を多くすれば, 肥満は解消されることになる[2]。

　肥満症の治療は, 西洋医学的には食事療法, 運動療法が基本であるが, 漢方ではカロリー制限などの食事療法はなく, 『食養生』が治療の基本になる。西洋医学では中枢性に食欲を低下させる薬はマジントールのみであるが, 依存性, および短期間での耐性発現があるため, 投与は3か月が限度となっている。さらに, 西洋医学の運動療法にあたる治療は, 東洋医学的に『漢方医学的生活指導』がそれに相当する。運動ばかりでなく, 生活リズムを正し, 病気を予防する, 東洋医学の予防医学的な考え方は, 生活習慣病には大いに有効な方法である。メタボリックシンドローム対策において, 東洋医学の「未病」の考え方が特に見直されている。メタボリックシンドロームのように, 検査値が異常を示しながら自覚症状が表れていない場合も, 未病ととらえて対応することが可能である。自覚症状がなく, 検査しても具体的な病名がつかないような場合, 医者は病気が発症する一歩手前の状態まで診なければならない。漢方ならこそ独壇場でしっかり対処することが可能である。

　漢方では,「虚・実」や「気・血・水」の考え方を用いて証を決定する。固太りタイプは, 主に食事摂取過多に起因し, 水太りタイプは主に消化吸収された栄養素や体に蓄積した水分がうまく排出されないと考える。

　固太りタイプに最もよく使われるのが防風通聖散で, 脂肪組織を減少させることが研究から明らかになっており, 現在, 注目されている漢方薬の一つである。このほか大柴胡湯を使うことがある。ただし, いずれも下剤成分が含まれる大黄が構成生薬となっているため, 下痢しやすい場合は不向きである[2]。

水太りタイプには利水剤の防已黄耆湯が第一選択となる。そのほか五苓散を用いることもある[2]。

さらにストレスによる過食が原因の場合は，気の異常があると捉え，気を整える漢方薬が用いられる。代表的なものに大柴胡湯や柴胡加竜骨牡蛎湯，大承気湯，桃核承気湯などがある。

ここでは，肥満症に対する漢方薬として，防風通聖散，防已黄耆湯の投与成績を紹介する。

3.1 防風通聖散

肥満度20％以上または体脂肪率30％以上の肥満患者を対象とし，β_3-adrenergic receptor（β_3-AR）遺伝子変異あり（M群）となし（W群）に分けた。平均年齢55±3.5歳，BMI 31.6±0.5 kg/m^2。食事指導を含めた生活指導（A）と生活指導に加え防風通聖散7.5 g/日投与（B）を12週間行った。両群間ともAおよびBの治療により有意な体重減少をきたしたが，M群の体重減少は少なかった。HOMA-Rでは，各群とも治療により低下し，特に体重減少が少なかったMB群において著しく減少した。内臓脂肪の指標としたwest/hip比も体重減少が少ないにもかかわらずMB群において大きく減少した。防風通聖散は，β_3-AR遺伝子変異を伴った治療抵抗性の肥満患者に対して体重減少は軽度であったが，内臓脂肪を減少させることにより，インスリン抵抗性を改善したと考えられた[13]。

なお，我々も自然発症2型モデルラットであるOLETF（Otsuka Long-Evans Tokushima Fatty）ラットに防風通聖散を投与し，正常血糖クランプ法を用いてインスリン抵抗性改善効果を証明している[14]。

3.2 防已黄耆湯

対象は肥満を伴う2型糖尿病患者19例。運動療法の困難な11例と，運動可能な8例に分けた。運動療法困難群に防已黄耆湯7.5 g/日を6ヶ月間投与（A群）し，運動可能群に160 kcal/日の有酸素療法を6ヶ月間施行（B群）した。CTスキャンにて臍レベルでの断層像での内臓脂肪面積（V），皮下脂肪面積（S）を測定した。V/S比は，治療開始前後においてA群で0.84±0.56から0.64±0.30（$p<0.05$）と有意に改善した。一方，B群で0.77±0.26から0.65±0.30と低下傾向を示したが，有意差はなかった。血清コレステロール値は，A群で197±31 mg/dlから180±19 mg/dl（$p<0.01$）と有意に改善，B群では改善傾向を示した。BMIは両群とも治療前後で有意な改善は認めなかった。防已黄耆湯は運動療法と比較して，内臓脂肪を減少させ，血清コレステロール値も低下させたと考えられた[15]。

4 おわりに

以上，糖尿病，肥満と漢方について概説した。牛車腎気丸がしびれを中心とする糖尿病神経障害の自覚症状を改善させることが明らかになり，さらに糖尿病患者のインスリン抵抗性を改善さ

せ,血糖値の改善をもたらすことを明らかにした。すなわち,牛車腎気丸は糖尿病合併症の予防・治療に有用なだけでなく,糖尿病予防・治療にも有効である可能性が示唆された。

　日本の医療は,今後ますます西洋医学の臨床と基礎研究をベースに,漢方薬の西洋医学的評価,つまりEBMを推し進めて東西医学の融合が図られていくと考えられる。両医学の特徴や違いを踏まえ,対応していくことが必要となる。このように東洋医学と西洋医学を統合することで,新しい医療の道を開くことができると期待する。今後のさらなる大規模な研究を待ちたい。

文　　献

1) 日本透析医学会,わが国の慢性透析療法の現状,2010年12月31日現在
2) 佐藤祐造,疾患と漢方,入門漢方医学（日本東洋医学会編）,190-193,南江堂（2002）
3) 我妻　恵,本宮雅吉,豊田隆謙,日本東洋医学会雑誌,45(2),339-344（1994）
4) 大磯ユタカ,長谷川晴彦,板津武晴ほか,*Progress in Medicine*,17(4),953-958（1997）
5) 相磯嘉孝,伊藤景樹,菅原正弘,医学と薬学,65(6),751-755（2011）
6) 佐藤祐造,神経治療学,12,525-528（1996）
7) 坂本信夫,佐藤祐造,後藤由夫ほか,糖尿病,30(8),729-737（1987）
8) Masato Tawata, Akihiro Kurihara, Kiyoaki Nitta, et al., *Diabetes Research and Clinical Practice*, 26, 121-128（1994）
9) 谷内孝次,槇村博之,藤原啓子ほか,新薬と臨床,36(4),636-646（1987）
10) Xiaochen Hu, Juichi Sato, Yoshiharu Oshida, Ming Xu, Gustavo Bajotto, Yuzo Sato, *Diabetic Research and Clinical Practice*, 59, 103-111（2003）
11) Tomoko Uno, Isao Ohsawa, Mizuho Tokudome, Yuzo Sato, *Diabetic Research and Clinical Practice*, 69, 129-135（2005）
12) 日本肥満学会肥満症診断基準検討委員会編,肥満症診断基準2011,17（臨時増刊号）（2011）
13) 秋山俊治,吉川裕之,田中広樹ほか,*Digestion and Absorption*,21(2),159-162（1998）
14) Ryohei Kobayashi, Masaru Nagasaki, Daizo Saito, et.al., *Journal of Traditional Medicine*（in press）,（2012）
15) 吉田麻美,高松順太,吉田　滋ほか,日本東洋医学会雑誌,49(2),249-256（1998）

第7章　抗酸化ビタミン・ミネラル

太田好次*

1　はじめに

　我々が日常摂取している食物中には，抗酸化作用を有するビタミンやミネラルが存在し，それらの摂取により生体内で発生する活性酸素・フリーラジカル（表1）が消去され，また活性酸素・フリーラジカルを介して惹起される脂質過酸化反応などが阻止される。その結果，生体内で活性酸素・フリーラジカルによって惹起される種々の酸化障害が抑制され，健康が維持される。そこで，抗酸化作用を有するビタミン（抗酸化ビタミン）とミネラル（抗酸化ミネラル）について概説する。

表1　生体内で発生する活性酸素・フリーラジカル

名称	構造
ラジカル	
スーパーオキサイドラジカル	$O_2^{\cdot-}$
ヒドロキシルラジカル	$\cdot OH$
ヒドロペルオキシルラジカル	$HOO\cdot$
アルコキシラジカル	$LO\cdot$
脂質ペルオキシルラジカル	$LOO\cdot$
一酸化窒素	$NO\cdot$
二酸化窒素	$NOO\cdot$
非ラジカル	
過酸化水素	H_2O_2
一重項酸素	$^1O_2$
次亜塩素酸	$HOCl$
脂質ヒドロペルオキシド	$LOOH$
ペルオキシナイトライト	$ONOO^-$

L：脂質

2　抗酸化ビタミン

2.1　ビタミンA

　ビタミンAには，レチノール，レチナール，レチノイン酸の3種がある。ビタミンAは，細

＊　Yoshiji Ohta　藤田保健衛生大学　医学部化学　教授

胞の脂質二重層内で発生するラジカルによって惹起される脂質過酸化の連鎖反応を脂質ペルオキシルラジカル消去作用により阻害する[1]。その抗酸化作用の強さは，レチノール≧レチナール≫レチニルレパルミチン酸（レチノールのパルミチン酸エステル）＞レチノイン酸の順である[1]。レチノールは，脂質過酸化反応の阻害においてビタミンEとの間での相乗効果を示す[1]。all-trans-レチノイン酸は，ラット肝臓の虚血・再灌流による酸化障害をMn含有スーパーオキサイドジスムターゼ（Mn-SOD）のタンパク発現と活性を高め，予防効果を示す[2]。レチニルパルミチン酸（1,000，2,000，4,500および9,000 IU/kg/日）を3日間，7日間および28日間ラットに経口投与し，大動脈血管の過酸化脂質（LPO）と総SH基の量およびSODとカタラーゼの活性の経時的変動が調べられている[3]。LPO量は投与7日ではすべての投与量で減少し，投与28日では2,000，4,500および9,000 IU/kg/日の投与量で減少した。総SH基量は，投与3日で4,500と9,000 IU/kg/日の投与量で増加した。SOD活性は投与7日ではすべての投与量で変化しなかったが，投与3日で2,000，4,500および9,000 IU/kg/日の投与量で減少し，投与28日ではすべての投与量で減少した。カタラーゼ活性は投与3日ですべての投与量で増加し，投与7日ではすべての投与量で減少し，投与28日ではすべての投与量で変化しなかった。このように，ビタミンAは大動脈血管組織の抗酸化防御系に対して，その摂取量と摂取期間で異なる影響を及ぼす。ビタミンA欠乏では，ラット大動脈で酸化ストレスが惹起される[4]。また，ビタミンA欠乏の未熟児にビタミンA（2,500 IU/日）を投与すると，呼気中のエタン（脂質過酸化の指標）の値と投与期間との間に逆相関がみられ，ビタミンAがヒトで抗酸化作用示すことが示唆されている[5]。しかし，治療に用いる量（1,000〜2,500 IU/kg）やそれ以上の量のビタミンAをラットに長期間投与すると，脳，心臓などの組織で酸化ストレスが生ずることが報告されている[6,7]。

2.2 ビタミンB群

リノール酸の過酸化反応によるヒドロペルオキシドの生成に対するビタミンB群のB_1（チアミン），B_2（リボフラビン），B_6（ピリドキサールリン酸），B_{12}，ナイアシン（ニコチン酸）および葉酸の阻害効果が，反応開始後1週間，2週間および3週間の時点で塩化アルミニウム法を用いて調べられている[8]。リノール酸の過酸化反応に対してB_1，B_2，ナイアシンおよび葉酸は初期（1週間）では促進効果を，後期（3週間）では抑制効果を示し，B_{12}は後期で抑制効果を示し，B_6は初期で抑制効果を示し，後期ではその抑制効果を増強した。チアミンは，O_2^-や・OHと直接消去することにより抗酸化作用を示す[9]。アルツハイマーマウスモデルにおいて，チアミン欠乏により酸化ストレスが生ずる[10]。リボフラビンはマウスの心臓移植モデルの虚血・再灌流による酸化障害を軽減し，またラットの酸化ストレスによる急性肺障害を予防する[11,12]。B_6のピリドキサミン，ピリドキシンおよびピリドキサールリン酸について，H_2O_2で処理した培養内皮細胞を用いて抗酸化活性が調べられており，これらのB_6はO_2^-を消去し，脂質過酸化反応を阻害する[13]。ピリドキシンは，・OHに対して高い消去活性を示す[14]。ピリドキサミンは，後期糖化反応の阻害ばかりでなく，後期脂質過酸化反応を阻害する[15]。B_6欠乏ラットでは，抗酸化防御系が破

綻し，運動負荷により生ずる酸化ストレスが増強される[16]。ナイアシンはヒト動脈内皮細胞で惹起させた酸化ストレスや慢性腎不全ラットで生ずる酸化ストレスを抑制する[17,18]。FAD（B_2の補酵素型）は酸化型グルタチオンから還元型グルタチオン（GSH）への再生に働くグルタチオン還元酵素の構成成分として存在し，また NADPH（ナイアシンの補酵素型）はその酵素の電子供与体として働いている。葉酸欠乏ラットでは，血漿ホモシステイン濃度が上昇し，肝臓で酸化ストレスが促進される[19]。葉酸をサプリメントとして高血圧患者に2週間投与すると，血清ホモシステイン濃度が低下し，血清中のLPO，カルボニルタンパク質（酸化タンパク質の指標），酸化DNAなどの酸化ストレスマーカーのレベルが改善される[20]。細胞内に存在するB_{12}のチオール化コバラミン（N-アセチル-L-システイニルコバラミンやグルタチオニルコバラミン）の抗酸化作用が培養 SK-Hep-1 細胞で調べられ，チオール化コバラミンは強い抗酸化作用を示す[21]。また，急性虚血性脳梗塞患者に発症後12時間以内にサプリメントで葉酸（5 mg），B_2（5 mg），B_6（50 mg）およびB_{12}（0.4 mg）のビタミンB群を14日間投与すると，脳梗塞後に生ずる酸化障害を防ぐことができる[22]。

2.3 ビタミンC

ビタミンC（還元型 L-アスコルビン酸）は，O_2^-，$\cdot OH$，H_2O_2，HOCl などの活性酸素・フリーラジカルを消去する[23]。その際，ビタミンCの酸化は2段階で進み，その第一段階では1電子酸化によりモノデヒドロアスコルビン酸が生じる。モノデヒドロアスコルビン酸は1種のラジカルで，そのラジカル2分子が不均化反応（同一種の化学種が2個以上互いに反応して，2種以上の異なる種類の生成物を与える反応）を起こし，アスコルビン酸とデヒドロアスコルビン酸（酸化型 L-アスコルビン酸）が各1分子ずつ生じる。生体内ではビタミンCを効率的に利用するため，モノデヒドロアスコルビン酸をアスコルビン酸に再還元するチトクロームb_5還元酵素やチオレドキシン還元酵素およびデヒドロアスコルビン酸をアスコルビン酸に再還元するデヒドロアスコルビン酸還元酵素が存在する[23,24]。デヒドロアスコルビン酸はGSHによって非酵素的にアスコルビン酸に還元される[23,24]。また，モノデヒドロアスコルビン酸を還元する酵素ではNAD（P）Hが，デヒドロアスコルビン酸を還元する酵素ではGSHが電子供与体となる[23,24]。ビタミンCは後述のビタミンEラジカルからビタミンEの再生に関与し，ビタミンEの脂質過酸化反応での連鎖反応の阻害に寄与している[24]。また，アスコルビン酸合成能を消失しているODSラットでデヒドロアスコルビン酸の生体内でのビタミンCとしての利用率が調べられ，デヒドロアスコルビン酸はビタミンCとして利用されるが，その利用率が低いことが示されている[25]。遷移金属イオンとH_2O_2の反応（フェントン反応）を介するビタミンCの酸化促進作用に関して，Fe^{2+}，Cu^{2+}などの遷移金属イオンとH_2O_2存在下のヒト血漿において検討され，ビタミンCは脂質の過酸化やタンパク質の酸化を惹起しないことが示されている[26]。実験動物へのビタミンCのサプリメント投与では抗酸化効果が多くみられるが，ヒトへのビタミンCのサプリメント投与では抗酸化効果と酸化促進効果の相反する報告がなされている[23,24]。また，ヒトの血

中ビタミン C レベルは酸化ストレスの抑制に関与しているハプトグロビンやグルタチオン S-トランスフェラーゼの遺伝子多型によって影響され，それらの遺伝子多型でビタミン C 欠乏を生ずる場合がある[27,28]。

2.4 ビタミン E

天然には，ビタミン E としてクロマン環と不飽和結合のないフィチル側鎖が結合したトコフェロール類とクロマン環と不飽和結合が 3 個あるイソプレノイド側鎖が結合したトコトリエノール類が存在する。それぞれにクロマン環に結合したメチル基の数と位置により α-, β-, γ- および δ- の 4 種類の同族体が存在する。食事として摂取されるビタミン E は α-トコフェロールと γ-トコフェロールがほとんどであるが，生体内に存在しているビタミン E は主に α-トコフェールである。ビタミン E の主な抗酸化作用としては，細胞膜内で脂質過酸化反応が連鎖的に進行する過程で生ずる脂質ペルオキシルラジカルをビタミン E が補足して連鎖反応を切断し，脂質過酸化反応を停止することである[29,30]。この脂質過酸化反応に対してビタミン E が抗酸化作用を発揮する際，ビタミン E はラジカル体に変化するが，そのラジカル体は細胞膜表面上でビタミン C との共役反応によって元のビタミン E に再生されるので，ビタミン E は効率よく抗酸化作用を発揮することができる[29,30]。このような脂質過酸化反応において生じたビタミン E ラジカルからビタミン E への再生は，ユビキノール（コエンザイム Q），GSH，フラボノイドなどでもみられる[29,30]。ビタミン E は in vitro において酸化促進作用を示す場合もあるが，in vivo ではビタミン C などの抗酸化物質が共存するので，酸化促進作用を示す可能性は低い[30]。トコフェロール同族体とトコトリエノール同族体の抗酸化活性はクロマン環に結合するメチル基の数と位置により異なり，α-同族体が最も強く，次いで β-同族体，γ-同族体，δ-同族体の順である[29]。また，トコフェロール同族体とトコトリエノール同族体の抗酸化活性はほぼ同じであり，ビタミン E の代謝産物である α-2-(β-カルボキシエチル)-6-ヒドロキシクロマン（α-CEHC），γ-CEHC，δ-CEHC なども抗酸化作用を示し，その強さは α-CEHC>γ-CEHC>δ-CEHC の順である[29]。ヒト赤血球における H_2O_2 惹起脂質過酸化反応に対するビタミン E の阻害効果は，α-トコフェロール単独よりも α-トコフェロール，γ-トコフェロールおよび δ-トコフェロールの混合の場合により強く発揮される[31]。ビタミン E は，ペルオキシルラジカル，$\cdot OH$，O_2^-，$^1O_2$，$NO\cdot$，$ONOO^-$ などの活性酸素・フリーラジカルを消去する[27]。ヒトにサプリメントとして投与されたビタミン E が抗酸化効果を発揮するか否かに関しては，ハプトグロビンの遺伝子多型を考慮する必要があることが示唆されている[29,32]。

3 抗酸化ミネラル

3.1 亜鉛 (Zn)

Zn はタンパク質中の SH 基を安定化し，H_2O_2 と遷移金属（Fe, Cu など）イオンのフェントン

反応（˙OHの生成）で惹起される脂質過酸化反応を遷移金属と置き換わり，遷移金属の酸化還元サイクルを切断することにより抗酸化作用を示す[33]。Znは˙OH消去作用を示すメタロチオネインを形成し，O_2^-消去酵素のSOD（Cu, Zn-SOD）の構成成分として間接的に抗酸化作用を発揮する[34]。健常な若年運動選手へZn（22 mg/日）を12週間投与すると，抗酸化能は高まるが，CuやFeの栄養状態は損なわれる[35]。

3.2 クロニウム（Cr）

Crは，H_2O_2存在下で培養したU937単球細胞における脂質過酸化反応を阻害する[36]。Cr（400 μg/日）をサプリメントとして2型糖尿病患者に6ヶ月間投与すると，血漿LPO濃度は低下するが，赤血球中のCu, Zn-SODとSe-グルタチオンペルオキシダーゼ（Se-GPX）活性は変動しない[37]。

3.3 セレン（Se）

SeはNADPHを補酵素とし，H_2O_2や脂質ヒドロペルオキシドをGSH依存的に消去する酵素のGPXの活性中心を構成し，セレノシステインの形で存在している[38]。Seは，GPX以外に抗酸化作用を示すセレノプロテイン-Pやチオレドキシン還元酵素にセレノシステインの形で存在する[38]。Se添加飼料と凍結乾燥したSeが豊富な食物を添加した飼料をそれぞれ60日間投与したラットにラジカル発生剤のアドリアマイシンを投与すると，両飼料投与は肝臓の酸化ストレスに対して主にGPX活性の増加を介して予防効果を示す[39]。GSH存在下で生ずる還元性セレンのセレノイド（Se^{2-}）やセレノール（R-Se⁻）はO_2と反応してO_2^-を生成するが，過酸化物と反応した際には過酸化物を消去し，活性酸素・フリーラジカルの生成と消去の二面性を有する[40]。Seは酸化ストレスを惹起し，細胞毒性を示すことが知られている[40]。

3.4 鉄（Fe）

FeはH_2O_2を分解するカタラーゼ中にヘム鉄として存在し，抗酸化作用を示す。Feは水晶体上皮細胞や網膜色素上皮細胞において，グルタミン酸の利用を高め，シスチンの取り込みを促進し，GSHレベルを上昇することが報告されている[41]。しかし，Feは in vitro でフェントン反応により脂質過酸化反応を惹起する。血漿フェリチン（Fe貯蔵の指標）濃度の低い若年女性にFe（98 mg/日）をサプリメントとして6週間と8週間投与すると，その投与期間に伴い血漿フェリチン濃度は上昇するが，血漿中のLPO濃度も伴って上昇する[42]。

3.5 銅（Cu）

CuはO_2^-消去酵素のCu, Zn-SODの構成成分で，O_2^-の消去反応に直接係わり，Feをトランスフェリンに充填する働きをするセルロプラスミンに必要である。Cu欠乏ラットでは，血漿リポタンパク質や心臓で脂質過酸化を受けやすい[43]。Cuは in vitro でフェントン反応を介して脂

質過酸化反応を惹起するが，健常な中年男女にCuをサプリメントとして6週間投与した際，赤血球が酸化を受けにくくなり，血漿中のα-とβ-カロテン濃度が上昇し，Cuの酸化促進作用は認められない[44]。

3.6 マグネシウム（Mg）

冠血管閉塞後に再灌流を行った犬でアスコルビン酸フリーラジカル（モノデヒドロアスコルビン酸）を指標としてラジカル生成を調べると，Mgは間接的にラジカル消去作用を示す[45]。Mg欠乏ラットでは，血漿，赤血球膜，肝臓，心臓および大動脈中の過酸化リン脂質量が増加し，血漿，肝臓，腎臓および心臓中でSODもしくはGPX活性が低下し，尿中8-ヒドロキシデオキシグアノシン（酸化DNAの指標）量が増加する[46]。

3.7 マンガン（Mn）

Mnは細胞内のミトコンドリアに局在するSOD（Mn-SOD）の構成成分で，O_2^{-}消去反応に関与する。Mnは，ラット肝ミクロソームにおける酵素的および非酵素的脂質過酸化反応を阻害し，その阻害はMnが脂質ペルオキシルラジカルを消去して脂質過酸化反応の連鎖反応を切断することによると考えられている[47,48]。MnはO_2^{-}をμMオーダーの濃度で，$\cdot$OHをmMオーダーの濃度で消去し，Mn投与ラット脳の各部位でMn-SOD活性が高まる[49]。しかし，Mnは酸化ストレスを惹起し，神経細胞毒性を示すことが知られている[50]。

なお，上述した抗酸化ビタミン（ビタミンA，C，EおよびB群）とミネラル（亜鉛，セレン，鉄，銅，マグネシウムおよびマンガン）の摂取量に関しては，日本人の食事摂取基準（2010年版）を参照。

文　献

1) MA Livrea, L Tesoriere, *Subcell Biochem*, **30**, 113-143（1998）
2) J Rao, *et al.*, *Biol Pharm Bull*, **33**, 869-875（2010）
3) RF da Rocha, *et al.*, *J Physiol Biochem*, **66**, 351-357（2010）
4) L Gatica, *et al.*, *Free Radic Res*, **39**, 621-628（2005）
5) KB Schwarz, *et al.*, *J Pediatr Gastroenterol Nutr*, **25**, 408-414（1997）
6) RF da Rocha, *et al.*, *Free Radic Res*, **44**, 505-512（2010）
7) MR de Oliveira, *et al.*, *Neurochem Res*, **33**, 378-383（2008）
8) K Higashi-Okai, *et al.*, *J UOEH*, **28**, 359-368（2006）
9) IL Jung, IG Kim, *Environ Toxicol Pharmacol*, **15**, 19-26（2003）
10) SS Karuppagounder, *et al.*, *Neurobiol Aging*, **30**, 1587-1600（2009）

11) K Iwanaga, *et al.*, *Transplantation*, **83**, 747-753 (2007)
12) A Seekamp, *et al.*, *Inflammation*, **23**, 449-460 (1999)
13) MM Mahfouz, *et al.*, *Int J Vitam Nutr Res*, **79**, 218-229 (2009)
14) JM Matxain, *et al.*, *J Physic Chem B*, **113**, 9629-9632 (2009)
15) JM Onorato, *et al.*, *J Biol Chem*, **275**, 21177-21184 (2000)
16) E-Y Choi, Y-O Cho, *Nutr Res Pract*, **3**, 208-211 (2009)
17) SH Ganji, *et al.*, *Atherosclerosis*, **202**, 68-75 (2009)
18) K-H Cho, *et al.*, *Am J Physiol Renal Physiol*, **297**, F106-F113 (2009)
19) R-FS Hung, *et al.*, *J Nutr*, **131**, 33-38 (2001)
20) P Stiefel, *et al.*, *Biochim Biophys Acta*, **1726**, 152-159 (2005)
21) CS Birch, *et al.*, *Free Radic Biol Med*, **47**, 184-188 (2009)
22) R Ullegaddi, *et al.*, *Clin Sci*, **107**, 477-484 (2004)
23) MG Traber, JF Stevens, *Free Radic Biol Med*, **51**, 1000-1-13 (2011)
24) A Carr, B Frei, *FASEB J*, **13**, 1007-1024 (1999)
25) Y Ogiri, *et al.*, *J Agric Food Chem*, **50**, 227-229 (2002)
26) J Suh, *et al.*, *Free Radic Biol Med*, **34**, 1306-1314 (2003)
27) LE Cohill, A El-Sohemy, *Am J Clin Nutr*, **92**, 1494-1500 (2010)
28) A Horska, *et al.*, *Eur J Nutr* **50**, 437-446 (2011)
29) 太田好次,福澤健治, *Functional Food*, **4**, 177-180 (2010)
30) 太田好次,福澤健治,サプリメトデーターブック,東京,オーム社,pp. 27-39 (2005)
31) M Liu, *et al.*, *J Cardivasc Pharmacol*, **39**, 714-721 (2002)
32) 笠井俊二,ビタミン,**84**, 111-117 (2010)
33) SR Powell, *J Nutr*, **130**, 1447S-1454S (2000)
34) M Stefanidou, *et al.*, *Arch Toxicol*, **80**, 1-9 (2006)
35) KJF de Oliveira, *et al.*, *Cell Biochem Funct*, **27**, 162-166 (2009)
36) SK Jain, *et al.*, *Biochem Biophys Res Commun*, **289**, 687-691 (2001)
37) RA Anderson, *et al.*, *J Am Coll Nutr*, **20**, 212-218 (2001)
38) H Steinbrenner, H Sies, *Biochim Biophys Acta*, **1790**, 1478-1485 (2009)
39) A Bordoni, *et al.*, *Br J Nutr*, **99**, 191-197 (2008)
40) 瀬古義幸,医学のあゆみ,**202**, 903-906 (2002)
41) MM Lall, *et al.*, *Invest Ophthalmol Vis Sci*, **49**, 310-319 (2008)
42) SM King, *et al.*, *Exp Biol Med*, **233**, 701-707 (2008)
43) Y Rayssiguier, *et al.*, *J Nutr*, **123**, 1343-1348 (1993)
44) E Rock, *et al.*, *Free Radic Biol Med*, **28**, 324-329 (2000)
45) LA Garica, *et al.*, *J Am Coll Cardiol*, **32**, 536-539 (1998)
46) 千葉大成他,日本栄養・食糧学会誌,**52**, 373-380 (1999)
47) Y Tampo, M Yonaha, *Free Radic Biol Med*, **13**, 115-120 (1992)
48) M Coassin, *et al.*, *Arch Biochem Biophys*, **299**, 330-333 (1992)
49) S Hussain. SF Ali., *Neuroscience*, **261**, 21-24 (1999)
50) D Milatovic, *et al.*, *Toxicol Appl Pharmacol*, **256**, 219-225 (2011)

第8章　トランス-レスベラトロールの機能性解明

濱田博喜[*1], 堀尾嘉幸[*2]

1　はじめに

　ポリフェノールは分子内に複数のフェノール性水酸基をもつ化合物の総称であり，野菜や果物など広く植物に含まれ，その種類は1000種以上にも及ぶ[1]。ポリフェノールは，植物の色素や苦味の成分となり，病原体の植物への感染を防いだり，腐敗を防止するなど，植物にとって重要な働きを持つ。今日，ポリフェノールには抗酸化機能やインスリン抵抗性の低下作用など様々な生理機能[2]が報告されており，その機能性を利用した化粧品や機能性食品の開発が行われている。トランス-レスベラトロール（RSV）はブドウの果皮や赤ワインに含まれるポリフェノールの一種であり，抗酸化作用を持つことから機能性食品やサプリメントの成分としての応用，開発の可能性が注目されている。

　最近，RSVはニコチンアミドアデニンジヌクレオチド（NAD^+）依存性タンパク質脱アセチル化酵素であるSIRT1を活性化することが報告された[3]。SIRT1は高等動物のSir2（silent information regulator 2）のホモログの一つである。Sir2は酵母の性遺伝子の転写抑制をおこなう因子として見つかった遺伝子で，分裂酵母で発現を増加させると酵母の寿命が延び，逆にノックアウトして発現を抑制すると寿命が短くなるという，いわゆる長寿遺伝子である[4]。Sir2ホモログ（Sirtuin）は細菌からヒトに至るまで存在し，哺乳類では7種類（SIRT1~7）あり，その機能はNAD^+を補酵素としてヒストンやいくつかの転写因子などのタンパク質を脱アセチル化して制御するというこれまでにない新しい酵素である。特に哺乳類ホモログの1つであるSIRT1は，胎児期における心臓形成や神経細胞の分化，酸化ストレスからの細胞保護など非常に多様でかつ大切な生理的役割をおこなうことが我々の研究を含めて明らかとなってきている[4~8]。当教室ではRSVがSIRT1活性化を介して酸化ストレスに対する細胞耐性を増加させ，さらに，酸化ストレスがその悪化に大きな役割を果たしている慢性心不全について，遺伝性に慢性心不全を発症するハムスターを用いて，RSVの経口投与が心不全の悪化を抑制し，有意に寿命を延長することを明らかとしている[9]。

　今回は，岡山産ピオーネブドウの未利用果皮部分の有効利用を目的として，岡山産のピオーネ果皮からのトランス-レスベラトロール（RSV）の効率的な抽出方法の確立とRSVの新しい誘導体の合成を確立したので，本論文に報告する。化合物名称の記述でトランス-レスベラトロール

[*1]　Hiroki Hamada　岡山理科大学　理学部　教授
[*2]　Yoshiyuki Horio　札幌医科大学　医学部　教授

第8章　トランス-レスベラトロールの機能性解明

をレスベラトロールで記述する。

1.1　岡山産ピオーネ果皮からのレスベラトロール（RSV）の抽出

　岡山産ピオーネ果皮からまるごとエキス（超高圧処理装置，㈱東洋高圧（広島））を活用して，純度99％以上のレスベラトロール（RSV）を0.5％前後の収量で抽出した。構造解析はNMR（核磁気共鳴装置）やMS（質量分析装置）を使って行った。また，市販のRSV標品とのHPLC（高速液体クロマトグラフィー）の保持時間の比較，元素分析，NMRとMSとの比較も行い，確実にレスベラトロール（RSV）である事を解明した。

1.2　レスベラトロール（RSV）の新しい誘導体の合成—植物培養細胞を活用して—

　植物培養細胞を活用してレスベラトロール（RSV）の新しい誘導体の合成研究を行った。次にRSVの投与方法と変換実験に関して簡単に記述する。基質レスベラトロールの20 μmol を100 μl のジメチルスルホキシド（DMSO）に溶かし，その後，クリーンベンチ内で無菌的にRSVを植物培養細胞に投与した。投与後，25℃，120 r.p.m（回転数）で48時間振盪培養を行った。培養後，ろ過を行い，ろ液を酢酸エチルで抽出した。細胞部はメタノールで抽出した。得られた抽出物をHPLCで分離精製して新しいRSVの誘導体を得た。得られた誘導体は分析機器を使って構造解析された。その構造解析された新しいRSVの誘導体の構造式を下記に示す。

δ4.88（1H, d, J=7.6Hz）

Resveratrol 4'-O-β-D-glucoside

δ4.80（1H, d, J=7.6Hz）

Resveratrol 3-O-β-D-glucoside

　この構造式で，デルタ4.88と4.80でJ=7.6 Hzの数値は，プロトンNMRから得られた数値である。この数値の意味はレスベラトロールの水酸基にグルコースの炭素の一番目（1"）が1分子グルコシド結合している事を示している。またグルコースの結合様式がベータ結合（J=7.6 Hz）である事も示している。

　現在，我々はこの新しいレスベラトロールの誘導体の機能性解明を研究している。この2種類の誘導体は水に可溶性であり，トランス体の構造を安定的に長く維持する事も明らかになった。

この事実から，トランス体からシス体への幾何異性は生起しえないことが示唆された。更には，この誘導体は天然に存在しているので（ピーナッツなど）新規な機能性食品の素材に使用可能である事もわかった。

2　レスベラトロールのサーチュインを介する生物作用

　レスベラトロールは他の抗酸化物質とは非常に違った抗酸化作用を発揮することがわかってきた。レスベラトロール自体にも抗酸化作用があるが，レスベラトロールは別に生体の持つ抗酸化能を高める働きを示し，この生体を介する抗酸化作用がその特徴を形作っている。このようなレスベラトロールの特異な作用を仲介する生体内の蛋白質で最も注目されているものがサーチュイン sirtuin と呼ばれる蛋白質脱アセチル化酵素である。サーチュインは酵母や線虫，さらにショウジョウバエで過剰発現させると寿命を延ばすという論文が出されたことから注目を浴びるようになった蛋白質であり，その遺伝子が長寿をもたらすということで「長寿遺伝子」と呼ばれることがある。哺乳類ではSIRT1からSIRT7までの7種類存在しており，特定の蛋白質のアセチル化されたリシン残基からアセチル基をはずす活性を持つ酵素である。アセチル化は蛋白質の修飾反応の1つで，蛋白質にアセチル化がおきることは古くから知られていたが，研究法が乏しかったためにこれまであまり研究が進んでいなかった。近年，アセチル化を検出する抗体の開発やその検出感度の向上によって，蛋白質のアセチル化・脱アセチル化の修飾反応が非常に重要な生理的反応であることがわかってきた。アセチル化修飾される蛋白質は少なくとも2000個程度は存在しており，様々な転写因子（DNAからmRNAを合成を指令する蛋白質），転写のコファクター（転写因子に結合して転写を調節する蛋白質），酵素，細胞骨格蛋白質など多岐にわたる蛋白質がアセチル化により調節を受けている。アセチル化と脱アセチル化はリン酸化による修飾反応同様に蛋白質機能の重要な調節メカニズムを担っていると考えられ，生理的な体の調節の他いろいろな病態とも関連しており，その機能解明は今後の医学，分子生物学の重要な課題となっている。

　レスベラトロールはサーチュインの1つのSIRT1という蛋白質脱アセチル化酵素を活性化する[3]。このような活性化作用はSIRT1特異的におき，他のサーチュインには見られない。レスベラトロールは基質結合部位とは異なるSIRT1の領域に結合することによってSIRT1活性を上昇させると言われているが反論もあり，何らかの別の分子を介してSIRT1が活性化されるという可能性も存在している。SIRT1は蛋白質の脱アセチル化学反応を介して，抗酸化作用，抗炎症作用，ミトコンドリア機能増強作用，DNA損傷の修復促進作用，テロメア保護作用の他，糖代謝や脂質代謝，細胞分化への作用など多様な機能をもつ酵素である[10]。このような多様な作用はSIRT1の基質特異性が広く，さらに，転写に関与する蛋白質を介していくつもの生体蛋白質の発現に影響することが理由となっている。摂取する食物のカロリーを30%程度減少させる（摂食制限）とラットやサルなど様々な動物から酵母まで寿命を30%程度延ばすことができる。こ

の寿命延長のメカニズムは現在のところ不明な点が多いが，摂食制限の下では SIRT1 の蛋白質量が増加するのみならず，SIRT1 の活性自体も上昇する。これは SIRT1 の補酵素である NAD$^+$（nicotinamide adenine dinucleotide）の量が増加することが大きな原因とされており，さらに過剰に発現させるなどの方法により SIRT1 の活性化を人為的におこすと，摂食制限時に現れるいくつかの体の変化と似た状態を引き起こすことができる。また，特定の生物では SIRT1 の遺伝子をノックアウトして働かなくすると摂食制限による寿命の延長がなくなることが報告されている。従って，SIRT1 が摂食制限による寿命の延長のメカニズムの少なくとも一部に関与していることが考えられている。ただ，SIRT1 を活性化させたマウスでも寿命は延長しないため，SIRT1 が直接，寿命をコントロールする遺伝子ではなさそうである。

　SIRT1 はヒストン H3 を脱アセチル化する作用を持ち，アセチル化ヒストン H3 に特異的な抗体を使うと SIRT1 によるヒストン脱アセチル化をモニターすることができる。レスベラトロールはこの SIRT1 によるヒストン H3 の脱アセチル化を促進する（図 1 a）[9]。このレスベラトロールによるヒストン H3 の脱アセチル化は時間依存性があり，インキュベーション時間を増加させるとより多くのヒストン H3 が脱アセチル化される（図 1 b）。SIRT1 の small interfering RNA（SIRT1-siRNA）を用いて SIRT1 の発現量を低下させると，レスベラトロールによるヒストン H3 の脱アセチル化促進作用が見られなくなる（図 1 c）。これはレスベラトロールが SIRT1 を介してヒストン H3 の脱アセチル化に働くことを示唆している。レスベラトロールの抗酸化作用を検討したのが図 2 である。ここでは DCF（dihydrodichlorofluorescein diacetate）という蛍光指示薬で酸化ストレス量を測定している。筋芽細胞にアンチマイシン A という活性酸素を増やす薬物を投与すると，細胞内の酸化ストレスが増加して DCF の蛍光量が増える。レスベラトロールを前処置しておくと，細胞の酸化ストレス量が低減される。同じ細胞を用いて SIRT1-siRNA で SIRT1 をノックダウンしておくとこのようなレスベラトロールによる酸化ストレスの低減作

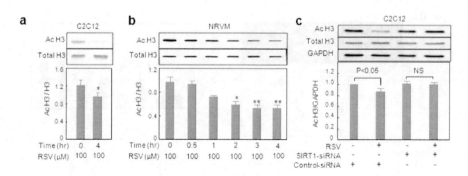

図 1　レスベラトロールは SIRT1 を介してヒストン H3 のアセチル化を減少させる
（a）レスベラトロール（RSV）は C2C12 筋芽細胞でアセチル化ヒストン H3（AcH3）を減少させる。（b）レスベラトロールは新生児ラット心筋細胞（NRVM）でアセチル化ヒストン H3 を減少させる。（c）SIRT1 ノックダウンはレスベラトロールによるアセチル化ヒストン H3 の減少を阻害する。（Tanno *et al.*, 2010 を一部改変）

用は見られなくなる（図2a）。このことはレスベラトロールの細胞への抗酸化作用は，物質自体がもつ抗酸化作用が主体ではなくて SIRT1 を介した間接的な抗酸化作用が主に働くことを示している。このようなレスベラトロールの抗酸化作用が酸化ストレスによる細胞死を抑制するかを心筋細胞を用いて調べたところ，図2bで示すように，アンチマイシン A 処理で約25％の細胞が細胞死を起こすのに対して，100 μM のレスベラトロールで細胞を前処置しておくとアンチマイシン A を入れないで自然に起きる細胞死のレベルまで有意に細胞死が抑制される。ここで，再び SIRT1-siRNA で SIRT1 をノックダウンしておくとこのような細胞死抑制作用が見られなくなった（図2b）。このようなレスベラトロールによる酸化ストレス低減作用や細胞死抑制効果はどのようなメカニズムによって起きるかををさらに検討した。レスベラトロールはマンガンスーパーオキサイドディスムターゼ（MnSOD）量を増加させ（図3a-c），また，SIRT1 阻害薬であるニコチンアミド（NAM）を共存させておくとこの増加作用はなくなる（図3c）。MnSOD は活性酸素の消去に働く重要な酵素である。MnSOD のノックダウンをおこなうとレスベラトロールの酸化ストレス低減作用（図3d）や細胞死抑制作用（図3e）が抑制されることから，レスベラトロールの作用は MnSOD を介して働くことが考えられた。心不全は心筋の細胞が徐々に死んでいく疾患である。心不全を自然発症するハムスター（TO-2ハムスター）にレスベラトロールを経口投与する（400 mg/kg 餌/日）と心肥大が抑えられ，心筋の MnSOD の発現量が増加し心機能の低下と心筋細胞死も抑制されて，さらに寿命も有意に延長した。また，心筋組織では線維化の抑制も見られ生体でもレスベラトロールの作用が確認された[9]。

このような酸化ストレス低減作用の他にも SIRT1 を介するレスベラトロールの作用がいくつか報告されている。高脂肪食をマウスに投与するとマウスの寿命が短くなる。高脂肪食によって肝臓には脂質が蓄積して脂肪肝を呈し，インスリン感受性（インスリンの効果のでやすさ，糖尿

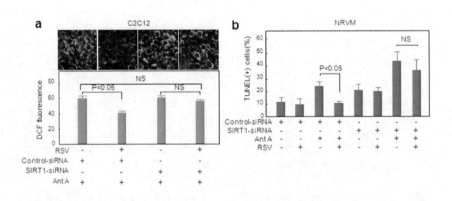

図2 レスベラトロールは SIRT1 を介して抗酸化作用を発揮し細胞死を抑制する
(a) DCF 蛍光による酸化ストレスの定量。SIRT1 ノックダウンはレスベラトロール（RSV）の抗酸化作用を阻害する。(b) SIRT1 ノックダウンはアンチマイシン A（AntA）誘発細胞死のレスベラトロールによる抑制効果を阻害する。（Tanno et al., 2010 を一部改変）

第8章　トランス-レスベラトロールの機能性解明

病ではインスリン感受性が低下してインスリンが効きにくくなる）が低下し，さらにインスリン分泌量が増加する。高脂肪食投与マウスに同時にレスベラトロールを経口投与すると脂肪肝が抑制され，インスリン感受性の低下やインスリン分泌増加も抑えられてさらに寿命の短縮が抑制される[11]。これはレスベラトロールにより活性化されたSIRT1によるミトコンドリアの数と機能の増加，脂肪酸酸化の亢進により脂質がエネルギーとして使われ，同時に脂肪細胞分化抑制による脂肪貯蓄の抑制，さらにNF-κBという炎症に関わる転写因子の活性抑制などがこのような作用の背景にあると考えられている。高脂肪食を投与すると運動機能も低下するが，レスベラトロールを併用すると運動能の低下も抑制される。

　心筋梗塞による死亡率は脂肪摂取量が多いほど高くなる。一般にフランス人は脂肪摂取量が多いにもかかわらず，北ヨーロッパの人達と比べて心筋梗塞をおこす人が少ない。これをフレンチパラドックスと呼ぶが，ワインの摂取量が多いことが心筋梗塞を防ぐことにつながるという報告がある[12]。赤ワイン中にはレスベラトロールが含まれるため，レスベラトロールがフレンチパラドックスをおこす原因である可能性がある。生活習慣病の1つである糖尿病はインスリン量が減少もしくはインスリンの効きが悪くなる（インスリン抵抗性）病態であり，我国では約700万人の患者さんがいると推定され，前糖尿病状態（将来糖尿病を発症する可能性がきわめて高いと考

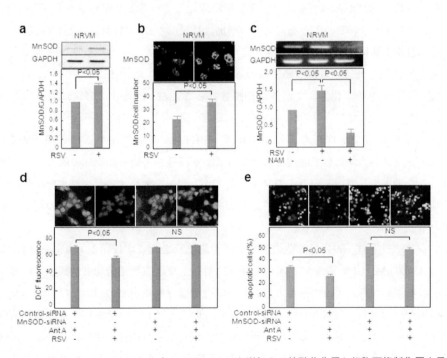

図3　レスベラトロールはSIRT1を介してMnSODを増加させ抗酸化作用と細胞死抑制作用を示す
（a, b）レスベラトロール（RSV）はMnSODを増加させる。(a) ウエスタンブロット法。(b) 免疫細胞染色法。(c) SIRT1阻害薬のニコチンアミド（NAM）はレスベラトロールのMnSOD誘導作用を抑制する。(d, e) MnSODのノックダウンはレスベラトロールによる酸化ストレス低下（d）と細胞死抑制（e）を抑える。(Tanno et al., 2010を一部改変)

えられる病態)の人がさらに700万人ほどいる。レスベラトロールは糖尿病に対して治療効果を表す。これは，レスベラトロールによって活性化されたSIRT1がインスリンのシグナル伝達に関係する分子に作用してその機能を促進する働きを持つ(インスリン感受性の増強作用)ことがその原因の1つと考えられている[13]。SIRT1活性化による糖尿病の治療はこれまでの糖尿病治療薬とは異なった作用点を持つことからも注目されており，アメリカではレスベラトロールやその他のSIRT1活性化薬による糖尿病治療の治験(その薬物を治療に使う許可を得ることを目的に人に投与する試験)が始められている。

SIRT1活性化を介したレスベラトロールの働きとして，PGC1αという転写コファクターの脱アセチル化による活性化がある。PGC1αはミトコンドリア機能を高め酸化的リン酸化反応を進め，脂肪酸の代謝も促進するとともに，転写因子のFOXOの働きを助けてMnSODなどの抗酸化酵素量を増加させる。さらに，PGC1αは筋肉にも作用して速筋型から遅筋型を増やすことが知られている。我々もマウスの筋ジストロフィー症モデルを使ってこのことを確認した。筋ジストロフィー症は細胞内にあるジストロフィン複合体の遺伝的異常によって筋肉細胞が次第に死んで行く疾患であり，現在もその治療法の開発が待ち望まれている疾患である。レスベラトロールを筋ジストロフィーマウスに経口投与すると筋肉の色が白色から赤褐色に変化した。筋タイプの分析から，白色の速筋から赤色を呈する遅筋型に変化していることがわかりPGC1α活性化によることが考えられた[14]。このような遅筋型の増加は持続的な長い時間の筋活動を可能にするため患者さんの日常生活にもプラスに働くものと考えられる。また，レスベラトロールの投与により筋肉の減少が抑制され，さらに，筋組織の線維化も抑制された。SIRT1活性化により転写因子のSMAD3が脱アセチル化されて活性が抑制されることが，線維化の抑制に作用していることが考えられた。

SIRT1には強い抗炎症作用がある。これは，SIRT1が炎症に係わる転写因子のNF-κBやcJun, cFosを脱アセチル化して活性を抑制することが関与している。炎症の際にプロスタグランジンは大きな働きをしているが，このプロスタグランジンを合成するシクロオキシゲナーゼの転写も抑制される。レスベラトロールは多様な抗炎症作用を持つことがいくつもの報告により確認されている。

一方，レスベラトロールには細胞の増殖抑制や細胞死を起こす作用があり，例えばC2C12細胞などでは100 μM以上の濃度で処理した場合に明らかな細胞死誘発効果が観察される。このような作用は細胞の種類によって異なっており，乳癌や前立腺癌などの細胞ではレスベラトロールの抗癌作用がはっきりと観察されている[15]。これらのことはレスベラトロールが癌の治療薬としての可能性を持つことを意味する半面，正常細胞を傷害する可能性も十分存在する。細胞増殖への作用の分子機構は現在でも不明であり，SIRT1を介する作用かどうかも未解決である。レスベラトロールにはSIRT1を介さない作用も確実に存在すると考えられており，今後の研究の進展がさらに求められている。

謝辞

本研究は平成22～23年度地域イノベーション創出研究開発事業と平成21年度JSTシーズ発掘試験の援助を受けて行ったものであり，この場を借りて深謝いたします。

文　献

1) Perron NR, Brumaghim JL., *Cell Biochem Biophys*, **53**, 75-100 (2009)
2) Williamson G, Manach C. *Am J Clin Nutr.*, **81**, 243S-255S (2005)
3) Konrad T Howitz, Kevin J Bitterman, Haim Y Cohen,Dudley W Lamming, Siva Lavu, Jason G Wood, Robert E Zipkin,Phuong Chung, Anne Kisielewski, Li-Li Zhang, Brandy Scherer, David A Sinclair, *NATURE*, **425**, 191-196 (2003)
4) Hisahara S, Chiba S, Matsumoto H, Horio Y., *J Pharmacol Sci.*, **98**, 200-204 (2005)
5) Sakamoto J, Miura T, Shimamoto K, Horio Y. *FEBS Lett.*, **556**, 281-286 (2004)
6) Kobayashi Y, Furukawa-Hibi Y, Chen C, Horio Y, Isobe K, Ikeda K, Motoyama N., *Int J Mol Med.*, **16**, 237-243 (2005)
7) Tanno M, Sakamoto J, Miura T, Shimamoto K, Horio Y., *J Biol Chem.*, **282**, 6823-6832 (2007)
8) Hisahara S, Chiba S, Matsumoto H, Tanno M, Yagi H, Shimohama S, Sato M, Horio Y., *Proc Natl Acad Sci U S A.*, **105**, 15599-15604 (2008)
9) Tanno M, Kuno A, Yano T, Miura T, Hisahara S, Ishikawa S, Shimamoto K, Horio Y., *J Biol Chem.*, **285**, 8375-8382 (2010)
10) Horio Y, Hayashi T, Kuno A, Kunimoto R., *Clin Sci.*, **121**, 191-203 (2011)
11) Baur JA, Pearson KJ, Price NL, Jamieson HA, Lerin C, Kalra A, Prabhu VV, Allard JS, Lopez-Lluch G, Lewis K, Pistell PJ, Poosala S, Becker KG, Boss O, Gwinn D, Wang M, Ramaswamy S, Fishbein KW, Spencer RG, Lakatta EG, Le Couteur D, Shaw RJ, Navas P, Puigserver P, Ingram DK, de Cabo R, Sinclair DA., *Nature*, **444**, 337-342 (2006)
12) S Renaud, M De Lorgeril., *THE LANCET*, **339**, 1523-1526 (1992)
13) Horio Y., *Nat Rev Endocrinol.*, 2011 Nov 22. doi: 10.1038/nrendo.2011. 208.
14) Hori SY, Kuno A, Hosoda R, Tanno M, Miura T, Shimamoto K and Horio Y., *J Pharmacol Exp Ther.*, **338**, 784-794 (2011)
15) Jang M, Cai L, Udeani GO, Slowing KV, Thomas CF, Beecher CW, Fong HH, Farnsworth NR, Kinghorn AD, Mehta RG, Moon RC, Pezzuto JM., *Science*, **275**, 218-220 (1997)

〔第2編　生活習慣病予防と運動療法〕

第9章　生活習慣病対策と運動

佐藤祐造*

1　はじめに

　現在，日本の医学・医療の現場においては根拠に基づく医療（evidence based medicine:EBM）が求められている。身体運動と生活習慣病予防に関する研究・臨床の分野においても，分子生物学的アプローチによる運動の効果のメカニズム解明が進行中である。また，運動指導と糖尿病発症予防に関する疫学的大規模研究が報告されるなど，運動療法の有用性を証明する根拠（evidence）が次第に明確になっている[1,2]。

　一方，従来「成人病」と呼称されてきた2型糖尿病，肥満，高血圧症などの発症には，遺伝因子に加えて，生活習慣要因が深く関与しているとして，厚生省（当時）は「生活習慣病（life-style related diseases）」の概念を導入した。また，社会保険医療において，1996（平成8）年4月より高血圧の運動療法について，糖尿病と脂質異常症に関しては，2000（平成12）年4月から運動指導管理料の診療報酬加算が認められている。さらに，各個人の身体活動・運動や栄養・食生活など生活習慣改善を行政をはじめ，地域，家庭，職域（企業）など，社会全体で支援することにより糖尿病，循環器病（高血圧症，脳卒中，虚血性心疾患）の発症予防や健康寿命の延伸を目指した「健康日本21」が2000（平成12）年3月に策定され，2001（平成13）年4月から実施された。「健康日本21」推進の法的基盤整備のため，「健康増進法」が2002（平成14）年に制定された。また，2006（平成18）年には，健康づくりのための運動指針（エクササイズガイド2006）が公表された[1,3]。

　さらに，2008（平成20）年からは，特定健診・特定保健指導が実施されている（表1）。

表1　日本における健康維持・増進活動のあゆみ

1957年	成人病（厚生省）
1978年	第一次国民健康づくり対策（栄養に重点）
1988年	第二次国民健康づくり対策（運動に重点）
1996年	生活習慣病（厚生省）
2000年	第三次国民健康づくり対策 ：健康日本21（21世紀における国民健康づくり運動）
2002年	健康増進法（厚生労働省）
2006年	健康づくりのための運動指針2006
2008年	特定健診・特定保健指導

---

*　Yuzo Sato　愛知学院大学　心身科学部　健康科学科　教授

このように，生活習慣病対策と運動に関する社会情勢は「追い風」といってよいが，今後はEBMに基づく質の向上が求められている。

2　安静の弊害

2.1　生活習慣病／メタボリックシンドローム

近年にみられる生活のオートメーション化，コンピュータ化は，身体運動の機会を減少させ，食生活の欧風化と相まって，運動不足と過食（動物性高蛋白，高脂肪食）をもたらし，2型糖尿病，肥満，高血圧，脂質異常症など「運動不足病」，「X症候群」，「マルチプルリスクファクター症候群」，「インスリン抵抗性症候群」，「内臓脂肪症候群」，「メタボリックシンドローム」などと呼称される病態を増加させている（表2）[3]。

ここで，メタボリックシンドロームとは内臓脂肪蓄積（腹囲：男性≧85 cm，女性≧90 cm）に高血圧症（収縮期血圧≧130 mmHgかつ/または拡張期血圧≧85 mmHg），脂質異常症（高トリグリセリド血症≧150 mg/dlかつ/または低HDLコレステロール血症＜40 mg/dl），高血糖（空腹時血糖≧110 mg/dl）（この中の2項目以上）を合併（集積）した状態であり，心筋梗塞，脳血管障害などの前段階と考えられている[3]。

先に述べたように，厚生労働省はこれらの病態に対し「生活習慣病」の概念を導入しているが，その背景には，運動不足などに起因するインスリン抵抗性と随伴する代償性の高インスリン血症が共通要因として存在するという認識がある[3]。

食事の適正化と身体トレーニングの継続は，筋肉のトレーニングになるとともに，内臓脂肪を効率的に減少させ，個体のインスリン抵抗性改善を介し，2型糖尿病の予防や病態改善に有用なだけでなく，高血圧，脂質異常症などインスリン抵抗性関連のすべての疾患（生活習慣病）の予防・治療に有用である[1,2]。

表2　運動不足と過栄養のもたらすもの

1961	運動不足病（Kraus, Raab）
1986	マルチプルリスクファクター症候群（Kannel）
1988	X症候群（Reaven）
1989	死の四重奏（Kaplan）
1991	インスリン抵抗性症候群（DeFronzo）
1991	内臓脂肪症候群（松澤）
1998	メタボリックシンドローム（WHO）
2005	メタボリックシンドローム（日本内科学会）

2.2　糖尿病

糖尿病はブドウ糖をはじめ栄養素の利用に必須のホルモンであるインスリンの作用不足により発症し，高血糖が主な病像である。インスリンを分泌する膵臓のβ細胞が破壊され，インスリン

分泌が完全に欠乏し，毎日インスリン注射を行わなければならない1型糖尿病と，インスリン分泌低下とインスリン抵抗性が成因に関係する2型糖尿病（図1）に分類される。日本に多いのは後者の2型糖尿病で，食事療法や運動療法を実施することによりインスリン抵抗性を改善させることが予防・治療に役立つ。なお，インスリンはブドウ糖の筋肉，脂肪組織などへの取り込みを増加させ，血糖値を低下させる作用を持っている。一方，グルカゴンなどインスリン拮抗ホルモンはインスリンの反対の作用をするホルモンであり，血糖値を上昇させる[3]。

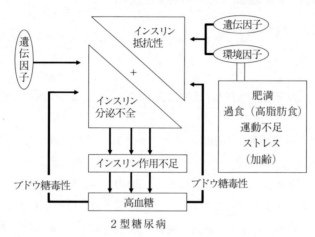

図1　2型糖尿病の成因と病態
（岩本安彦編：プラクティス　内科シリーズ，6　糖尿病，南江堂，p5，1999より改変）

3　身体運動とエネルギー代謝

　運動筋では，安静時に比して十数倍のエネルギーが消費されるが，利用されるエネルギー源は，短時間の強度の高い運動時の無酸素運動と，軽度の長時間にわたる有酸素運動とで大きく異なる[3]。

3.1　運動中の主要エネルギー源
　ヒトの運動中の筋肉の主要エネルギー源は，ブドウ糖と遊離脂肪酸（FFA）である。安静空腹時のエネルギー源は，主としてFFAである。運動時のエネルギー源の選択は，筋収縮の持続時間，強度，各個体のトレーニング度および栄養状態の4因子により決定される。

3.2　運動強度によるエネルギー源の違い
　最大酸素摂取量（VO_2max）50％程度までの中等強度以下の運動（有酸素運動）では，数分という短時間でも筋のエネルギー源として糖質とFFAが利用される。しかし，乳酸性閾値（lac-

tate threshold, LT)*を超え，運動強度が高まるにつれて糖質利用の比率が増加し，最大運動（無酸素運動）では解糖系に依存し，糖質のみがエネルギー源となる。したがって，脂肪組織に蓄積されている脂肪の利用を高める生活習慣病の運動療法としては，中等強度以下の有酸素運動の実施が望ましい[3]。

4 生活習慣病と身体運動：疫学的研究成績

代表的な疫学的調査成績を紹介する[1]。

4.1 糖尿病・肥満

適度な身体運動が2型糖尿病の予防・治療に有用であることは疫学的にも，臨床的にも明らかとなっている。

①余暇時間における身体活動での消費エネルギー（男性）が1週間で500 kcal増加するごとに，6％糖尿病の発症率が低下した（Pennsylvania大学健康研究，米国）。

②米国看護協会登録看護師（女性）に関して，1週間に1度以上，散歩，ジョギング，サイクリングを汗が出る程度に実施している群では，2型糖尿病の発症率が非運動群に比べて0.67に低下していた。また，軽運動と激しい運動の発症予防効果は同一であった（看護師健康研究，米国）。

③耐糖能異常（impaired glucose tolerance; IGT）**患者に対し食事・運動指導を行ったところ，介入群ではIGTからの糖尿病発症率が低下し，死亡率も耐糖能正常群のレベルにまで低下した（Malmö研究，スウェーデン）。

④肥満IGT患者を食事・運動など生活介入群と対照群に分けて経過観察を行ったところ，介入群の糖尿病発症率は対照群に比べて58％低くなった。さらに，食事療法の励行，運動実施，体重減少など指導効果をスコア化したところ，両群いずれも達成率の高い者（高得点の者）ほど発症率が有意に低下した（フィンランド糖尿病予防研究，フィンランド）。

⑤肥満IGT患者を，生活習慣改善群（低エネルギー・低脂肪食と毎週150分中等強度運動の実施による7％体重減少），メトホルミン群（経口糖尿病薬メトホルミン投与），および対照群に分けて経過観察を行った。その結果，糖尿病発症率は，対照群に比べて，メトホルミン群で31％，生活習慣改善群では58％低下した。この成績は食事・運動指導の有効性を裏づけている。またIGTを有する肥満者の減量目標として，とりあえず5％減量を目指せば，糖代謝の改善が

＊ 乳酸性閾値：運動強度の指標。すなわち，運動強度が次第に高くなり，有酸素運動から無酸素運動に移行し，血中乳酸が上昇し始める強度。無酸素運動に移行する強度ということから無酸素性閾値（anaerobic threshold, AT）ともいう。

＊＊ 耐糖能異常：血糖値が正常群よりは高いが，糖尿病には至らない糖尿病の「予備群」と考えられている病態。

期待しうることを示唆している（糖尿病予防プログラム，米国）（図2）。

⑥定期健診受診者7年間の有酸素運動能力の変化と糖尿病発症率に検討を加えた。有酸素運動能力の変化の四分位（低→高）で，糖尿病発症率は，1.0，0.64，0.40，0.33となった。日本人2型糖尿病の発症に有酸素運動能力低下が重要な危険因子であることを示唆する研究成績である（東京ガス研究，日本）（図3）[4]。

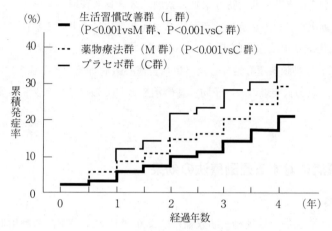

図2　糖尿病の累積発症率
生活習慣改善は，薬物（ビグアナイド）投与より，糖尿病発症率の低下に有用である。
（Knowler, et al., N. Eng. J. Med., 346, 393-403, , 2002 より）

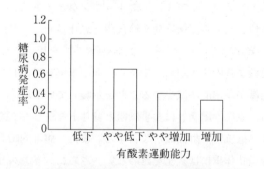

図3　有酸素運動能の変化と2型糖尿病の関係
有酸素運動能の改善（増加）は，糖尿病発症率を低下させる。
（Sawada SS et al., Diabetes Care., 33, 1353-1357, 2011[4] より引用改変）

4.2　高血圧症

多くの大規模調査成績によれば，血圧と日常生活における身体活動および測定された体力とは，年齢，肥満，体重などを考慮に入れても，身体活動，体力いずれも，高血圧症の発症とは負の相関関係が成立する[3]。

4.3 脂質異常症

脂質異常症が冠動脈疾患の主要危険因子であることは，フラミンガム研究（米国），日本では久山町研究など，多くの長期追跡調査成績から確立された事実である[3]。

①マラソンやクロスカントリースキーなど持久性運動選手の血漿中性脂肪レベルは低下し，高比重リポ蛋白（HDL）-コレステロール濃度が上昇している。

②無作為対照試験＊の結果，低脂肪野菜食，禁煙，ストレス管理トレーニング，週3時間以上の軽・中等強度運動実施という広範囲なライフスタイル変更により，1年後には減量，総コレステロール，血中低比重リポ蛋白（LDL）-コレステロールの低下を認めた。また，冠動脈造影法＊＊を行った結果，冠動脈狭窄も退縮した（生活習慣心臓病研究，イギリス）。

いずれにしても，冠動脈疾患の一次予防，基礎治療としてのライフスタイル変更の重要性は改めて述べるまでもない。

5 生活習慣病に対する運動療法の効果

5.1 糖尿病・肥満

①運動を行うと，骨格筋では運動（筋収縮）によりブドウ糖，FFAの利用促進が行われ，肥満の防止，改善効果がある。また，食後に運動を行えば，食事による血糖上昇が少なくなり，血糖コントロールの改善が期待できる。

②強度の高い運動では，カテコールアミン，グルカゴンなどインスリン拮抗ホルモンの分泌が増加し，運動により血糖値が上昇して糖尿病や糖代謝を悪化させる。

③著者の共同研究者，岩尾，押田らはmicrodialysis法＊＊＊を用い，交感神経刺激に対する脂肪分解能は，皮下脂肪組織より内臓脂肪組織でより大きい事実を見出した。この成績は，運動療法実施時に，内臓脂肪組織が効率的に減少することを示唆している。

④肥満2型糖尿病患者，原発性肥満者に食事制限と身体トレーニングを行わせれば，体重減少とともに，体のインスリン抵抗性，耐糖能が改善する。また，腹部内臓脂肪を中心とした体脂肪量が選択的に減少し，除脂肪体重には変化を認めない。さらに，インスリン感受性の改善度と歩数計による1日の歩数とは正相関する。一方，極端な食事制限による減量では体脂肪は減少せず，インスリン感受性も改善しない（図4）[1,2]。

＊ 無作為対照試験：実験群と対照群とで，被検者を無作為に分けて，追跡調査を行う研究方法。

＊＊ 冠動脈造影法：心臓の筋肉に酸素や栄養を供給する冠動脈に造影剤を手や足の血管から挿入したカテーテルで注入し，X線撮影を行い，冠動脈の狭くなり方を検査する方法。

＊＊＊ マイクロダイアリシス法（microdialysis）：生体のあらゆる組織や血液にマイクロダイアリシスプローブを挿入し，細胞外間隙に存在する栄養素，代謝産物，排出物，ホルモン，薬物等を回収する方法。

第9章 生活習慣病対策と運動

⑤体力，全身持久力の指標である最大酸素摂取量に影響を及ぼさないような軽強度の身体トレーニングでも，長期間続ければ，体重の変化を伴わないインスリン感受性改善を認める。

⑤ジョギングで代表される有酸素運動は，重量挙げのような無酸素運動よりも体のインスリン感受性改善に有用である。しかし，筋力，筋量の低下している高齢者では，軽いレジスタンス（筋力）運動の併用も有用である。

⑥インスリン感受性改善で代表されるトレーニング効果は3日以内に低下し，1週間でほとんど消失する（図5）[1]。

⑦身体トレーニングは，絶食・食事制限で低下する個体の基礎代謝の低下を防止する。

⑧身体トレーニングは，体力・全身持久力を増強する。

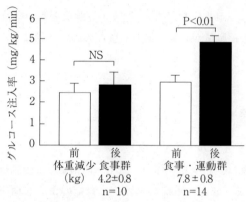

図4 食事群と食事・運動群のグルコース注入率（インスリン感受性）の比較
運動療法を実施しなければ，体重が減少しても肥満2型糖尿病で低下しているインスリン感受性は改善しない。
（Yamanouchi K *et al.*, *Diabetes Care.*, 18:775-778, 1995 より改変引用）

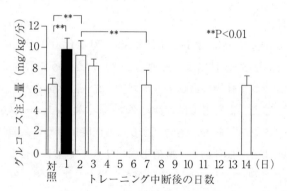

図5 トレーニングおよびトレーニング中断によるグルコース注入量の変動（ラット）
トレーニングによるインスリン感受性改善は3日で低下し，1週間で消失する。
（Nagasawa J *et al.*, *Int J Sports Med.*, 11 (2):107-110, 1990）

5.2 高血圧症

①散歩,ジョギング,自転車エルゴメーターなど,最大酸素摂取量50％前後の有酸素運動を1回60分間,週3日,または毎日30分間実施すれば,収縮期血圧10～20 mmHg（平均11 mmHg）,拡張期血圧は5～10 mmHg（6 mmHg）低下する。

②降圧薬服用者でも有酸素運動の実施により高血圧の改善を認める。

③運動療法を中止すれば高血圧の改善効果が消失するが,再開すれば血圧も再び低下する。

5.3 脂質異常症

①身体運動の継続は血清中性脂肪を低下させたり,HDL（善玉）-コレステロールを上昇させるなど脂質異常症を改善させ,動脈硬化症の進行を防ぐ作用をもっている。

②脂質異常症の改善には（高血圧症でも）,軽・中等強度運動の継続によりエネルギー消費量を増加させるという一定の運動量が必要であり,強度の強い運動による体力の増強とは必ずしも相関しない。

6 運動処方の実際

6.1 運動療法の適応とメディカル・チェック

運動療法開始にあたっては,諸検査を行い,血圧,血糖値など運動療法を開始してもよい身体条件であることを確認する。また,重症の網膜症,腎症のような糖尿病合併症*など,身体トレーニング実施により病態の悪化を招く要因の有無を検索する。さらに,二次性（腎性など）高血圧症,二次性（症候性）肥満症など運動療法の適応外の患者のチェックを行う[5]。

6.2 運動の種類と方法

最大酸素摂取量50％前後（一般に脈拍120/分,60～70歳代100/分）の中等強度（LT強度）の運動を1回10～60分,週3～5日以上（毎週150分）行うよう指導する。運動の種類としては,散歩,ジョギング,ラジオ体操,自転車エルゴメーター,水泳など,全身の筋肉を使った有酸素運動が勧められる。また,高齢者では,軽いダンベル,ゴムチューブを用いたり,自分の体重を利用して行うレジスタンス（筋力）運動（図6）も同時に行う。余暇（レジャー）の運動だけでなく,通勤,労働による身体運動も2型糖尿病のリスクを低下させることが明らかとなっており,日常生活が多忙で特別の運動を行う時間がない場合,エレベーターの代わりに階段を使

＊ 糖尿病合併症：糖尿病で血糖コントロールが良くない状態が5～10年以上経過すれば,眼（糖尿病網膜症）,腎臓（糖尿病腎症）,神経（糖尿病神経障害）に合併症が発症する。この三者を糖尿病の三大合併症という。また,糖尿病患者は心筋梗塞（冠動脈硬化症）や脳卒中（脳動脈硬化症）などの動脈硬化症にも10～15年早くかかりやすいといわれている。

う，通勤時にバスを1駅手前で降りて歩くなど，日常生活行動の中に運動を組み込むよう指導する。肥満者や膝，足に障害のある場合には，乗馬用他動的運動機器（ジョーバ®）の利用も考慮する。歩数計や生活習慣記録計（ライフコーダ®）は運動量の把握に有用であり，1日1万歩以上（最低でも7,500歩）を目標とする。なお，運動療法実施に際しては，軽い運動，短時間から開始し，次第に時間を長く，強度もやや強くする。また，運動療法開始前の運動量が1日4,000～5,000歩の人の場合，「健康日本21」にも述べられているように，とりあえず歩数を1日1,000歩増加させる（運動時間として10～15分）[5]。

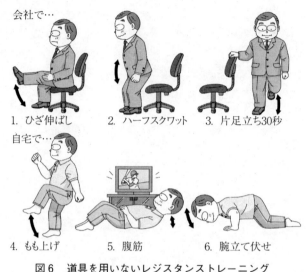

図6　道具を用いないレジスタンストレーニング
（サンケイビジネスアイ2006年6月7日号より）

6.3　運動療法実施上の注意点

①高血圧症，脂質異常症，糖尿病，メタボリックシンドロームの発症には食事性要因の関与も大きく，食事療法も併行して指導する。

②準備・整理運動（ストレッチングなどがよい）を必ず実施する。

③スポーツ・シューズの使用，暑い時の水分補給，極端な寒冷時には運動を行わないなど，一般的な注意事項も必ず指導する。

④運動療法開始後，定期的にトレーニング効果の評価を行う。血圧，血糖，HbA1c*，血清脂質などに加えて，運動後の爽快感，疲労感，体重，体脂肪率など自・他覚症状も参考になる。

⑤教育入院，集団指導を適宜導入してよいが，患者各個人のライフスタイルを考慮に入れたテーラーメイドな運動処方を指導する。

⑥電話やインターネットを利用した個人指導も役に立つ。

　＊　HbA1c（ヘモグロビンエーワンシー）：血糖値の1～2ヶ月の平均値と考えてよい。

文　献

1) 佐藤祐造ほか，総合リハビリテーション，**39**, 535 (2011)
2) Sato Y, *Hypertens Res*, **34**, 991 (2011)
3) 佐藤祐造，テキスト健康科学（編集：佐藤祐造他），p.97, 南江堂 (2005)
4) Sawada SS *et al*., *Diabetes Care*, **33**, 1353 (2011)
5) 田村好史ほか，糖尿病運動療法指導マニュアル（編集：佐藤祐造），南江堂 (2011)

第10章　活性酸素と運動

下村吉治[*]

1　活性酸素の種類

　活性酸素とは,「寿命が短く,生体内で多くの酸化反応にかかわり,反応性に富む酸素分子種」のことである。すなわち,体内で酸素が消費されると,その反応過程で化学的に活性化された酸素種が生成されるが,それらを一般的に活性酸素と呼んでいる。活性酸素と類似した言葉に「フリーラジカル」があるが,これらは混同して用いられることが多い。しかし,正確にはフリーラジカルとは「酸化還元反応における物質間の電子のやり取りにおいて生成され,最外殻の軌道の電子が対（ペア）をなさない不対電子をもつ分子または原子」を指す[1,2]。活性酸素には,過酸化水素（H_2O_2）のようにフリーラジカルでないものも含まれる一方,フリーラジカルには,一酸化窒素をはじめとする窒素ラジカルやイオウのチオールラジカルなどの酸素以外のラジカルも含まれる。これらはまとめて広義の活性酸素である（表1）。

　フリーラジカルの特徴として,その半減期が極めて短く,$1 \times 10^{-2} \sim 1 \times 10^{-9}$秒である[1]。それらの中でも特にヒドロキシラジカル（$HO^{\cdot}$）は不安定で半減期も1×10^{-9}秒と短く,反応性が高い。

表1　フリーラジカルも含めた広義の活性酸素の種類[1]

フリーラジカル		非ラジカル	
$HO^{\cdot}$	ヒドロキシラジカル	$^1O_2$	一重項酸素
$HO_2^{\cdot}$	ヒドロペルオキシラジカル	H_2O_2	過酸化水素
$LOO^{\cdot}$	ペルオキシラジカル	LOOH	脂質ヒドロペルオキシド
$LO^{\cdot}$	アルコキシラジカル	HOCl	次亜塩素酸
$NO_2^{\cdot}$	二酸化窒素	O_3	オゾン
$NO^{\cdot}$	一酸化窒素	ONOOH	ペルオキシ亜硝酸
$RS^{\cdot}$	チオールラジカル		
$O_2^{\cdot -}$	スーパーオキシド		

2　体内での活性酸素の生成と代謝

　体内の主な活性酸素の代謝系を図1に示した。体内で問題となる活性酸素は,酸素分子を1電

---

[*] Yoshiharu Shimomura　名古屋大学　大学院生命農学研究科　応用分子生命科学専攻　応用生命化学講座　栄養生化学研究分野　教授

子還元したスーパーオキシドアニオン（O_2^-），2電子還元した過酸化水素（H_2O_2），および3電子還元したヒドロキシラジカル（$HO^{\cdot}$），並びに一重項酸素（$^1O_2$）である。それらの中でも，ヒドロキシラジカルと一重項酸素の反応性は高く，不飽和化合物の二重結合へ迅速に付加される。特にラジカルの場合には，不飽和脂肪酸に対する反応のように，連鎖反応を誘起するので，傷害が増幅される結果となる。

運動により酸素消費が高まると活性酸素の生成も増加する。生体内における活性酸素の主な生成系は，細胞内および細胞外の以下の系および酵素による[1]。

① ミトコンドリア電子伝達系

この系では，複合体Ⅰ（NADH-ユビキノン酸化還元酵素）と複合体Ⅲ（ユビキノール-シトクロムc酸化還元酵素）においてスーパーオキシドアニオンが発生する。ミトコンドリアでは，このラジカルを消去するためのMn-スーパーオキシドジスムターゼ（SOD），グルタチオンペルオキシダーゼ（GPX），グルタチオンS-トランスフェラーゼなどの酵素が存在し，過酸化水素を経由してH_2Oに変換される。

② ミクロソーム電子伝達系

特に肝臓のミクロソームに存在するシトクロムP-450電子伝達系が知られている。この系で生成されたスーパーオキシドアニオンは，細胞質の抗酸化酵素システムによって不活性化される。

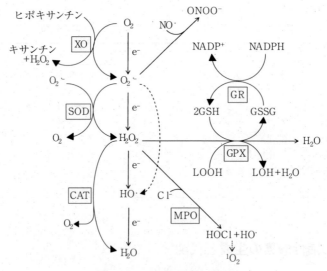

図1　主な活性酸素の代謝[1]

CAT：カタラーゼ，GR：グルタチオン還元酵素，GSH：還元型グルタチオン，GSSG：酸化型グルタチオン，GPX：グルタチオンペルオキシダーゼ，HOCl：次亜塩素酸，LOOH：脂質ヒドロキシペルオキシド，MPO：ミエロペルオキシダーゼ，$^1O_2$：一重項酸素，SOD：スーパーオキシドジスムターゼ，XO：キサンチンオキシダーゼ

③細胞質

キサンチンオキシダーゼ（XO）系によりスーパーオキシドアニオンおよび過酸化水素が生成される。これらの活性酸素は，細胞質のCuZn-SODとGPXにより消去される。

④ペルオキシソーム

D-アミノ酸オキシダーゼなどのフラビン酵素により過酸化水素が生成される。しかし，そこに大量に存在するカタラーゼ（CAT）により消去される。

⑤赤血球

1日あたりヘモグロビンの約3％がメトヘモグロビン（三価の鉄イオン（フェリ）を含む）になるが，その際にスーパーオキシドアニオンを発生する。これはCuZn-SOD，GPX，CAT，グルタチオン（GSH）により消去される。

⑥白血球

好中球のミエロペルオキシダーゼ（MPO），貪食細胞のNADPHオキシダーゼなどによりスーパーオキシドアニオンおよび過酸化水素が生成される。この過酸化水素はMPOの作用によって塩素イオン（Cl^-）と反応してHOClを生じる。さらに，HOClはヒドロキシラジカルおよび一重項酸素生成に寄与する。食細胞内では，HOClが殺菌作用の中心的役割を果たす一方，MPOは細胞外にも分泌されて周辺の細胞に傷害を及ぼす場合もある。

3　運動による活性酸素の生成とトレーニング効果

激しい身体活動は，エネルギー代謝を著しく上昇し多量の酸素を取り入れ消費する。そのとき各身体組織の酸素濃度は上昇し，安静状態の100倍にも達する組織もある。細胞内全酸素の95～98％はミトコンドリアの呼吸鎖で消費されるが，残りの2～5％はスーパーオキシドアニオンを生成し[3]，脂質，糖，タンパク質などの細胞成分と反応し，それらを不活性化する。特に，生体膜は不飽和脂肪酸を多く含むリン脂質が主要成分であるので，スーパーオキシドアニオンの攻撃を受け過酸化脂質を生成する。この不飽和脂肪酸の過酸化反応の受けやすさは，脂肪酸の不飽和度に依存する。すなわち，不飽和結合を2つ以上もつ多価不飽和脂肪酸は過酸化反応を受けやすい。

一方，ミトコンドリアにはスーパーオキシドジスムターゼ（SOD）が存在するのでこのスーパーオキシドアニオンを過酸化水素に変換し，さらに過酸化水素はグルタチオンペルオキシダーゼ（GPX）やカタラーゼ（CAT）により分解され，無毒化される。グルタチオンペルオキシダーゼは過酸化水素だけでなく，過酸化脂質の分解消去にも機能している。

生体における細胞内外の活性酸素消去系を表2にまとめた。

急激な運動により，血中にスーパーオキシドジスムターゼ，クレアチンキナーゼ（CK），および乳酸脱水素酵素（LDH）などの活性が高くなることが知られている。これは，活性酸素により筋肉および肝臓の細胞やミトコンドリアが障害を受け，その中に存在する酵素が血液中に漏出

した結果と考えられている。当然，このような状態では過酸化脂質が生成される[3]。この過酸化脂質の生成は，DNA 損傷も伴うことがヒトにおいて認められている。すなわち，過酸化脂質生成過程で発生するフリーラジカルが DNA 損傷の原因となるようである[4]。

最高心拍数の 75％に相当する強度の運動で 12 度の下り傾斜を 30 分間走行したヒトの血液中の酵素活性（CK, LDH, AST）と過酸化物（TBARS）の濃度の変化を図 2 に示した[5]。下り傾斜の走行は登り傾斜よりも筋肉の損傷が大きいとされている。この結果では，運動後の血中 TBARS と各酵素活性の増加がよく一致している。このような運動による過酸化脂質の増加はビタミン E などの抗酸化剤の摂取によりある程度抑制されることが知られている。

また，運動はヘモグロビンやミオグロビンなどの鉄を含むタンパク質から鉄の遊離を促進することも知られており，この遊離の鉄は脂質の過酸化などの反応を促進すると考えられている[1]。事実，遊離の鉄量に対応して尿中の過酸化物が増加することも確かめられている。

一方，ラットに緩徐な運動を繰り返して行い，運動に適応した（トレーニングした）状態にすると，筋肉のミトコンドリアのスーパーオキシドジスムターゼ（SOD）酵素量が増加することによりその活性も上昇することが明らかにされている。さらに，血中のグルタチオン（GSH）量，および赤血球中のグルタチオン還元酵素（GR）やグルタチオン S-トランスフェラーゼ活性が上昇することも知られている。さらに，ヒトにおいて，トレーニングは筋肉のスーパーオキシ

表 2　生体内の活性酸素消去系[1]

抗酸化物	作用
[細胞内]	
スーパーオキシドジスムターゼ（SOD）	O_2^{-}の除去（$2O_2^{-} + 2H^{+} \rightarrow H_2O_2 + O_2$）
カタラーゼ（CAT）	H_2O_2の除去（$2H_2O_2 \rightarrow 2H_2O + O_2$）
グルタチオンペルオキシダーゼ（GPX）	LOOH，H_2O_2の除去
	（$H_2O_2 + 2GSH \rightarrow 2H_2O + GSSG$）
ペルオキシダーゼ	H_2O_2の除去（$H_2O_2 + AH_2 \rightarrow 2H_2O + A$）
	[AH_2：アスコルビン酸，NAD(P)H，シトクロム c]
α-トコフェロール	ラジカルの消去
アスコルビン酸，グルタチオン	ラジカルの消去
カロテノイド，フラボノイド	ラジカルの消去
CoQ，ユビキノン	ラジカルの消去
メタロチオネイン	ラジカルの消去
糖類	$HO^{\cdot}$の除去
Mn^{2+}-キレート	O_2^{-}の除去
[細胞外]	
スーパーオキシドジスムターゼ	O_2^{-}の除去
尿酸	$HO^{\cdot}$，$^{1}O_2$の除去
セルロプラスミン	金属イオンの捕獲
トランスフェリン	金属イオンの捕獲
フェリチン	金属イオンの捕獲
アルブミン	$HO^{\cdot}$，HOClの除去
ピルビン酸	H_2O_2の除去

ドジスムターゼ，グルタチオンペルオキシダーゼ（GPX），およびグルタチオン還元酵素活性を上昇することも報告されている[6]。これらの所見より，運動を繰り返すトレーニングは，運動により増加する活性酸素を消去するための酵素を誘導することが示唆される[3]。特に，酸素消費が増大する筋肉のミトコンドリアでは，活性酸素消去系がトレーニングにより発達する。すなわち，トレーニングは運動による過酸化脂質の生成を抑制する機能を高める。

興味ある所見として，慢性的な心不全患者では，運動制限のために筋肉のスーパーオキシドジスムターゼ，グルタチオンペルオキシダーゼ，およびカタラーゼ活性が有意に減少することが報告されている[7]。一方，この患者に6ヶ月に渡ってトレーニングを負荷するとグルタチオンペルオキシダーゼとカタラーゼ活性がかなり回復することが認められている[7]。

以上のように，運動トレーニングは一過性の運動により発生する活性酸素に対抗する生理機能を高めると結論できる。

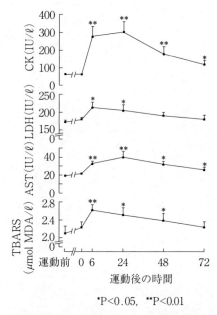

図2　ヒトの下り傾斜走行による血中のクレアチンキナーゼ（CK），乳酸脱水素酵素（LDH），アスパラギン酸アミノ基転移酵素（AST）活性の上昇と血中過酸化脂質（TBARS）の増加[5]

文　　献

1) 大野秀樹ほか，体力科学，**50**, 389 (2001)
2) 江口裕伸，鈴木敬一郎，運動と免疫，p.195, NAP (2009)

3) 中野長久, スポーツと栄養と食品, p.116, 朝倉書店 (1996)
4) M.C. Fogarty *et al.*, *Environ. Mol. Mutagen.*, **52**, 35 (2011)
5) R.J. Maughan *et al.*, *Muscle Nerve*, **12**, 332 (1989)
6) N. Ortenblad *et al.*, *Am. J. Physiol.*, **272**, R1258 (1997)
7) A. Linke *et al.*, *Circulation*, **111**, 1763 (2005)

第11章　がん予防と運動

津金昌一郎*

1　国際的な評価

　日常生活の中で身体活動量を増やすことには，一定のがん予防効果が認められる。身体活動・運動とがんの因果関係について，2007年の世界がん研究基金（WCRF）と米国がん研究協会（AICR）による国際的な評価では[1]，身体活動量を増やすことにより，結腸がんの予防効果は"確実"であり，閉経後の乳がん，子宮体がんの予防効果も"可能性大"と判定している。また，肺がん，膵臓がん，閉経前の乳がんの予防効果については，"可能性が示唆される"としている（表1）[1]。逆に，身体活動量が多いほどリスクを上げる部位は示されていない。この評価において"確実"と判定されるには，かなり高い基準をクリアしなくてはならない。すなわち，2つ以上のタイプの疫学研究からのエビデンスがある，少なくとも2つのコホート研究からのエビデンスがある，相反する研究結果がない，偶然・偏り・交絡の可能性を否定出来る質の高い研究により支持されている，生物学的に説明出来る用量反応関係がある，動物やバイオマーカーを用いた実験からヒトでがん予防効果があることを支持するデータがあるなどが求められる。また，"可能性大"の判定には，コホート研究からのエビデンスの代わりに，少なくとも5つの症例対照研究からのエビデンスがあることなど，やや緩い基準が使われている。

表1　身体活動度とがんリスクとの関連[1]
―国際的な評価―

	促進的関連	予防的関連
確実	なし	結腸がん
可能性大	なし	乳がん（閉経後） 子宮体がん
可能性示唆	なし	肺がん 膵臓がん 乳がん（閉経前）

1) World Cancer Research Fund / American Institute for Cancer Research. (2007) Second Expert Report, Food, Nutrition, Physical Activity and the Prevention of Cancer: a Global Perspective.

＊ Shoichiro Tsugane　国立がん研究センター　がん予防・検診研究センター　予防研究部部長

身体活動・運動による予防効果が"確実"と判定されている結腸がんについて，近年の52研究のメタ解析において[2]，身体活動量が最も少ないグループに対する最も多いグループの相対リスクが，男性0.76（95％信頼区間：0.71～0.82），女性0.79（0.71～0.88）と推計されている。また，研究タイプ別では，症例対照研究で0.69（0.65～0.74）であったのに対し，コホート研究では関連が少し弱まり0.83（0.78～0.88）であった。身体活動・運動のタイプ別の層別解析では，職業と余暇のいずれでも同程度のリスクの低下が示されている。これらのことから，身体活動・運動が結腸がんに予防的であることについては，非常にしっかりとしたエビデンスが得られているといえよう。

2　日本人のエビデンス

日本でも近年，社会構造の変化により多くの人が運動不足になっていると考えられ，がんのトレンドにも影響していることが予想できるが，その詳細は不明であった。日本では様々な事情により疫学研究がなかなか進まず，エビデンスを欧米からの「輸入」に頼らざるをえないという状況が続いた。しかしながら，1990年前後より数万人～十数万人規模のコホート研究が複数実施されており，それらの成果として，日本人におけるエビデンスが数多く報告されつつある。

個々のエビデンスが出揃えば，それらを総合的に評価し，その結果をわかりやすく伝えるという作業が必要になる。そこで，著者が主任研究者を務める厚生労働科学第3次対がん10か年総合戦略研究事業「生活習慣改善によるがん予防法の開発に関する研究」班では，日本人のエビデンスを収集・整理し，動物のデータやメカニズムなど他の科学的根拠や国際的評価の現状と合わせて生活習慣などの要因とがんとの因果関係の有無を評価し，関係が有る場合には，その大きさや用量反応関係をメタアナリシスなどにより推計する試みを実施している。

2011年12月現在で，喫煙，飲酒，体型，身体活動，食品・栄養素（野菜・果物摂取，緑茶，コーヒー，大豆製品，脂質・肉類，加工肉，魚，塩分・塩蔵品，乳製品），感染などについて，全部位および主要10部位（食道，胃，大腸，肝臓，膵臓，肺，前立腺，乳房，子宮，卵巣）のがんとの関連についての系統的レビューと因果関係評価を終えて研究班のホーム・ページ（http://epi.ncc.go.jp/can_prev/）において公表している。

身体活動との関連については，これまでに全部位，大腸がん，肺がん，乳がんに対する評価を終えている。全がん（コホート研究3つ，内2つは心拍数と心肺能力を指標），肺がん（症例対照研究1つ），乳がん（症例対照研究3つ）との関連については，エビデンスがまだまだ不足しているために，判定するには"データ不十分"とされた。

一方，大腸がんについてはコホート研究2つと症例対照研究6つが報告されていた。症例対照研究では，結腸・直腸別にオッズ比を提示している5つの研究のいずれもが，身体活動といずれからの部位において予防的関連を示している。特に，結腸がんとの関連について予防的関連を示すものが多かった。コホート研究については，2つとも男性の結腸がんに対して，強い予防的関

連が示された[3,4]。これらのエビデンスに基づいて，身体活動は，日本人でも"ほぼ確実"に大腸がんを予防するとの判定が行われている[5]。

3 多目的コホート研究（JPHC Study）からのエビデンス

3.1 身体活動量とがん罹患リスクとの関連

われわれが実施している多目的コホート研究では，1995年～1998年に実施した5年後調査のアンケートに回答した45～74歳の男女約8万人を2004年まで追跡し，身体活動量の多少とその後の全部位および主要部位別にみたがん罹患との関連を検討した[6]。

アンケートでは，仕事や余暇の運動を含めた1日当たりの平均的な身体活動時間を，筋肉労働や激しいスポーツをしている時間，座っている時間，歩いたり立ったりしている時間，睡眠時間に分けて質問した。これらの各身体活動度のMET（Metabolic equivalent: 運動強度指数）に活動時間を積算した「METs・時間」スコアに換算して合計することにより，対象者1人1人の1日当たりの平均的な身体活動量を求めた。対象者の内，110名に対して実施した再現性および妥当性を検討した。アンケートにより把握した身体活動量の推定値（METs/day）は，異なる2回の時期の順位相関係数は0.68（95％信頼区間：0.56～0.77）であり，また，4日間の身体活動記録との順位相関係数は，2回の時期各々0.55（0.40～0.67）と0.49（0.33～0.60）程度であった。大勢の対象者をその身体活動量により4グループ程度に分類するためには，ある程度の妥当性があるものと思われる。

約8年の追跡期間中に，男性2704人，女性1630人，合計4334人が何らかのがんに罹患した。男女とも，身体活動量が多いグループほど，何らかのがんにかかるリスクが低下した（表2）。身体活動量の最小グループと比較した場合，最大グループのがん罹患リスクは，男性で0.87倍，女性で0.84倍であった。身体活動によるがんリスク低下の傾向は女性でよりはっきりと見られ，

表2 身体活動量（METs/日）とがん罹患リスクとの関連

男性（n = 37,898）

METs/day 中央値 N	全がん (2704人) HR 95％CI	胃がん (621人) HR 95％CI	結腸がん (328人) HR 95％CI	肝がん (189人) HR 95％CI	膵がん (87人) HR 95％CI	肺がん (388人) HR 95％CI	前立腺がん (279人) HR 95％CI
最低群 25.45 12,966	1.00（基準）	1.00（基準）	1.00（基準）	1.00（基準）	1.00（基準）	1.00（基準）	1.00（基準）
第2群 31.85 7,822	1.06 (0.90-1.11)	1.10 (0.88-1.37)	0.83 (0.62-1.11)	0.69 (0.45-1.06)	9.90 (0.52-1.57)	1.22 (0.91-1.63)	1.39 (1.00-1.94)
第3群 34.25 7,579	0.96 (0.86-1.07)	1.10 (0.88-1.37)	0.65 (0.48-0.89)	1.01 (0.69-1.49)	0.67 (0.36-1.24)	1.44 (1.09-0.90)	1.21 (0.86-1.69)
最大群 42.65 9,531	0.87 (0.78-0.96)	1.04 (0.84-1.29)	0.58 (0.43-0.79)	0.62 (0.40-0.96)	0.55 (0.30-1.00)	1.10 (0.83-1.45)	1.13 (0.82-1.57)
p for trend	0.005	0.785	<0.001	0.062	0.038	0.494	0.644

女性（n = 41,837）

METs/day 中央値 N	全がん (1630人) HR 95％CI	胃がん (232人) HR 95％CI	結腸がん (228人) HR 95％CI	肝がん (74人) HR 95％CI	膵がん (58人) HR 95％CI	肺がん (144人) HR 95％CI	乳がん (294人) HR 95％CI
最低群 26.10 13,277	1.00（基準）	1.00（基準）	1.00（基準）	1.00（基準）	1.00（基準）	1.00（基準）	1.00（基準）
第2群 31.85 10,838	0.93 (0.82-1.05)	0.74 (0.52-1.04)	0.87 (0.62-1.22)	0.96 (0.52-1.78)	0.98 (0.50-1.95)	0.90 (0.58-1.38)	1.24 (0.92-1.66)
第3群 34.25 9,663	0.84 (0.73-0.96)	0.78 (0.55-1.10)	0.74 (0.52-1.07)	0.99 (0.53-1.84)	0.83 (0.39-1.76)	0.90 (0.57-1.42)	1.02 (0.74-1.40)
最大群 42.65 8,095	0.84 (0.73-0.97)	0.63 (0.42-0.94)	0.82 (0.56-1.21)	0.54 (0.23-1.29)	1.29 (0.62-2.67)	0.92 (0.56-1.49)	0.91 (0.64-1.29)
p for trend	0.007	0.020	0.198	0.248	0.601	0.686	0.529

HR：年齢，地域，職業，糖尿病歴，喫煙，飲酒，肥満指数，総エネルギー，余暇時の運動を調整

（文献6）Inoue M, et al., Am J Epidemiol., 168, 391-403 (2008)）

さらに高齢グループや余暇の運動頻度の多いグループでよりはっきりとした低下がみられた。

部位別に見ると，男性では結腸がんと肝がんで，女性では胃がんで，身体活動量最大グループで統計学的有意にがん罹患リスクが低下していた。また，男性の膵がんでは，傾向性が有意であった。

ところで，身体活動量が低いグループには，もともと体調が悪いために運動ができなかった人が含まれていて，因果の関連を逆に見誤ってしまう可能性がある。そうした影響を避けるために，研究開始から3年以内にがんになった人を除いて分析したが，結果は大きくは変わらなかった。

アンケートから推定した身体活動量の妥当性は0.5程度であったことを考えると，身体活動量の推定における一定の誤分類があるため，もし，いずれかの方向に偏った誤分類がなければ，実際の身体活動量の増加によるがん予防効果は，もう少し大きいことが予想される。

3.2 身体活動量と死亡リスクとの関連

多目的コホート研究では，死亡をエンドポイントとする解析も行っている。全コホートのベースラインでの最高齢者（69歳）が日本人の平均寿命に達するのが追跡15年目であるから，それまでの死亡は，寿命前に何らかの理由で起こったものと捉えることができる。1995年～1998年に実施された5年後調査のアンケートに回答した45～74歳の男女約8万3千人を，2005年まで追跡し，身体活動量の多少とその後の死亡リスクとの関連を検討した[7]。約9年の追跡期間中に，男性3098人，女性1466人が死亡した。

男女とも，身体活動量が多いグループほど，死亡リスクが低下した（表3）。身体活動量の最

表3 身体活動量（METs/日）と死亡リスクとの関連

男性（n=39,183）

	METs/day 中央値	N	全死亡 N	HR	95% CI	がん N	HR	95% CI	心疾患 N	HR	95% CI	脳血管疾患 N	HR	95% CI
最低群	25.45	13,498	1,249	1.00	（基準）	502	1.00	（基準）	155	1.00	（基準）	99	1.00	（基準）
第2群	31.85	8,117	590	0.79	(0.71-0.87)	286	0.92	(0.80-1.07)	77	0.84	(0.64-1.11)	53	0.89	(0.64-1.25)
第3群	34.25	7,804	618	0.82	(0.74-0.91)	284	0.89	(0.77-1.04)	62	0.68	(0.50-0.92)	64	1.11	(0.81-1.53)
最大群	42.65	9,764	641	0.73	(0.66-0.81)	287	0.80	(0.68-0.93)	79	0.72	(0.54-0.96)	65	0.95	(0.68-1.32)
p for trend				<0.001			0.003			0.015			0.927	

女性（n=43,851）

	METs/day 中央値	N	全死亡 N	HR	95% CI	がん N	HR	95% CI	心疾患 N	HR	95% CI	脳血管疾患 N	HR	95% CI
最低群	26.10	13,870	648	1.00	（基準）	263	1.00	（基準）	73	1.00	（基準）	76	1.00	（基準）
第2群	31.85	11,321	350	0.75	(0.66-0.85)	175	0.87	(0.72-1.06)	32	0.71	(0.46-1.08)	42	0.74	(0.50-1.08)
第3群	34.25	10,215	274	0.64	(0.56-0.74)	149	0.81	(0.66-0.996)	23	0.55	(0.34-0.89)	31	0.60	(0.39-0.92)
最大群	42.65	8,445	194	0.61	(0.52-0.73)	98	0.69	(0.54-0.88)	20	0.69	(0.41-1.17)	23	0.64	(039-1.04)
p for trend				<0.001			0.001			0.035			0.019	

HR：年齢，地域，職業，糖尿病歴，喫煙，飲酒，肥満指数，総エネルギー，余暇時の運動を調整

（文献7） Inoue M, *et al.*, *Ann Epidemiol*, 18, 522-30（2008））

小グループと比較した場合，最大グループの死亡リスクは，男性で0.73倍，女性で0.61倍と有意に低下した．年齢や余暇の運動の頻度で分けても，同じような結果を示したが，肥満度BMIにより分けてみると，27より大きいグループでは身体活動による死亡リスク低下の度合いが小さかった．

　死因別に見ると，男性では，がん死亡リスクは身体活動量最大グループで0.80倍，心疾患死亡リスクは最大グループで0.72倍と顕著な低下が見られたが，脳血管疾患については，死亡リスクの低下は見られなかった．女性では，身体活動量最大グループでのがん死亡リスクは0.69倍と低下し，心疾患と脳血管については，統計学的有意性がないものの，死亡リスクの低下傾向が見られた．研究開始から3年以内の死亡者を除いて分析したが，男性で死亡リスク低下の度合いが若干弱まるものの有意な低下に変わりなく，女性では結果は変わらなかった．

4　身体活動とがん：メカニズム，特に，インスリン抵抗性との関係

　身体活動・運動のがん予防や健康への効果は，どのように得られるのであろうか．運動については肥満の解消，免疫機能の増強，便の腸内通過時間の短縮，胆汁酸代謝への影響などのメカニズムが考えられているが，近年，インスリン抵抗性との関係が注目されている．

　多目的コホート研究において，1990年〜1994年に実施したベースライン調査アンケートに回答した40〜69歳の男女約10万人について，糖尿病既往歴とその後の全部位および主要部位別にみたがん罹患との関連を検討した[8]．約11年間の追跡期間中に男性3,907人，女性2,555人が何らかのがんに罹患した．糖尿病既往なしの人と比べ，糖尿病既往ありの人（男性の7％，女性の3％）では何らかのがんに罹患するリスクが，男性で1.27倍，女性で1.21倍ほど高かった．部位別にみると，糖尿病既往ありの人が特にかかりやすかったのは，男性では肝がん，腎がん，膵がん，結腸がん，胃がん，女性では胃がん，肝がん，卵巣がんだった．即ち，先に記した身体活動量が高いとリスクが低下するがんと，男性の肝臓・膵臓・結腸のがん，女性の胃がんは共通している．

　また，多目的コホート研究において，大腸がんに罹患した症例375例（男性196，女性179）と大腸がんに罹患していない年齢・性別・居住地域・採血時の条件をマッチさせたて無作為に選んだ対照750例について，ベースライン調査時に採取して保存していた血漿を用いてC－ペプタイドを測定して比較した[9]．その結果，男性では，C－ペプタイドの値の最も高いグループの大腸がんリスクは，最も低いグループの3.2倍で，値の高いグループほどリスクが徐々に高くなる関連がみられた．この関係は，特に，結腸がんにおいて強かった．ただし，女性では，関連がみられなかった．

　C－ペプタイドは，体内でインスリンを生成する過程で生じる副産物で，血中C－ペプタイド測定は，インスリン測定の代用となると考えられている．従って，インスリン抵抗性が結腸がんのリスクを高め，インスリン抵抗性を改善することが期待される運動が結腸がんのリスクを低下

させるというメカニズムが考えられる。すなわち，膵臓から分泌されるインスリンの作用が不足すると，それを補うために高インスリン血症やIGF-I（インスリン様成長因子1）の増加が生じ，これが結腸や肝臓，膵臓などの部位における腫瘍細胞の増殖を刺激して，発がんに関与すると推察される。

その他，肝炎ウイルス感染やピロリ菌感染そのものもインスリン分泌に影響を与えるという報告もあると同時に，肝がんに先行して起こる慢性肝炎や肝硬変が糖尿病の状態をつくっていることも考えられる。

いずれにせよ，運動によるがん予防効果は単に肥満の解消によって肥満を原因とするがんが減少することによってのみもたらされるわけではなさそうである。日常的な身体活動の向上は体形に関係なく，したがって肥満の割合が比較的少ない日本人にとっても効果的であろうと期待することができる。

5　がん予防のための身体活動量

WCRFとAICRは，その評価に基づいてがん予防のための食事指針を提案している。そして，その一項目として，"身体活動について，日常生活の中で活動的になる"ことを推奨している。さらに，具体的な公衆衛生上の目標として，「日常的な身体活動として，座っていることの多い（身体活動度レベル〈PAL：1日のエネルギー消費量／1日当たりの基礎代謝量〉1.4以下）人の割合を10年ごとに半減させる。国民の身体活動度レベルの平均値をPAL1.6以上にする。」と提唱している。また，1人1人への助言として，「中程度の身体活動（早歩き相当）を仕事や移動，家事，レジャーなどに組み込み，毎日少なくとも30分は行う。運動に慣れてきたら，時間や強度を増すとさらに利益が期待できるので，中等度の身体活動を毎日少なくとも60分，またはもっと激しい運動を少なくとも30分行う。テレビを見る習慣など，座っていることになる時間を制限する。」ことを示している。運動不足に慣れた人々には，かなり大きな変化を積極的に促すものと言えよう。

日本においても，身体活動量を高めるとがんの予防につながるというエビデンスが蓄積されつつある。「生活習慣改善によるがん予防法の開発に関する研究」班において作成した「日本人のためのがん予防法：現状において推奨できる科学的根拠に基づくがん予防法」（http://ganjoho.ncc.go.jp/public/pre_scr/prevention/evidence_based.html）の一項目としても，「日常生活を活動的に過ごす」ことを推奨している。

身体活動・運動についてはがん予防のためのある程度の科学的根拠が得られているので，今後は効果的かつ安全で無理のない介入方法等が開発されるべきであろう。

文　　献

1) World Cancer Research Fund / American Institute for Cancer Research. Food, Nutrition, Physical Activity, and the Prevention of Cancer: a Global Perspective. AICR, Washington DC (2007).
2) Wolin KY, *et al.*, *Br J Cancer.*, **100**, 611-6 (2009)
3) Lee KJ, *et al.*, *Cancer Causes Control.*, **18**, 199-209 (2007)
4) Takahashi H, *et al.*, *Eur J Cancer Prev.*, **16**, 403-8 (2007)
5) Pham NM, *et al.*, *Jpn J Clin Oncol.*, **42**, 2-13 (2012)
6) Inoue M, *et al.*, *Am J Epidemiol.*, **168**, 391-403 (2008)
7) Inoue M, *et al.*, *Ann Epidemiol.*, **18**, 522-530 (2008)
8) Inoue M, *et al.*, *Arch Intern Med.*, **166**, 1871-7 (2006)
9) Otani T, *et al.*, *Int J Cancer.*, **120**, 2007-12 (2007)

第12章　異所性脂肪と運動

田村好史*

1　はじめに

　脂肪は通常，皮下，内臓脂肪に蓄えられるが，それ以外の臓器でもエネルギー源として脂質は蓄積する。脂肪組織以外の臓器に蓄積した脂肪を異所性脂肪と呼ぶが，その量が過剰になると，それぞれの臓器で様々な障害を起こすことが知られている。特に，インスリン感受性臓器である骨格筋，肝臓における異所性脂肪蓄積はそれぞれの臓器のインスリン抵抗性を惹起し，2型糖尿病やメタボリックシンドロームを引き起こす元凶になっていることが最近明らかとなりつつある。つまり肥満が無くても異所性脂肪の蓄積により，インスリン抵抗性が発生し，病気の発症に結び付いていることが仮説として提唱されている。ここでは，これらの2つの臓器に注目して異所性脂肪とそれに対する運動の効果について示す。

2　異所性脂肪とインスリン抵抗性

　2型糖尿病の発症にインスリン抵抗性は重要な役割を担っているのは明らかであるが，その原因として，現在までに様々な仮説が提唱されている。一般的に，肥満に伴ってインスリン抵抗性が出現することから，肥満によって大型化した脂肪細胞から放出される様々な物質が末梢組織に対してインスリン抵抗性を惹起するという仮説が検証されてきた。その中で，歴史的に遊離脂肪酸（free fatty acid；FFA）の重要性が指摘されている。例えば，健常人の血中FFA濃度を脂肪乳剤とヘパリンを用いて人為的に高めると，骨格筋のインスリン抵抗性[1〜3]や肝インスリン抵抗性[4]が短時間で惹起されることが知られている。約10年前にヒトにおいてproton magnetic resonance spectroscopy（^{1}H-MRS）法で細胞内の脂質量（異所性脂肪）を測定可能になり，肥満者やFFAの点滴後に異所性脂肪の蓄積が生じ，それが骨格筋，肝臓におけるインスリン抵抗性を惹起することが明らかとなってきた。

3　異所性脂肪に対する運動の効果　①

　我々の施設では，2型糖尿病における食事，運動療法の細胞内脂質蓄積に対する意義について検討した。2週間の糖尿病教育入院となった2型糖尿病患者14名を食事療法単独または，食事

＊　Yoshifumi Tamura　順天堂大学大学院　代謝内分泌内科学　准教授

＋運動療法により加療を行う2群に分け，入院前後に¹H-MRSにより骨格細胞内脂質（intramyocellular lipid; IMCL），肝細胞内脂質（intrahepatic lipid; IHL）を定量評価し，同時に高インスリン正常血糖クランプに経口糖負荷を組み合わせて，末梢インスリン感受性，肝糖取り込み率を測定した[5]。IHLは，両群ともにほぼ同等に約30％減少し，それに伴って肝糖取り込みは増加した（図1）。骨格筋に関しては，食事療法単独ではIMCLと末梢インスリン感受性は有意に変化しなかったが，食事＋運動療法群ではIMCLが19％減少し，末梢インスリン感受性は57％増加した（図2）。IMCLの変化率はメモリー付加速度計で測定した身体活動度の変化率は負の相関を認め，IMCL減少は運動により細胞内脂質が消費された結果であることが推察された（図3）。これらのことより，2型糖尿病における食事療法は主に肝臓の，運動療法は主に骨格筋における細胞内脂質量を減少させ，インスリン抵抗性を改善させることが考えられた。次に，13名の肥満症男性に対する食事療法による介入調査も同様にして行った[6]。3ヶ月の介入により6.6％の体重減少が認められそれに伴い糖質代謝，脂質代謝，血圧といったメタボリックシンドロームに関連したいずれのパラメーターも有意な改善を認めた。75g経口糖負荷試験でも耐糖

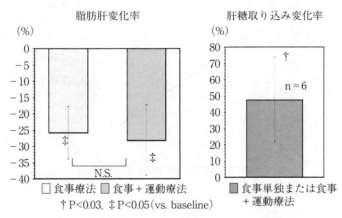

図1　食事・運動療法による脂肪肝と肝糖取り込みの変化

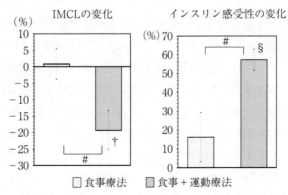

§P＜0.0001，†P＜0.03(vs. baseline)　#P＜0.03(diet alone vs. diet plus exercise)

図2　食事・運動療法によるIMCLとインスリン感受性の変化

能の改善を認め，血糖曲線下面積，インスリン曲線下面積も有意に減少し，インスリン抵抗性が改善したことが示唆された。しかし，興味深いことに末梢インスリン抵抗性，IMCL は有意な変化を認めなかった。これとは対照的に，IHL は約 40％減少し，これとともに肝糖取り込み率も 2.4 倍増加した。

このように，我々の 2 型糖尿病，肥満症への介入結果から，食事療法によるエネルギー制限は体重減少が僅かであっても肝臓内の細胞内脂質を大幅に減少すると同時に，肝糖取り込みを改善することが示唆された。また，2 型糖尿病において，運動療法は主に骨格筋の細胞内脂質を減少し，骨格筋のインスリン抵抗性を改善することが示唆された。これらのことから，骨格筋，肝臓への異所性脂肪蓄積は生活習慣に直接影響を受け，肥満とは独立してインスリン抵抗性を規定している可能性が考えられる。

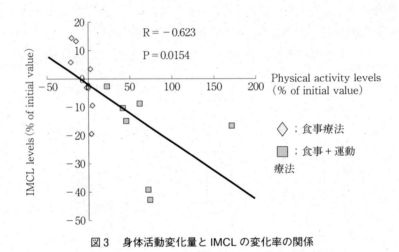

図3　身体活動変化量と IMCL の変化率の関係

4　異所性脂肪に対する運動の効果　②

持久的なトレーニングを多く行っているアスリートでは IMCL が多いがインスリン感受性も高い。これは，現在までにアスリートパラドックスとして知られており，興味深い事象として研究対象となっているが[7]，実際にはアスリート以外でもそのような現象が生じ，骨格筋において「脂質耐性」を持っていると定義できる。脂質耐性に関する鍵分子として，注目されているものに diacylglycerol acyltransferase-1（DGAT）がある。DGAT1 は DG から TG を合成するのに重要な酵素である。TG は骨格筋において，直接インスリン抵抗性を惹起している訳ではなく，その中間代謝産物として相対的に増加した DG がインスリン抵抗性を惹起する基質であると考えられている。単回の運動後の脂肪負荷により，IMCL は増加するが，インスリン感受性はむしろ亢進する。この時，骨格筋の脂質の質を詳細に調べると，IMCL が増加したとしても，主に TG が増加し，悪玉である DG は相対的に減少するという結果が得られた。この変化と関連して，

DGATの発現量が増加していた[8]。DGAT1を骨格筋特異的に過剰発現したマウスに対して高脂肪食を負荷したマウスでも，同様の結果が得られている[9]。つまり，脂質耐性の一つのメカニズムとしては，トレーニングによりDGATが増加し，DGとTGの量的なバランスが良好になり，IMCLが蓄積してもインスリン抵抗性が発生しないと推測される。

5 異所性脂肪の蓄積原因

　我々は以前，脂肪摂取量と骨格筋細胞内脂質量の変化について，陸上競技を行っている短距離ランナーと長距離ランナーそれぞれ7名ずつを対象として，3日間の低脂肪，普通脂肪，高脂肪負荷食を摂取させ，その直後に骨格筋細胞内脂質を^{1}H-MRS法により測定した。その結果，短距離ランナーにおいては，前脛骨筋における骨格筋細胞内脂質量は食事内容により優位な変化を認めなかったのに対して，長距離ランナーにおいては脂肪摂取量に応じて骨格筋細胞内脂質量は大きく変化し，骨格筋の部位による蓄積脂肪量の変化も認められた。さらに，同一種目の各個人間での骨格筋細胞内脂質の変化量については，極めて個人差が強いことが明らかとなった（図4）[10]。このように，脂肪負荷に対するIMCLの増加の程度は，環境因子や遺伝要因といった様々な体質が関与していることが考えられるが，現在までほとんど明らかとなっていない。そこで我々は，一定量の高脂肪負荷によるIMCLの増加の程度を「脂肪負荷感受性」として新規に定義，感受性が高い，つまり高脂肪負荷によりIMCLが蓄積し易いタイプは，インスリン抵抗性，2型糖尿病を発症し易い可能性があると考えた。

　この点に関して，37名の非肥満男性に対して3日間の高脂肪食を負荷し，骨格筋細胞内脂質の変化やインスリン抵抗性の変化について観察を行った[11]。3日間の普通食摂取後に，3日間の高脂肪食（炭水化物20％，脂質60％，蛋白質20％）を摂取させ，それぞれの食事後に空腹時の条件下で骨格筋細胞内脂質を測定し，高インスリン正常血糖クランプにより骨格筋のインスリン感受性を測定した。その結果，ヒラメ筋，前脛骨筋における細胞内脂質は有意に約1.2～1.3

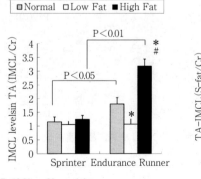 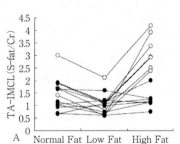

図4　短距離ランナーと長距離ランナーにおける脂質摂取とIMCLの変化

倍程度増加し（図5），その一方で，骨格筋のインスリン感受性は減少傾向を認めた。次に，細胞内脂質の変化とインスリン感受性の変化の関連を検討したところ，ヒラメ筋において有意な負の相関が認められた（r=-0.41, P<0.05）。そのため，全体的には3日間の高脂肪食により，IMCLが蓄積しやすい人ほどインスリン感受性が低下するという傾向があると考えられた。どのような人でIMCLが蓄積しやすかったかを検討したところ，高分子型アディポネクチンの血中濃度が低い人ほど，IMCLが蓄積されやすいことが明らかとなった。さらに，被験者を普段週1回以上運動している群と，そうでない群の2群に分けて解析したところ，運動していない群では，骨格筋細胞内脂質の増加と日常身体活動量に強い負の相関があった（図6）。これらのことから，普段の歩行が脂質燃焼を介して骨格筋における脂質蓄積に抑制的に働いている結果であることが推察された。アディポネクチンについても，骨格筋における脂質燃焼を促進する役割があるため，同様の機序で脂肪負荷感受性の規定因子になっているのかもしれない。

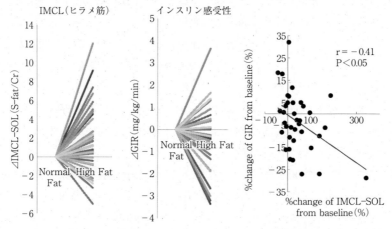

図5　高脂肪食によるIMCL，インスリン感受性の変化

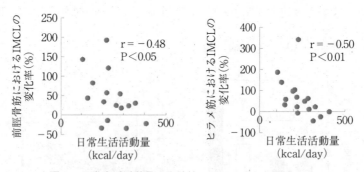

図6　日常生活活動量は脂肪筋のなりやすさと関連する

6 おわりに

これらのことから,現在の我々の考えている仮説を示す。日本人で多く見受けられる非肥満の2型糖尿病の病態生理学的な評価や病因論について,未だ不明の部分が多く残されているが,戦後の2型糖尿病患者数の増加と生活習慣の変化を対比してみると,日本人の一日の脂肪摂取量と強く関連している。そのため,日本人において高脂肪食が肥満の発症とは独立してIMCLやIHLを増加させ,インスリン抵抗性を惹起し,メタボリックシンドロームや2型糖尿病,動脈硬化症の発症に結びついているのかもしれない。そのメカニズムについて,骨格筋にのみ注目した場合,脂肪負荷感受性と脂質耐性の2つの規定因子があると推測される(図7)。今後,これらの関連性について検討を要する。

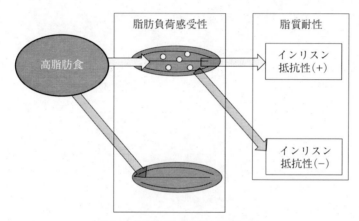

図7 脂肪負荷感受性と脂質耐性

文　献

1) Boden G, Shulman GI, *Eur J Clin Invest 32 Suppl.*, **3**, 14-23 (2002)
2) Bachmann OP, Dahl DB, Brechtel K, Machann J, Haap M, Maier T, Loviscach M, Stumvoll M, Claussen CD, Schick F, Haring HU, Jacob S, *Diabetes*, **50**, 2579-2584 (2001)
3) Itani SI, Ruderman NB, Schmieder F, Boden G, *Diabetes*, **51**, 2005-2011 (2002)
4) Lam TK, Carpentier A, Lewis GF, van de Werve G, Fantus IG, Giacca A, *Am J Physiol Endocrinol Metab.*, **284**, E863-873, 2003
5) Tamura Y, Tanaka Y, Sato F, Choi JB, Watada H, Niwa M, Kinoshita J, Ooka A, Kumashiro N, Igarashi Y, Kyogoku S, Maehara T, Kawasumi M, Hirose T, Kawamori R, *J Clin Endocrinol Metab.*, **90**, 3191-3196 (2005)
6) Sato F, Tamura Y, Watada H, Kumashiro N, Igarashi Y, Uchino H, Maehara T, Kyogoku S,

Sunayama S, Sato H, Hirose T, Tanaka Y, Kawamori R, *J Clin Endocrinol Metab.*, **92**, 3326-3329 (2007)
7) Goodpaster BH, He J, Watkins S, Kelley DE, *J Clin Endocrinol Metab.*, **86**, 5755-5761 (2001)
8) Schenk S, Horowitz JF, *J Clin Invest.*, **117**, 1690-1698 (2007)
9) Liu L, Zhang Y, Chen N, Shi X, Tsang B, Yu YH, *J Clin Invest.*, **117**, 1679-1689 (2007)
10) Tamura Y, Watada H, Igarashi Y, Nomiyama T, Onishi T, Takahashi K, Doi S, Katamoto S, Hirose T, Tanaka Y, Kawamori R, *Metabolism*, **57**, 373-379 (2008)
11) Sakurai Y, Tamura Y, Takeno K, Kumashiro N, Sato F, Kakehi S, Ikeda S, Katamoto S, Ogura Y, Saga N, Naito H, Fujitani Y, Hirose T, Kawamori R, Watada H, *J Diabetes Invest.*, in press (2010)

第13章　糖尿病予防と運動

北村伊都子[*1]，佐藤祐造[*2]

1　はじめに

　現代人の生活における身体活動量の減少や欧風化された食生活（動物性高脂肪・高蛋白食）は，内臓脂肪の蓄積・インスリン抵抗性の増大を引き起こし，2型糖尿病，メタボリックシンドロームといった生活習慣病を増加させる大きな要因となっている。適度な食事制限や身体トレーニングの実施による生活習慣の改善は，筋肉のトレーニングになるとともに，内臓脂肪を効率的に減少させ，個体のインスリン抵抗性を改善させ，2型糖尿病をはじめとする生活習慣病の予防や治療に有用である。

　本稿では，糖尿病予防における運動の役割について解説する。はじめに，生活習慣の改善，運動の有効性について国内外の疫学調査における研究成績を紹介する。次に，運動の効果とそれを引き起こすメカニズムについて解説し，さらに，具体的な運動療法の実施方法や我が国における糖尿病運動療法の実施の現状について概説する。

2　生活習慣の改善，運動の効果に関する疫学的研究

（1）　Malmö study（スウェーデン）

　IGT（impaired glucose tolerance; 耐糖能異常）患者に食事，運動指導を行なったところ，介入群ではIGTから2型糖尿病への発症率が63％抑制され，死亡率も正常対照群のレベルまで低下した[1]。

（2）　Finnish Diabetes Prevention Study（FDPS, フィンランド）

　肥満IGT患者に減量，食事，運動などの指導を行ったところ，個別指導を行った介入群では対照群に比し糖尿病発症率が58％低下した。また，余暇時間の身体活動量が中程度以上増加している群で糖尿病発症率が低下した[2]。

（3）　Diabetes Prevention Program（DPP, 米国）

　肥満IGT患者を，生活習慣改善群，メトホルミン投与群，プラセボ群に分けて検討した。糖尿病発症抑制率は生活習慣改善群（低エネルギー，低脂肪食，速歩を週150分，元体重の7％減）で58％となり，メトホルミン投与群の38％より大きかった[3]。

---

*1　Itsuko Kitamura　愛知学院大学　教養部　専任講師
*2　Yuzo Sato　愛知学院大学　心身科学部　健康科学科　教授

（4） 日本糖尿病予防プログラム（Japan Diabetes Prevention Program: JDPP, 日本）

IGT 患者に対し生活習慣の介入（適正体重の達成と維持，食事制限，歩行運動を1回20分以上，週4日以上）を行った。介入群は対照群よりも減量が大きく，糖尿病発症の減少（51％）が認められた。とくに正常から軽度体重が増加していた群で介入効果が大きいことが示された[4]。

（5） 虎ノ門病院糖尿病予防プログラム（日本）

IGT を対象に，介入群では BMI 22 を目標に食事と運動（ウォーキング 30～40 分，週3日以上）について生活指導を積極的に行い，対照群では BMI 24 を目標に半年に一度の簡単な指導を行った。糖尿病発症率は非介入群の 9.3％に対し，介入群では 3.0％と 67.4％発症が抑制された[5]。

（6） 看護師健康研究（米国）

看護師（女性）で，週1回以上運動を実施している群では，2型糖尿病の発症率が有為に低下した。軽運動と激しい運動では発症抑制効果は同一であった[6]。

（7） 東京ガス研究（日本）

定期健診受診者の有酸素運動能力の変化と糖尿病発症率について7年間観察したところ，糖尿病発症率は有酸素運動能力の変化の4分位で大きいほうから 1.0, 0.64, 0.40, 0.33 となり，有酸素運動能力の低下が大きいほど2型糖尿病発症率が高かった[7]。

また，わが国では，2005 年度より糖尿病予防対策研究 J-DOIT（Japan Diabetes Outcome Intervention Trial）が開始されている。J-DOIT1 は2型糖尿病発症予防のための介入試験で，運動の習慣化，適正体重の維持，食物繊維の摂取，適正飲酒）を到達目標に非対面式のツールを用い1年間の生活習慣の介入効果の検討が行われている[8]。

3 運動の内分泌代謝学的効果とそのメカニズム

3.1 急性効果

（1） 運動時のエネルギー代謝

空腹安静時には脂肪組織から動員された遊離脂肪酸（FFA）が主なエネルギー源となっている。運動時には筋肉で安静時の十数倍のエネルギーが消費され，そのエネルギー源は運動強度や継続時間に応じて異なる。最大努力で数秒しか持続できないような運動（重量挙げなど）にはクレアチンリン酸からの化学的エネルギーが用いられる。数十秒間続けられる運動（短距離走など）では筋肉中にあるグリコーゲンが無酸素的に利用され，さらに長時間の運動では筋肉中のグリコーゲン，血中ブドウ糖，遊離脂肪酸（FFA）を利用した有酸素性のエネルギー代謝が行われる。ブドウ糖は，肝臓でのグリコーゲン分解や糖新生により生じたブドウ糖が利用される。また，FFA の補充には脂肪組織での脂肪分解により生じた FFA が用いられ，2時間以上の運動では，FFA が主に利用される。

（2） 運動時の糖代謝の調節

健常者の運動時には高強度や長時間でない場合，筋での糖利用と肝臓からの糖放出のバランスが保たれ，血糖値はほぼ一定となる。

糖尿病患者ではインスリンの供給状態によって運動の糖代謝への効果が異なってくる。血中インスリンが正常の場合は健常者と同様だが，肥満2型糖尿病やインスリン治療中で血中インスリンが過剰にみられる場合には肝臓での糖産生が抑制され，筋の糖利用がそれを上回り，低血糖をきたすことがある。一方，血糖コントロール不良な1型糖尿病のようにインスリン不足の状態では，筋での糖利用が進まず，肝臓での糖産生が筋の糖利用を上回り，血糖値は上昇する。インスリン欠乏が極限に達したケトーシス（空腹時血糖 250～300 mg/dl 以上，尿ケトン体中等度以上陽性）や運動強度が極めて強い場合は，血糖，遊離脂肪酸，ケトン体が高値となり，代謝状態は悪化する。したがって，血糖コントロール不良の症例では運動療法の実施は禁忌である。血糖コントロール状態が良好な場合に，軽～中等強度の運動がすすめられる。

（3） 運動時の筋への糖取り込み促進のメカニズム

運動時の筋への糖取り込みには糖輸送担体（GLUT4）の細胞内から細胞膜上への移動（translocation）の促進が想定されている。インスリンは肝での糖放出を抑制し，骨格筋や脂肪組織での糖取り込みを促進させる。これは，インスリン受容体，IRS，PI3 キナーゼを介した GLUT4 の translocation が促進されることで行われている。運動時にはインスリン分泌が低下するにもかかわらず，筋への糖取り込みが増加する。近年，筋収縮中に活性化された AMPK（AMP activated protein kinase）を介し，GLUT4 が筋細胞膜上に translocation し糖取り込みが増強することが明らかになり，この経路はインスリンシグナル伝達系とは異なるものであると考えられている[9]。しかし，AMPK 以外の因子による制御の可能性も想定されている。

3.2 トレーニング効果

（1） 身体トレーニングによるインスリン感受性の変化

a　有酸素運動

健康な非肥満者が最大酸素摂取量に影響を及ぼさない程度の軽いジョギングを1年間続けた時のインスリン感受性（インスリン作用の強さ）の変化を示す（図1）[10]。食事制限をしていないので，体重に変化はなかったが，軽～中等度の運動であっても長期間継続により，インスリン感受性の改善を認めた。

肥満2型糖尿病，肥満症患者に食事制限と身体トレーニングを実施させたところ（図2），食事制限単独の群では体重が減少してもインスリン感受性は改善しなかった。一方，食事制限と身体トレーニングを併用した群では除脂肪量は変化せず内臓脂肪量を中心とした体脂肪量が効率的に減少し，インスリン感受性も有意に改善した[11]。極端な食事制限による減量では体脂肪は減少せず，筋肉などの除脂肪体重が低下する。

トレーニングによりグルコース代謝量（インスリン感受性）は増大するが，トレーニング中止

後3日位でトレーニング効果は低下し，1週間でほとんど消失する（図3）[12]。したがって，インスリン感受性の改善のトレーニング効果を維持するためには，少なくとも3日に1度，週3回以上運動を行う必要がある。

b　レジスタンス運動の併用

加齢や安静に伴い筋力・筋量は減少し，基礎代謝量の減少，骨粗鬆症などに大きく影響する。こうしたことから，近年，低負荷，高頻度のレジスタンス運動（力んで呼吸をしない，負荷をか

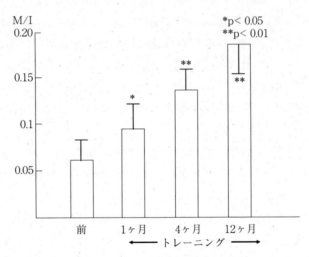

図1　トレーニング前後におけるインスリン感受性の変動
（Y Oshida *et al.*, 1989）
M/I: グルコース代謝量/インスリンクランプ中の平均血中インスリン濃度（インスリン感受性を表す）

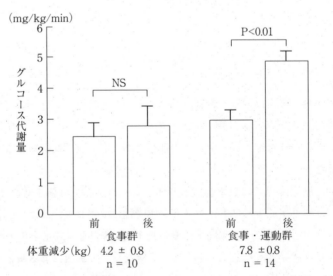

図2　食事群と食事・運動群のグルコース代謝量（インスリン感受性）の変化
（K Yamanouchi *et al.*, 1995）

けた筋力トレーニング）の併用が重要視されている。レジスタンス運動単独でもインスリン感受性は改善したという報告もあるが[13]，レジスタンス運動単独よりも有酸素運動を併用したトレーニングのほうがインスリン感受性の改善はより著しかったという報告[14]やレジスタンス運動単独では筋重量あたりのインスリン作用は改善せず，有酸素運動とレジスタンス運動の併用でインスリン作用の顕著な改善をみとめたという報告も多い[15,16]。有酸素運動の有用性については確立されているが，筋量の低下した高齢者では歩行を中心とした有酸素運動のみでは改善をみとめにくいことから，有酸素運動とレジスタンス運動を併用したトレーニングがインスリン作用の改善にはより有効と思われる[15]。

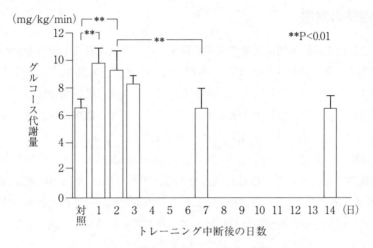

図3　トレーニングおよびトレーニング中断による
グルコース代謝量（インスリン感受性）の変動（ラット）
（J Nagasawa *et al.*, 1990）

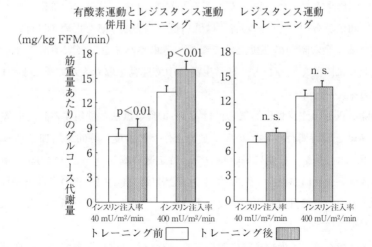

図4　トレーニング前後における筋重量あたりのグルコース代謝量
（I Kitamura *et al.*, 2003）

（2） トレーニング効果のメカニズム

　有酸素運動の継続がインスリン感受性を亢進させるメカニズムには，筋重量の増大や筋の解糖系・TCA 回路系の酵素活性，骨格筋でのインスリン作用の改善，すなわち，インスリンシグナル伝達系の IRS-1，PI3kinase，GLUT4 の遺伝子発現や蛋白量の是正，リン酸化能の改善などが関わっていると考えられている。また，内臓脂肪は皮下脂肪よりカテコールアミン β 刺激により分解されやすい性質があるため運動により内臓脂肪は選択的に減少し[17]，FFA，TNFα などの分泌低下およびアディポネクチンの分泌増加が生じ，インスリン抵抗性が改善する。

4　運動療法の実際

　糖尿病患者においては，運動は代謝や病態に様々な影響を与えることがあるため，実施の際は注意が必要である。運動療法を開始するにあたっては，まず，医師の診察を受け，血糖コントロール状態が良好かどうか，運動により病態を悪化させる要因（糖尿病合併症，膝，足・関節の障害など）がないかどうかを確認する必要がある。発症間もない血糖コントロール状態が良好な 2 型糖尿病や IGT では，食事・運動療法の併用が第 1 選択となる。

　糖尿病で代謝状態が極端に悪い場合（空腹時血糖 250 mg/dl 以上，または尿ケトン体陽性）では，糖尿病の状態が悪化するので絶対的禁忌である。また，（前）増殖網膜症や腎症（血清クレアチニン　男性 2.5 mg/dl≦，女性 2.0 mg/dl≦）などの重症血管合併症や神経障害（特に自律神経障害）を有する症例では運動療法は禁忌で，各科専門医と相談し，病状に応じて日常生活活動のみを許可とする。

　具体的には，ウォーキング，ジョギング，水泳など全身の筋肉を使う有酸素運動を最大酸素摂取量（VO_2max）50 ％前後の中等強度（心拍数 120/分，60〜70 歳 100/分）で，1 回 10〜30 分，週 3〜5 回以上実施する。また，レジスタンス（筋力）トレーニングは加齢に伴う筋力・筋量の減少を防止する効果があり，特に高齢者では低負荷，高頻度で息を止めずに行い，有酸素運動と併用して実施する。余暇時間の運動だけでなく，電車やバスをひと駅手前で降りて歩く，エレベーターの代わりに階段を使うなど，日常生活の中で運動を取り入れて「こまめに体を動かす」ことも大切である。

　運動実施の際は以下の注意点にも気を付ける。①食事療法と併用する。②準備・整理運動を実施し，軽い運動を短時間行うことからはじめ，徐々に強度，時間を増加させる。③スポーツシューズの使用，水分補給，極端に暑い時や寒い時を避けるといった一般的注意事項を必ず指導する。④インスリンや経口血糖降下薬で治療中の患者は，運動中やその当日〜翌日に低血糖を招く可能性があるので，血糖自己測定や糖質を主体とした補食の摂取を指導する。低血糖時はただちに砂糖水などを摂取する。

　また，2 型だけでなく，1 型糖尿病においても進行した合併症がないこと，血糖コントロール状態が良好であることが確認できれば，インスリン治療と補食を調整して，運動を実施できる。

1型では長期的な血糖コントロールへの効果は不明だが，心血管系疾患の危険因子を低下させ，生活の質を改善させる[18]。

5 日本における糖尿病運動療法の現状

わが国における糖尿病運動療法の現状を明らかにするために日本糖尿病学会で「糖尿病運動療法，運動処方確立のための学術調査研究委員会」（佐藤祐造委員長）が設置され，2008年に糖尿病運動療法実施状況に関するアンケート調査を無作為抽出した糖尿病専門医および一般内科医を対象に実施した。その結果，全体の70〜80％の医師が初診患者のほぼ全員（約90％以上）に対し食事療法を指導していたが，運動療法を指導していた医師は50％未満と，食事指導に比して低率であることが明らかとなった[19]（図5）。

また2009年には，糖尿病患者を対象とした運動療法の実施状況に関するアンケート調査を行った。運動療法の指導を受けたことがないと答えた患者の割合が30％存在し，食事療法の10％より高率であった。実際に運動療法を実施している患者は全体の約半数で，運動継続のために必要なものとして時間を挙げる者が一番多かった[20]。このように，運動療法は糖尿病治療において重要であるにもかかわらず，日本における実施状況は必ずしも良好ではない。臨床の現場において，コンプライアンスをいかに高めていくか，今後さらに検討していく必要がある。

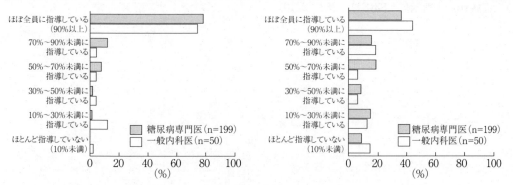

図5　初診患者への食事・運動療法指導
（糖尿病運動療法・運動処方確立のための学術調査研究委員会，2009）

文　　献

1) K. F. Eriksson et al., *Diabetologia*, **41**, 1010 (1998)
2) J. Tuomilehito et al., *N. Engl. J. Med.*, **344**, 1343 (2001)
3) W. C. Knowler et al., *N. Engl. J. Med.*, **346**, 393 (2002)
4) 葛谷英嗣, Progress *in Medicine*, **25**, 47 (2005)
5) K. Kosaka et al., *Diabetes Res. Clin. Pract.*, **67**, 152 (2005)
6) F. B Hu et al., JAMA, **282**(15), 1433 (1999)
7) S. S. Sawada et al., *Diabetes Care*, **33**(6), 1353-1357 (2010)
8) 坂根直樹, *Diabetes Frontier*, **19**(5), 608 (2008)
9) E. A. Richter et al., *J. Physiol.*, **535**, 313 (2001)
10) Y. Oshida et al., *J. Appl. Physiol.*, **66**, 2206 (1989)
11) K. Yamanouchi et al., *Diabetes Care*, **18**(6), 775 (1995)
12) J. Nagasawa et al., *Int.J.Sports Med.*, **11**(2), 107 (1990)
13) C Castaneda et al., *Diabetes Care*, **25**(12), 2335 (2002)
14) R. J. Sigal et al., *Ann.Intern.Med.*, **147**(6), 357 (2007)
15) I. Kitamura et al., *Geriatrics Gerontol. Int.*, **3**, 50 (2003)
16) S. R. Colberg et al., *Diabetes Care*, **33**, 2692 (2010)
17) N. Iwao et al., Acta *Physiol. Scand.*, **161**, 481 (1997)
18) 田村好史ほか, 糖尿病運動療法指導マニュアル（編集：佐藤祐造), 南江堂 (2011)
19) 佐藤祐造, 糖尿病, **52**(S1), 293 (2009)
20) 佐藤祐造, 糖尿病, **53**(S1), 252 (2010)

第14章　運動による認知症予防

梅垣宏行*

1　はじめに

認知症の発症は加齢とともに増えるため，人口の高齢化にともない認知症患者は，ますます増加している[1]。

認知症とは，後天的な脳の障害による認知機能低下によって日常生活に支障をきたすようになった状態をいう。認知症になると社会的な機能や日常生活を営む機能が低下・喪失し，生活の支援，介護・介護などを必要とするために，同居家族をはじめとする介護者にも負担を求めることが多い。

現在までのところ認知症を根治できる治療法はなく，発症の遅延・予防のための方策が求められている。

2　認知症の原因疾患

認知症は，多様な原因で起こるが，頻度として高いのは，アルツハイマー型認知症（AD），脳血管性認知症（VD），レビー小体型認知症（DLB），前頭葉型認知症（FTD）であり，認知症のほぼ9割がこれらの疾患によっておこると考えられる。それぞれの診断基準を表1～4に示す。

（1）　アルツハイマー型認知症（AD）

ADは，老人斑と神経原線維変化という2つの特徴的な病理変化が脳に蓄積するために，シナプス機能の低下や神経細胞の脱落が生じることによっておこる認知症である。認知症の原因疾患のなかで最も頻度が高く，認知症全体の約半数がこの疾患によると考えられている。通常，記憶障害によって初発し，とくに最近の出来事を記憶することが困難になる。病状の進行とともに，空間認知の障害や失行・失認が顕在化してくる。

根本的な病因は不明であるが，現在までのところアミロイド前駆蛋白amyloid beta（amyloid precursor protein, APP）の代謝によって産生されるamyloid betaに神経毒性があり，この蓄積によって神経障害がおこることが原因である（アミロイドカスケードセオリー）と考えられている。

（2）　脳血管性認知症（VD）

VDとは，脳血管障害に関連して出現する認知症を総称したものである。頻度としてADにつ

---

*　Hiroyuki Umegaki　名古屋大学医学部附属病院　老年内科　助教

表1　アルツハイマー型認知症の診断基準[2]

A.①記憶障害
　②失語，失行，失認，遂行機能障害の1つまたはそれ以上の障害
B.認知機能障害による社会生活活動の水準の低下
C.認知機能障害が徐々に発症し進行性であること
D.除外診断：他の神経疾患，全身性疾患，薬物中毒
E.せん妄の除外
F.精神疾患の除外

表2　脳血管性認知症の診断基準[2]

A.多彩な認知障害の発現。以下の2項目がある。
　A.①記憶障害
　　②失語，失行，失認，遂行機能障害の1つまたはそれ以上の障害
B.認知機能障害による社会生活活動の水準の低下
C.局在性神経徴候や症状
D.せん妄の除外

表3　レビー小体型認知症（DLB）の臨床診断基準改訂版[3]

1.中心的特徴
〈DLBほぼ確実（probable）あるいは疑い（possible）の診断に必要〉

1.中心的特徴（2つを満たせばDLBほぼ確実，1つではDLB疑い）
　a.注意や覚醒レベルの顕著な変動を伴う動揺性の認知機能
　b.具体的で詳細な内容の，繰り返し出現する幻視
　c.自然発生のパーキンソニズム
2.示唆的特徴
　a.REM睡眠行動障害（RBD）
　b.顕著な抗精神病薬に対する感受性
　c.SPECTあるいはPETイメージングによって示される大脳基底核
　　におけるドパミントランスポーター取り込み低下
3.支持的特徴
　a.繰り返す転倒・失神
　b.一過性で原因不明の意識障害
　c.高度の自律神経障害（起立性低血圧，尿失禁など）
　d.幻視以外の幻覚
　e.系統化された妄想
　f.うつ症状
　g.CT/MRIで内側側頭葉が比較的保たれる
　h.脳血流SPECT/PETで後頭葉に目立つ取り込み低下
　i.MIBG心筋シンチグラフィで取り込み低下
　j.脳波で徐波化および側頭葉の一過性鋭波

いで多い認知症である。AD が緩徐に進行する記銘力の低下で特徴づけられるのに対し，VD では，思考の緩慢さや，計画性の障害（実行機能障害），自発性の低下などが目立つことが多い。精神症状は動揺しやすく，興奮やせん妄，抑うつを伴いやすい。

（3） レビー小体型認知症（DLB）

DLB は，大脳皮質や皮質下にレビー小体が蓄積することによって出現する認知症である。原因疾患の頻度として3番目に多く，認知症全体の 10〜20％ほどを占めるとされる。

DLB は進行性の認知機能低下をしめす疾患であるが，注意力や覚醒の著しい変動に伴う認知機能の変動を伴うことが多い。また，具体的な幻視が繰り返しおこることが特徴とされる。さらに，パーキンソニズムを合併することが多く，筋固縮や寡動を認める。病初期から，空間認知の障害も強い場合が多い。

（4） 前頭側頭葉型認知症（FTD）

FTD は，前頭葉，側頭葉の萎縮によっておこる認知症である。病識は欠如し，反社会的・脱抑制的な行動をとりやすい。また，自発性の低下が目立つこともある。同じ道順での周遊や同じものを食べ続ける（甘いものが多い）などの常同的な行動も目立つ。また，生活のリズムが時刻表のように画一化されてしまうことも多い[2〜4]。

表4　前頭側頭葉型認知症の診断基準[4]

性格変化と社会的行動の障害が，発症から疾患の経過を通して優位な特徴である。知覚，空間的能力，行為，記憶といった道具的認知機能は正常か，比較的良好に保たれる。

1．主要診断特徴（すべて必要）
　　a．潜行性の発症と緩徐な進行
　　b．社会的対人行動の早期からの障害
　　c．早期からの自己行動の統制障害
　　d．早期からの情意純麻 e．早期からの病識の欠如
2．支持的診断特徴
　　a．行動異常
　　　1）自己の衛生や身なりの障害
　　　2）精神の硬直化と柔軟性のなさ
　　　3）易転導性と維持困難
　　　4）口唇傾向と食餌嗜好の変化
　　　5）保続的行動と常同行動
　　　6）使用行動
3．FTLD に共通する支持的診断特徴
　　a．65歳以前の発症。親兄弟に同症の家族歴
　　b．球麻痺，筋力低下と萎縮，筋線維束攣縮。保続的行動と常同行動

3　MCI

認知症は認知機能低下によって「生活機能の障害をきたす」ようになった状態であるが，軽度

の認知機能低下はあるものの「日常生活には支障をきたしていない」状態は，軽度認知機能障害（Mild cognitive impairment, MCI）と名付けられる[5]。65歳以上の高齢者では，MCIの有症率は，10～20％程度にものぼると考えられている。一般高齢者の認知症の発症率は1～2％/年と考えられているのに対し，MCIでは5～15％/年と高く，MCIは認知症発症のハイリスクグループであると考えられている。

4 認知症の薬物治療

現在までのところ，認知症の中核症状である認知機能低下に対する薬物治療として保険適応があるものは，ADに対するコリンエステラーゼ阻害薬とNMDA受容体の拮抗薬のみである。どちらも，根本的な治療薬ではなく対症的な治療薬である。

コリンエステラーゼ阻害薬としては，ドネペジル，ガランタミン，リバスチグミンの3種類が，NMDA受容体拮抗薬としては，メマンチンが使用されている。

5 薬物による認知症予防

ADの治療薬であるコリンエステラーゼ阻害薬をMCIの状態から使用することで認知症への移行を予防できるかどうかについては，これまでに多くの研究がおこなわれてきた。しかしながら，充分な予防効果が示されたといえるには至っていない[6]。

アミロイドカスケードセオリーに基づき，より根本的なADの予防治療法が活発に研究されている。Amyloid betaの産生を低下させる薬剤や，産生されたamyloid betaを除去するための免疫療法などの研究が進められているが[7]，未だ実用化はされていない。

また，従来イチョウ葉エキスに認知機能低下抑制作用がある可能性が指摘されてきたが，MCIの有症者を含む地域在住高齢者に対する大規模なRandomized control study（RCT）においては，その効果が確認されなかった[8]。

6 運動による認知症予防

認知症の予防に有効な薬物があるとはいえない現状において，非薬物的なアプローチに対する期待は高い。なかでも運動の効果については，多くのエビデンスが集積されてきた。

（1）健常高齢者の認知機能改善効果

2008年に報告されたAngevarenらによるCochran databaseのsystematic reviewでは，運動は，認知機能障害のない健常高齢者の認知機能を改善することが明らかとなった。とくに運動機能，注意力，認知速度のドメインにおいて強い効果が認められた[9]。

（2）疫学的データ

Hamerらは，前向きのコホート研究のみを選択したsystematic reviewを行ったが，その結果によれば，運動は認知症全体の発症のriskを28％，ADの発症riskを45％減少させた[10]。

（3）MCIに対するintervention trial

医学的なエビデンスのうちもっとも質が高いとされるRCTによる運動の認知機能低下予防効果を検証したデータも蓄積されつつある。

特に，MCIの有症者に対するRCTは認知症予防の観点からは最も重要なデータとなるが，2004年にHeynらによって実施されたmeta analysisでは，MCIもしくは認知症の高齢者に対する運動介入は認知機能の改善効果をもつことが示された[11]。

また，その後さらにいくつかの研究がデータを提供してきた。なかでも，オーストラリアで実施されたRCTの結果は重要である。この研究では，認知症ではないが軽度に認知機能の低下を認める170名に対して，walkingを中心とした週150分（50分のセッションを3回/週）の運動を24週間実施することによる介入効果が検討された。主要評価項目としては，Alzheimer's Disease Assessment Scale-Cognitive Subscale（ADAS-Cog）が用いられた。この評価尺度は，世界的に汎用される認知機能の評価スケールであり，70点満点で評価する。介入の結果，対照群は，ADAS-Cogが1.04点悪化したのに対して，運動群は0.26点改善し，両群間には，1.3点の得点差が生じた。運動による認知機能改善効果は，介入終1年後にも持続していたと報告された[12]。

（4）身体活動の増加による認知症予防

これらの研究結果は，運動は認知機能の低下の有無を問わず，幅広く高齢者の認知機能を改善する効果があることを示唆していると思われる。しかしながら，認知症の発症をアウトカムにして運動が認知症の発症を予防することを確認したRCTの報告は未だない。

BarnesとYaffeはAD発症の修正可能な危険因子に関する総説のなかで，運動不足（Physical inactivity）のAD発症に関わる比率（population attributable risks, PARs）を12.7％と推定しており，運動不足を25％減らすことで，およそ100万人のAD発症を予防できると推定している[13]。

7 運動による認知症予防の機序

（1）神経栄養因子を介した作用

海馬などにおいて，神経栄養因子であるBrain Derived Neurotrophic Factor（BDNF）は学習記憶に重要な役割を果たしている[14]が，運動によって，海馬などの脳内のBDNFは増加することが，動物実験によって明らかにされている[15]。さらに，地域在住の高齢者を対象にした介入研究において，運動を行わなかった対照群では海馬は萎縮したのに対し，運動群では海馬の容積はむしろ増加し，血清中のBDNFの濃度が増加したことが報告されている[16]。

運動によって，BDNF をはじめとする神経栄養因子の増加がおこり，学習記憶の能力の改善や脳萎縮の防止などがおこるものと推定される。

（2） 酸化ストレス低下作用

Reactive oxygen species（ROS）による酸化ストレスは細胞障害性が強く，中枢神経においても神経変性の大きな原因の1つであり，アルツハイマー型認知症の発症メカニズムにも ROS による酸化ストレスが関与している可能性は古くから指摘されている[17]。一方で，運動は中枢神経系における酸化ストレスの軽減作用があることが知られている[18]。

（3） 脳血流改善作用

運動は，脳血流[19,20]，や代謝[21,22]の改善作用があることも報告されている。したがって，運動の認知症予防効果の一部はこうした作用と関連している可能性がある。

（4） アミロイドカスケードに対する作用

アルツハイマー型認知症は，amyloid beta によって神経が障害されることによって起こると考えられているが，アルツハイマー型認知症の動物モデルである APP のトランスジェニックマウスをつかった動物実験では，運動は脳内の amyloid beta の産生を減らすことによって，脳内の amyloid beta の蓄積が減少することが報告されている[23]。

（5） 生活習慣病の改善

高血圧・糖尿病・脂質異常などの生活習慣病は，動脈硬化を促進し，脳血管障害を増加させる。したがって，生活習慣病は，血管性認知症を増やす原因となる。近年，生活習慣病は血管性認知症のみでなく，AD の危険因子であることが明らかになってきた[24]。運動による，生活習慣病の改善によって，血管性認知症・AD を減少させうる。

（6） インスリン抵抗性を介した作用

近年，アルツハイマー型認知症を含む認知症の発症とインスリン抵抗性との関連について注目が集まっている[25,26]。インスリン抵抗性は脳内のインスリンの代謝に影響を与え，アルツハイマー型認知症の発症を増やす可能性が指摘されており[27]，運動によるインスリン抵抗性の改善が認知症の発症を予防することが期待される。

8　まとめ

認知症については，薬物などによる有効な予防は確立していないなかで，運動は最もエビデンスの豊富な認知症予防法である。今後さらに，その機序の解明がすすみ，最も有効な運動強度やメニューが明らかにされていくことが期待される。

第14章 運動による認知症予防

文　　献

1) Reitz C et al., *Nat Rev Neurol.*, **7**(3), 137-52 (2011)
2) Frances A et al., eds. DSM-IV: Diagnostic and statistical manual of mental disorders (4th Ed). American PsychiatricAssociation, Washington DC (1994)
3) Mckeith IG et al., *Neurology*, **65**, 1863-72 (2005)
4) Neary D et al., *Neurology*, **51**, 1546-54 (1998)
5) Petersen RC. *N Engl J Med.*, **364**, 2227-34 (2011)
6) Raschetti R et al., *PLoS Med.*, **4**(11), e338 (2007)
7) Mangialasche F et al., *Lancet Neuro.*, **9**(7), 702-16 (2010)
8) Snitz BE et al., *JAMA*, **302**(24), 2663-70 (2009)
9) Angevaren M et al., *Cochrane Database Syst Rev*1., **3**, CD005381 (2008)
10) Hamer M, Chida Y. *Psychol Med.*, **39**(1), 3-11 (2009)
11) Heyn P et al., *Arch Phys Med Rehabil.*, **85**(10), 1694-704 (2004)
12) Lautenschlager NT et al., *JAMA*, **300**(9), 1027-37 (2008)
13) Barnes DE et al., *Lancet Neurol.*, **10**(9), 819-28 (2011)
14) Figurov A et al., *Nature*, **381** (6584), 706-9 (1996)
15) Neeper SA et al., *Brain Res.*, **726** (1-2), 49-56 (1996)
16) Erickson KI et al., *Proc Natl Acad Sci U S A.*, **108**(7), 3017-22 (2011)
17) Halliwell B. *J Neurochem.*, **59**(5), 1609-23 (1992)
18) Radák Z et al., *Neurochem Int.*, **38**(1), 17-23 (2001)
19) Ogoh S et al., *Neuropsychobiology*, **59**(4), 191-8 (2009)
20) Ainslie PN. Cerebral blood flow during exercise: *J Appl Physiol.*, **107**(5), 1370-80 (2009)
21) Ploughman M. *Dev Neurorehabil.*, **11**(3), 236-40 (2008)
22) Quistorff B et al., *FASEB J.*, **22**(10), 3443-9 (2008)
23) Adlard PA et al., *J Neurosci.*, **25**(17), 4217-21 (2005)
24) Rosendorff C et al., *Am J Geriatr Cardiol.*, **16**(3), 143-9 (2007)
25) Schrijvers EM et al., *Neurology*, **75**(22), 1982-7 (2010)
26) Matsuzaki T et al., *Neurology*, **75**(9), 764-7 (2010)
27) Craft S. *Curr Alzheimer Res.*, **4**(2) 147-52 (2007)

〔第3編　運動機能食品・素材〕

第15章　運動機能向上と食品素材総論

大澤俊彦[*]

1　はじめに

　運動機能向上に期待される食品素材には，多種多様な食品素材が期待される。今までの運動生理学の中心は，アスリートなど若い運動選手をいかに強化するか，が大きな問題であった。実際に，多くのエネルギーを消費する運動活動を円滑に行うためには大量のたんぱく質やアミノ酸，ビタミンやミネラルなどを摂取する必要がある。運動活動の負荷に耐える骨格を形成するためには，カルシウムやマグネシウムなどのミネラルだけでなくビタミンDなどの微量成分，さらには，ダイズイソフラボン類などを十分に摂取する必要がある。

　日本でも，日常的にスポーツを実践するヒトの割合が急速に増え，ゴルフの練習場やスイミングクラブなどだけでなく，多種多様なスポーツを楽しめるアスレティッククラブが急増し，都心で夜間の運動が楽しめるようになってきた。そのため，運動を楽しむ年齢層も大きく広がり，高齢者でも日常的にスポーツが楽しめるようになった。そこで，筋力増強や骨格筋維持などの機能だけでなく，老化予防を期待して，運動の結果生じる筋肉や関節障害を防御しながらの運動機能の改善が大きなテーマとなってきている。このような背景で，特に注目が集められてきたのが，運動機能障害を予防しうる機能性食品素材の開発である。本章において，19章で紹介されている骨格形成の作用が期待される温州ミカンの機能や，BCAAをはじめとするアミノ酸類の身体づくりの効果（20章）などは，運動の持つ機能性向上作用を持つ食品素材としての期待がもたれる。さらに，22章で紹介されている燃焼系素材は，運動の持つ脂肪細胞内での脂肪分解作用や骨格筋内でのエネルギー産生機能を増強することで肥満の予防効果や改善作用を示すのではないかと期待されている。しかしながら，現役選手など若い年代のヒトでは大きなメリットを持つ運動も，加齢とともに，若い年代では起こりえないような運動による筋肉障害や骨，関節への障害の発生が大きな問題となってくる。その大きな問題点は，運動による過剰な活性酸素の産生である[1]。

　1980年代より，活性酸素による生体障害性が種々の疾患の発症に関連しているのではないか，との研究が活発に行われ，過剰な運動も活性酸素の生成を高め，健康を損ねる危険性も併せ持つことが指摘されている。そこで大きな注目を集めたのが，抗酸化食品素材である。最初は，ビタミンCやE，カロテノイ類などの抗酸化ビタミン類の持つ運動機能障害予防効果である。その後，様々なフィトケミカル（植物化学成分）を中心とした非栄養素成分の持つ機能性としての運

---

[*]　Toshihiko Osawa　愛知学院大学　心身科学部　学部長；教授（健康栄養学科）

動機能向上作用である。これらの最新の研究現場での興味ある内容は，第1編で，幅広い抗酸化機能を持つ抗酸化食品素材を紹介した。しかしながら，10年ぐらい前から注目を集めたのが，発酵法を利用した新しい機能性食品素材開発の現場である。本章では，どのような発酵法を利用して新規な機能性食品素材が創製されてきたのか，最新の話題を紹介してみたい。

2　発酵による機能性食品素材の創製

　機能性食品素材対象として，まず注目されたのは「非栄養素」とよばれる成分を多く含む野菜や果物などであり，特に，強い紫外線のもとで育った熱帯産の香辛野菜やハーブ，スパイスなどであり，多くの含硫化合物やポリフェノール類，テルペノイドやカロテノイド，ハロゲン化合物やリン脂質などを含む食品素材が開発されてきた。様々な種類のマメ類の機能性も重要視され，本特集でも，ダイズイソフラボンの機能性が注目を集めている。特に，乳がんや骨粗鬆症など，女性に特徴的なホルモン依存性の疾病の発症の予防には「植物エストロゲン」が重要な役割を果たしていることは大きな注目を集めている。カラスムギや亜麻などの多く含まれる「リグナン類」やダイズ中の「イソフラボノイド」が注目を集めてきているのは，ホルモン依存性の疾病の予防という立場で重要な機能である抗エストロゲン作用に加え，抗酸化性やチロシンキナーゼの抑制，また，悪性腫瘍周囲の毛細血管の増殖抑制効果など複合的な効果が期待されている点である。私たち日本人にとって重要な「植物エストロゲン」の供給源は大豆食品であり，なかでも，日本人に骨粗鬆症が少ないのは，大豆の摂取と関連があるという，数多くの疫学的研究もなされている。ダイジンは，生体内に吸収されると「エストロゲン」と分子構造がよく似たエクオール（$S(-)$equol）に変換されることから「植物エストロゲン」としての機能をもっており，そのために日本人になじみの深い大豆イソフラボノイド類が世界的にも注目を集めるようになってきている。エクオールは，主要大豆イソフラボンであるダイゼインの代謝産物であり，ヒトの大腸中の腸内細菌により産生されるが，エクオールを産生できる人は限られており（アジア人；50～60％，欧米人；20～30％），従来，日本人には高いエクオール産生能を持つと考えられ，その違いが大豆製品の健康効果の個体差の原因であるという「エクオール仮説」が提唱されている。しかしながら，我々がエクオールに特異的なモノクローナル抗体を開発し[2]，いろいろな年代のヒトの尿中のエクオール量を測定したところ，特に若い世代では低い産生能しか持たないことが明らかにされてきた。そこで，いくつかの研究グループと共同で，エクオール生産菌を培養し，エクオールの高含量培養食品素材を開発している[3]（図1）。

　日本をはじめ，韓国や中国，台湾やインドネシアなど東南アジア諸国には伝統的な発酵食品が，日常的に毎日の食卓に並んでいる。このような発酵食品は，健康によいとされているものの，その機能性評価が今まで科学的根拠に基づいているとは言い難かった。ところが，最近の健康ブームにより，多くの発酵食品の機能性が注目され，また，新しいタイプの発酵食品もマーケットに出てくるようになった。発酵食品が注目を集めている背景には，単に伝統食品を再認識

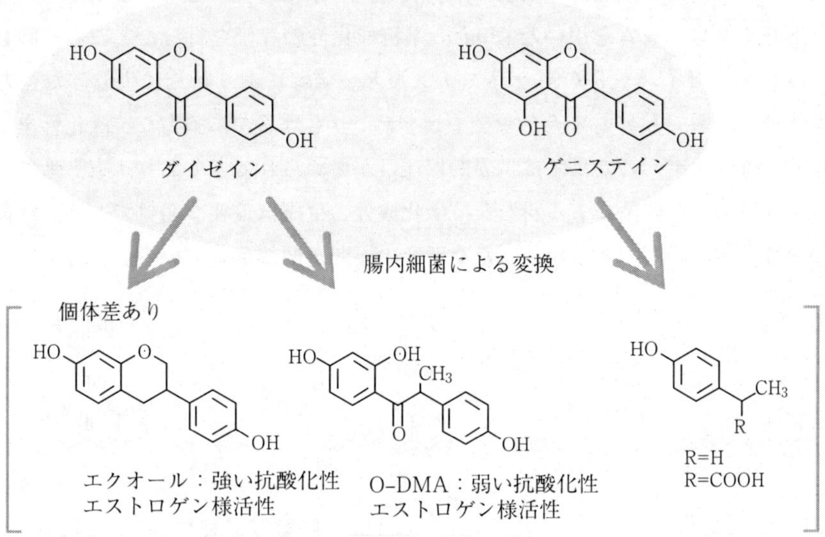

第15章 運動機能向上と食品素材総論

図1 腸内細菌によるダイズイソフラボノイドからエクオールへの変換

するという立場のみでなく,「発酵」という伝統的な食品製造技術を利用した新しい食品素材開発が注目され, 様々な新素材開発へのアプローチが数多く試みられるようになってきたことにもよる。なかでも, 大豆発酵食品は最も一般的に知られ, また, 今も新機能性素材開発の対象として多くの注目が集められている。日本におけるダイズの消費量は世界でも最も多い部類に属し, 日本を含めた東南アジア諸国では, 大豆を原料としたいろいろな伝統的発酵食品が普及している。日本で代表的な発酵食品である納豆や味噌, また, インドネシアで一般的なテンペなどが知られている。これらの発酵食品製造にはさまざまな微生物が用いられているが, 日本や中国, 韓国を中心に伝統的な健康食品として知られている味噌や醤油などの発酵には麹菌が用いられ, 従来のダイズ発酵の過程で抗酸化性が増強されるのは, 配糖体がβ-グルコシダーゼで加水分解され, その結果生じたアグリコンが抗酸化性に主要な役割を果たしているものと推定されていたが, この強力な抗酸化性は, アグリコンであるゲネステインやダイゼインの存在だけでは説明できなかった。そこで, 味噌や醤油, 泡盛など発酵食品に一般的な30種の麹菌 (*Aspergillus*) を対象に抗酸化活性を指標としたスクリーニングを行った結果, 八丁味噌や泡盛に一般的に用いられる黒麹菌 (*Aspergillus saitoi*) を用いて発酵された大豆食品にもっとも高い抗酸化性が見出された。そこで, 黒麹菌である *Aspergillus saitoi* を用いた大豆発酵生成物を対象に抗酸化成分の検索を行ったところ, 8-OH-ダイゼインや8-OH-ゲネステインなど, 8-位に水酸基を持つ強力な抗酸化物質の存在を明らかにすることができた[4] (図2)。

これらの抗酸化成分は, 特に, 八丁味噌の発酵工程での味噌玉の製造過程で自然に付着する黒麹菌 (*Aspergillus saitoi*) 中のβ-グルコシダーゼの存在でダイジンやゲネスチンのような配糖体は, 黒麹菌の胞子形成の過程で生成することが明らかとなり, このような抗酸化成分の生成は,

大豆発酵食品中での新たな機能性の創製に重要な役割を果たしているものと期待されている。実際に，ラット肝ミクロゾームを用いた in vitro 系抗酸化性の評価を行ったところ，図2に示したように，8-OH-ダイゼインや8-OH-ゲネスチンなど，発酵により新たに生成した強力な抗酸化成分は，生体モデル系でもゲネスチンやダイゼインよりもはるかに強力な抗酸化性を示した。現在，大豆食品の持つ健康への効果には世界的に注目が集められてきており，東海地域で一般的な八丁味噌の発酵に必須な麹菌による新たな抗酸化成分の生成は重要な発見であり，今後，どのように実際の発酵食品に応用できるか，新たな研究の展開が期待されている。

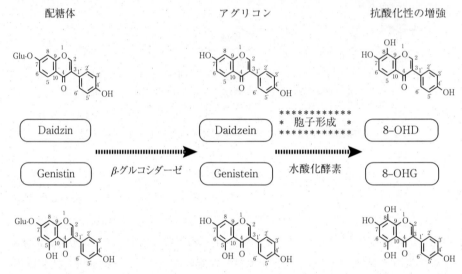

図2　黒麹菌によるダイゼイン（Daidzin），ゲネスチン（Genistin）から強力な抗酸化物質（8-OH-ダイゼイン（8-OHD），8-OH-ゲネスチン（8-OHG））への変換機構

3　黒麹菌を利用した機能性食品素材開発

デザイナーフーズリストに取り上げられたレモンをはじめ柑橘類には，フラボンやフラバノン，フラボノールやアントシアニンをアグリコンとするフラボノイド配糖体が数多く存在している。なかでも，フラバノンをアグリコンとする配糖体が多く含まれ，例えば，オレンジ類に多いヘスペリジンはビタミンPとも呼ばれ毛細血管の強化作用や抗アレルギー作用，抗ウイルス作用などが知られ，グレープフルーツの苦み成分として知られるナリンジンには抗炎症作用などが知られている。このような背景で，われわれは柑橘のなかでもレモン，特にレモンジュース搾汁後の搾汁粕（果皮）の有効利用を目的に抗酸化成分の検索を行った。その結果，エリオシトリンを中心に多くのフラボノイドを見出すことができた[5]。エリオシトリンはレモンやライムに特徴的な主要フラボノイドで，機能性研究を進めた結果，強力な抗酸化性をはじめ，動脈硬化や糖尿病合併症の予防効果，さらには，急激な運動により筋肉中に生じる酸化ストレスの予防効果を見

第15章　運動機能向上と食品素材総論

出し，本書（第3編，第17章）でも紹介されている[6]。
　一方，われわれの研究グループは，ゴマ種子中の多種多様なリグナン類に注目し，研究を進めてきた。ゴマ種子には，脂溶性リグナンとして，セサミン，セサモリンが多く含まれ，また，水溶性リグナン類としてセサミノール配糖体が大量に含まれている。これらのリグナン類自身は，抗酸化性を持たないが，生体内に摂取された後に抗酸化性を持つ代謝物に変換され，多種多様な機能性を示すことが，大きな注目を集め，本書（第1編，第3章）でも最新の知見が紹介されている。最近，われわれは，ダイズやレモン果皮と同様な反応がゴマリグナン類でも起こることを明らかにすることができた。ゴマ脱脂粕に種々の麹菌を作用させたが，特に，黒麹（*Aspergillus saitoi*）と共に白麹菌（*Aspergillus usamii mut. shirousamii*）で特に強力な抗酸化性の増強作用が確認された（図3）。種々の検討の結果，脂溶性のリグナンであるセサミンも，水溶性リグナンであるセサミノール配糖体も麹菌で代謝され，セサミンのカテコール体（sesamin 2,6-dicathecol）と，セサミノールカテコール体（sesaminol 6-cathecol）およびそれぞれの立体異性体のカテコール体（episesamin 2,6-dicathecol，episesaminol 6-cathecol）に変換される，という興味ある結果を得ることができた[7]。このカテコール体は，ゴマ種子中のセサミノール配糖体やゴマ油中のセサミノールを摂取した時に肝臓で薬物代謝系（P-450）で活性化され，生体内でも生成する。そのために，あらかじめ麹菌で発酵させた機能性ゴマ粕発酵素材は高いバイオアベイラビリティを持つ機能性素材として様々な応用開発が期待される[8]。現在，ゴマ脱脂粕は，10円/1kgでも引き取り手がないといわれており，ゴマ油製造工程に生じる副産物の有効利用という面からも，運動機能増進食品素材開発への応用が大きな注目が集められている。

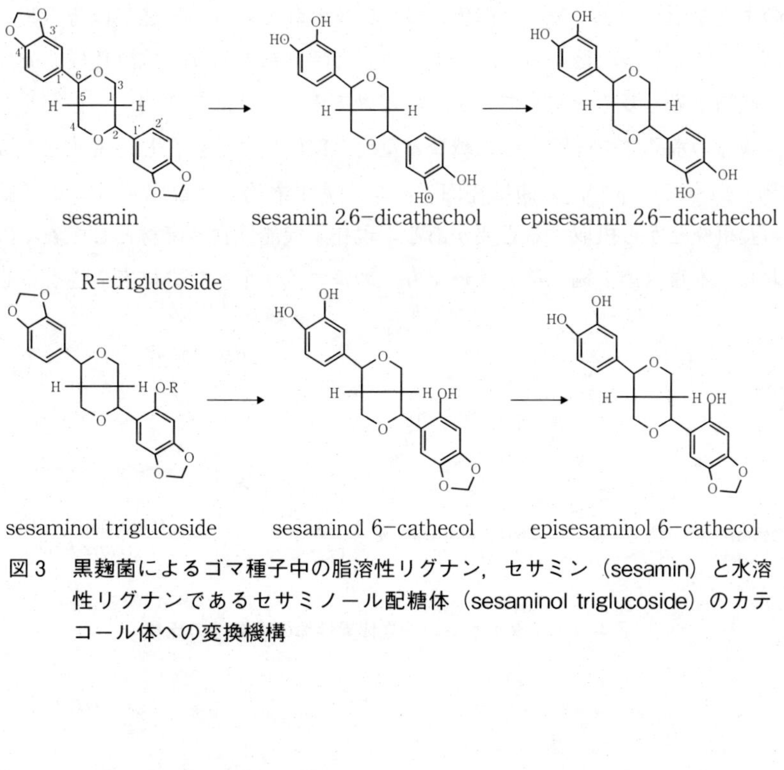

図3　黒麹菌によるゴマ種子中の脂溶性リグナン，セサミン（sesamin）と水溶性リグナンであるセサミノール配糖体（sesaminol triglucoside）のカテコール体への変換機構

4 発酵法による機能性素材生産の最近の話題

　海産物由来の機能性食品因子の1つであるアスタキサンチンは，紅サケや鯛の赤い色の主成分であり，エビやカニなどの殻に含まれる赤色色素としても知られている。このアスタキサンチンは，餌となるヘマトコッカス藻が，食物連鎖で最終的に魚介類に蓄積し，赤色を示すことはよく知られている。このアスタキサンチンは，最近では，バイオドームで栽培されたり，タンク培養も行われており，化粧品をはじめサプリメントや飲料に応用されている。本書（第3編，第16章）でも，運動機能増進機能を中心に代謝促進作用が紹介されている。我々は，アスタキサンチンの持つ脳内老化制御機能に注目して研究を進めてきたが[9]，最近，アスタキサンチンの生体内活性体は，従来言われているような trans-astaxanthin よりもむしろ cis 体，特に 9-cis 体ではないかと推定している[10]。アスタキサンチンが血液脳関門を通過できるため，運動機能改善だけでなく，ブレインフードとしての応用・開発も期待される機能性素材である。実際に，アスタキサンチンの立体異性体を用いて，DPPH ラジカルの捕捉作用による抗酸化性をはじめ，生体細胞膜系による抗酸化性やドパミン神経細胞系（SH-SY5Y細胞）で酸化修飾ドパミン（6-OHドパミン）処理により誘導された活性酸素（ROS）の捕捉作用，およびコラーゲンIIの分解抑制効果のいずれも，9-cis 体に強力な効果が確認された（図4）。今後もアスタキサンチン異性体を用い脳の健康促進や神経系に対する作用を更に検討していきたいと考えている。

　さらに，微生物の発酵生産ではないが，機能性キノコの生産にも注目してきた。イタリアなど欧米諸国では高級食材として食され，マシュマロのような口当たりで非常に美味なコプリーノ（*coprinus comatus* 和名：ササクレヒトヨタケ）である。日本でも春から秋にかけて自生しており，白い絹のような傘を持ち，美しい白色の鱗片に覆われている。天然ではその美しさは数日しか保てず，消えてなくなることから『幻のキノコ』と呼ばれており，抗酸化機能成分のエルゴチオネインを天然物で最も多く含有している。エルゴチオネインは，体内にも存在しており，皮膚はもちろん，眼球の水晶体や肝臓，赤血球など重要な部位に多く存在し，生体内の抗酸化に非常に重要な役割を担っているが，人間は体内でエルゴチオネインを合成することができないことで，もっぱら食事などから摂取する必要がある。現在，機能性食品素材として多くの共同研究が進められており，本書（第1編，第5章）でも，エルゴチオネインの抗炎症性を中心に紹介され

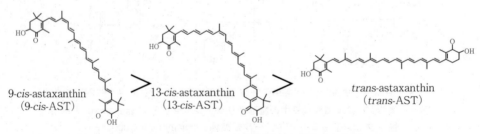

図4　アスタキサンチン立体異性体の機能性の比較

ているので，今後，運動機能食品素材としての応用開発を期待したい。

　科学的根拠に基づく「機能性食品」，いわゆる，"Evidence-based Functional Foods"の開発は世界的にも大きく期待され，既に，欧米では，オランダにおける"Food Valley"のような新しい「機能性食品」開発の巨大プロジェクトがスタートしている。このままでは，「機能性食品」開発のパイオニアである日本が大幅に遅れてしまうのではないか，と懸念されている。今後，新しい科学的根拠を基盤とした「健康食品」を開発し，運動機能向上の分野で応用されることを期待する[11]。

文　　献

1) 青井渉，高波嘉一，Functional Food, **2**(3), 251-255 (2008)
2) Niwa T, Yokoyama S, Osawa T, *Phytochem. Lett.*, **2**, 220-224 (2009)
3) Yokoyama S, Niwa T, Osawa T, Suzuki T, *Arch. Microbiol.*, **192**, 15-22 (2010)
4) 江崎秀男，二木鋭雄，吉川敏一，大澤俊彦監修，成人病予防食品の開発，シーエムシー出版 (1998)
5) 三宅義明，二木鋭雄，吉川敏一，大澤俊彦監修，成人病予防食品の開発，シーエムシー出版 (1998)
6) Kato Y, Miyake Y and Osawa T, et al., *Biochem. Biophys. Res. Commun.*, **274**, 389-393 (2000)
7) Miyake Y, Fukumoto S, Okada M, Sakaida K, Nakamura Y and Osawa T, *J. Agric. Food Chem.*, **53**(1), 22-27 (2005)
8) 大澤俊彦，姜明花，ゴマ　その科学と機能性（並木満夫編），丸善 (1999)
9) Liu XB, Shibata T, Hisaka S, Osawa T, *Brain Res.*, **1254**, 18-27 (2009)
10) Liu X & Osawa T, *Biochem. Biophys. Res. Commun.*, **357**, 187-93 (2007)
11) 大澤俊彦，テーラーメイド個人対応栄養学（日本栄養・食糧学会監修），p.71-82，建帛社 (2009)

第16章　アスタキサンチンによる代謝促進作用

青井　渉*

1　天然のカロテノイド アスタキサンチン

　アスタキサンチンは蟹，海老，イクラなど海産物に含有される赤色色素で，カロテノイドキサントフィルに属する成分である（図1）。脂溶性の抗酸化成分であるが，ビタミンEやその他のカロテノイドと比較して抗酸化能力が高く，循環器系疾患，炎症性障害，眼精疲労など様々な病態を予防，改善することが知られている[1〜3]。鮭やマスの魚肉中に高濃度に含有され，それらの豊富な活動量を支えていると考えられているが，哺乳類においても経口摂取することで骨格筋や肝臓など代謝臓器に蓄積することがわかっている[4]。そのため，アスタキサンチンの摂取がエネルギー代謝におよぼす影響について注目され，近年代謝障害や運動機能の調節に関連する興味深い知見が明らかになってきた。

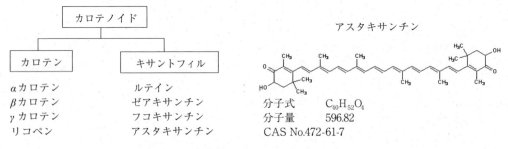

図1　天然のカロテノイド アスタキサンチン

2　エネルギー代謝と健康問題

　食生活の欧米化や生活の簡便化にともない，エネルギー出納のバランスが破綻し，体脂肪の蓄積にともなう健康障害が問題となっている。特に内臓脂肪の過剰蓄積は，インスリン抵抗性を基盤として糖尿病，高脂血症，高血圧症を併発し，メタボリック症候群を惹起する。健康長寿を実現するためには，まず循環器および代謝疾患を予防することがあげられ，肥満・メタボリック症候群を防ぐための生活習慣が検証されている。一般に，内臓脂肪の蓄積は運動不足や過食に代表される生活習慣の悪化，さらに加齢による骨格筋や脂肪組織の機能的変化によるものと考えられ

＊　Wataru Aoi　京都府立大学大学院　生命環境科学研究科　健康科学研究室　助教

る。肥満を予防・改善するには，過食を防ぎ，身体活動を高めてエネルギー出納を負にすることがまずは重要であるが，摂取量は同じでもエネルギー基質である糖質と脂質の食べ方によって体内の代謝動態は異なることを理解する必要がある。すなわち，糖質と脂質の種類や食べ合わせ，摂取タイミングによって栄養効果，健康作用におよぼす影響は異なる。たとえば，食後上昇する血糖は骨格筋などで利用できないものは体脂肪に蓄積されることから，血糖値を上昇させるような糖質（高グリセミック指数食）は体脂肪蓄積を促進する食べ物といえる。また，糖質と脂質の食べ合わせは，それぞれ単独に摂取したときと比較して脂肪蓄積を促すことがわかっている。さらに，朝や昼に摂取した高エネルギー食は身体活動のエネルギー源になるが，就寝前に摂取すると体脂肪源になりやすい。したがって，個々の生活リズムを踏まえた上で，何をどれくらい，どのように食べるか考えることが重要である。さらに，このような主要栄養素だけでなく，食品中に含まれる微量成分がエネルギー代謝に影響をおよぼすことが明らかになってきた。多くは，直接あるいは間接的に交感神経活動を高めたり，骨格筋や脂肪組織におけるエネルギー代謝系に作用したりすることによるものである。また，臓器の代謝障害に酸化ストレスが関与することが知られるようになり，抗酸化成分の摂取が代謝性疾患の予防・改善に効果的であることもわかってきた。

3 エネルギー代謝におよぼすアスタキサンチンの有用性

アスタキサンチンがエネルギー代謝におよぼす影響については，肥満・糖尿病モデルマウスを用いた検討がなされている（表1）。高脂肪食を摂取させた KK/Ta マウスや ddy マウス，db/db マウスにおいて，8〜10週間のアスタキサンチン摂取は空腹時血糖，血中脂質の低下とと

表1 アスタキサンチンの代謝改善作用に関する報告

研究グループ	対象	主な試験結果	引用文献
Hussein et al.	ラット（SHR）	空腹時血糖低下，血圧低下，脂肪細胞サイズの低下	5)
Uchiyama et al.	マウス（db/db）	空腹時および糖負荷後の血糖低下，腎障害抑制	6)
Akagiri et al.	マウス（KK/Ta）	空腹時血糖低下 脂肪細胞サイズの低下	7)
Ikeuchi et al.	マウス（ddY）	脂肪重量の低下 肝臓内脂肪の低下	8)
Yoshida et al.	ヒト（健常・25〜60歳・空腹時 TG 120〜200 mg/dl）	HDL コレステロール・アディポネクチンの上昇	9)
Ishikura et al.	ヒト（メタボ予備軍・22〜65歳）	HbA1c・TNFα の低下 アディポネクチンの上昇	10)
Inoue et al.	細胞（3T3L1）	PPARγ アンタゴニスト作用	11)
Arunkumar et al.	マウス（Swiss albino）	血糖，血中脂質の低下 骨格筋インスリンシグナル系の改善	12)

もに内臓脂肪量を減少させることが観察されている[5~8]。また，ヒトにおいても，アスタキサンチンの摂取によってインスリンやTNFαの低下，HDLコレステロールやアディポネクチンの上昇など血中代謝関連因子を改善させることが示されている[9,10]。このような代謝性疾患におけるアスタキサンチンの効果に関して，脂肪組織や骨格筋における代謝関連遺伝子発現におよぼす影響が示唆されている。脂肪細胞においては，核内レセプター型転写因子 PPARγ のアンタゴニストとして作用することで中性脂肪の蓄積を阻害することが報告されている[11]。また Arunkumar らは，肥満マウスの骨格筋においてインスリンシグナル経路を活性化し，グルコース輸送体（GLUT4）の細胞膜への移行を増加させることを報告している[12]。

　アスタキサンチンは肝臓のエネルギー代謝についても改善することがわかってきた。肝臓中に取り込まれた脂肪酸はミトコンドリアやペルオキシゾームで酸化されてエネルギーとして利用されたり，中性脂肪やコレステロールに合成されてリポタンパク質として血液中に放出されたりする。肝臓での脂質合成が亢進すると，血中への中性脂肪やコレステロールの放出が増大するとともに，肝臓自体に中性脂肪が蓄積し，いわゆる脂肪肝の状態となる。そのような肝臓へ脂肪が沈着した状態では，ミトコンドリア機能不全，活性酸素種の増加，炎症サイトカインの増加などを引き起こして肝組織を障害し，ひいては肝炎や肝硬変につながる恐れがある。非アルコール性脂肪性肝疾患（NAFLD）は，非飲酒者であるにもかかわらず肝臓の脂肪化を特徴とする肝障害であり，先進国における有病率は人口の 20～30 ％にも上るといわれており[13]，これを予防，改善する意義は大きい。脂肪肝は NAFLD における初期段階に位置するため，肝臓への脂肪蓄積を防ぐことが NAFLD 予防において重要となる。内臓脂肪蓄積にともなうインスリン抵抗性の生じた状態では，肝臓自体の脂質代謝能が減弱してしまい，脂肪肝を助長する。池内らは，高脂肪食を摂取させた肥満マウスにおいて，アスタキサンチンは摂取量依存的に肝臓中性脂肪の蓄積を抑制することを報告している[8]。現在，肝障害モデルマウスを用いたアスタキサンチンの効果についても検討が進められており，NAFLD の進展抑制剤としても期待されている。

4　有酸素運動時のエネルギー代謝におよぼすアスタキサンチンの有用性

　筆者らは，アスタキサンチンをマウスに 4 週間摂取させた後，ランニング運動時のエネルギー代謝を測定したところ，普通食群と比較して呼吸交換比が低く，運動中のエネルギー基質として，より多くの脂質が利用されたことを観察した[14]（図 2）。この時，ランニング後に筋肉中に含まれるグリコーゲン量を測定したところ，アスタキサンチン摂取群において運動による減少抑制がみられた。これは運動時のエネルギー源として，より多くの脂肪が利用された結果，代償的に糖の利用が節約されたためであると考えられる。グリコーゲンはエネルギー供給源であるため，運動後半にみられるエネルギー基質不足による筋疲労を遅延させることが示唆された。すなわち，アスタキサンチンはエネルギー基質の枯渇を抑制することで筋疲労の軽減に効果を発揮すると考えられる。池内らは，このような筋グリコーゲンの節約効果はアスタキサンチン摂取量に

第 16 章 アスタキサンチンによる代謝促進作用

依存して認められることを示しており[15]（図3），筋組織のアスタキサンチン含有量が増えるにしたがって効率よくエネルギー代謝を調節することが推察される。このアスタキサンチンによる脂肪燃焼効果は，ヒトを対象とした二重盲検試験においても確認されている。6週間アスタキサンチン 12 mg を摂取することで，週4回40分間のウォーキングによる体脂肪減少効果を有意に促進した[16]。

このような脂肪燃焼を効率化するメカニズムとして，アスタキサンチンは筋細胞内の脂肪分解律速酵素のひとつ carnitin parmitoyl transferase I（CPT-I）の活性を高め，ミトコンドリアにおける脂肪酸の分解を円滑にしたことがあげられる。ミトコンドリアは酸素を利用して大量のエネ

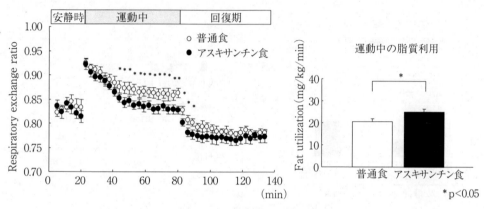

図2　運動中におけるエネルギー基質[14]

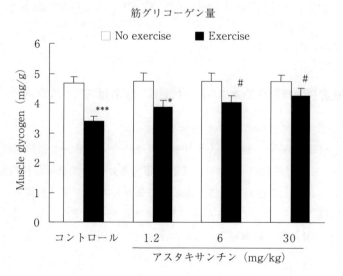

$*p<0.05$，$***p<0.005$ vs. No exercise
$\#p<0.05$ vs. コントロール

図3　運動による筋グリコーゲンの消費[15]

ルギーを産生する場であるが，同時に活性酸素の発生源でもある。エネルギー産生の増加とともにミトコンドリアで生じる活性酸素も増えるため，ミトコンドリアに局在する蛋白質は酸化ストレスの標的となりやすい。そのため，運動により生じた活性酸素によりミトコンドリア蛋白であるCPT-Iが酸化傷害され，機能を損なうことが考えられる。アスタキサンチンの代表的な作用標的はミトコンドリアであることが報告されており[17]，筋細胞内に蓄積したアスタキサンチンが運動によりミトコンドリアで生じた活性酸素を効率よく消去した結果CPT-Iの酸化障害を抑制したことにつながったものと考えられる（図4）。このような効果は，同じ脂溶性の抗酸化物質であるビタミンEにおいては認められなかったことから，アスタキサンチンの優れた抗酸化能力や局在性によってもたらされた結果であると考えることができる。

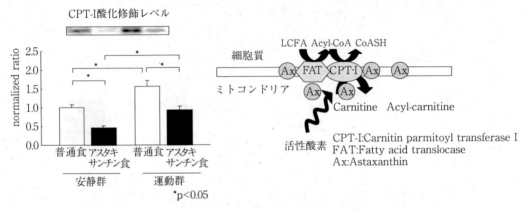

図4　アスタキサンチンによる骨格筋CPT-Iの酸化修飾抑制[14]
ミトコンドリア膜タンパク質CPT-Iは運動によって酸化修飾（Hexanoyl-lysin 修飾）を受けるが，アスタキサンチン摂取はこれを抑制した。このことが，CPT-I活性の向上につながると推察される。

5　中・高強度運動時のエネルギー代謝におよぼすアスタキサンチンの有用性

乳酸性作業閾値（LT）あるいはそれ以下の強度の運動時には糖質と脂質はほぼ同等の比率でエネルギー基質として利用される。しかし，LTを超えるとその割合は急激に糖質優位になり，最大運動強度の80％を超える運動ではほとんどを糖質からエネルギーを得る。そのため，運動を持続するためには解糖系を介して糖質から円滑にエネルギーを獲得する個必要がある。陸上競技における短距離アスリートでは解糖系によるエネルギー獲得システムが発達していることがパフォーマンス向上につながる。Malmstenらは6カ月のレジスタンストレーニングにおいてアスタキサンチンを摂取した群では，プラセボ摂取群と比較して挙上回数（スクワット運動）が有意に増大したことを報告している[18]。またEarnestらは，自転車競技選手を対象にしたパフォーマンス試験において，プラセボ摂取群と比較してアスタキサンチン摂取群で走行時間が短縮したこ

とを報告した[19]。これらは，アスタキサンチンが解糖系による無酸素性エネルギー代謝を活性化することにより運動パフォーマンスの維持につながったことを示唆している。このようなアスタキサンチンが無酸素性代謝能におよぼす影響についてのメカニズムは不明であるが，グリコーゲン蓄積効果が1つの可能性として考えられる。先に述べたとおり，アスタキサンチンは安静時および低強度運動時においては脂質代謝を高めることでグリコーゲンの消費を節約する。また，インスリン感受性を高めるために，筋肉への糖取り込みを促進し，グリコーゲン蓄積はさらに効率化することが考えられる。その他，クレアチンリン酸系や酸の緩衝作用などに影響をおよぼす可能性も考えられ，今後アスタキサンチンの無酸素性代謝系への作用について検証していく必要がある。

6 おわりに

最近，抗酸化ビタミンの摂取が運動による代謝改善作用を阻害することが示され，運動時における抗酸化食品の摂取の可否について議論されている。しかし一方で，アスタキサンチンは高い抗酸化能を有するが，様々な臓器における代謝を促進する。さらに，ある種のポリフェノールやαリポ酸なども同様に運動による代謝改善作用を促進することが報告されている。すなわち，抗酸化成分を全てひとくくりに論じることはできず，絶対的な抗酸化能力だけでなくそれぞれ固有の特性を持つことを考慮する必要がある。すなわち，抗酸化効果のみならず beyond antioxidant 効果によって成分特異的な機能が関与していることも考えられる。抗酸化成分とエネルギー代謝については未解明の部分も多く，今後さらに検証していく必要がある。

文　献

1) I. Nishigaki *et al.*, *J. Clin Biochem. Nutr.*, **16**, 161 (1994)
2) G. Hussein *et al.*, *Biol. Pharm. Bull.*, **28**, 967 (2005)
3) 白取謙治ほか，臨床医薬，**21**(6), 637 (2005)
4) W. Aoi *et al.*, *Antiox. Redox Signal.*, **5**, 139 (2003)
5) G. Hussein *et al.*, *Life Sci.*, **80**, 522 (2007)
6) K. Uchiyama *et al.*, *Redox Rep.*, **7**, 290 (2002)
7) S. Akagiri *et al.*, *J. Clin. Biochem. Nutr.*, **43** Suppl 1, 390 (2008)
8) M. Ikeuchi *et al.*, *Biosci. Biotechnol. Biochem.*, **71**, 893 (2007)
9) A. Uchiyama *et al.*, *J. Clin Biochem. Nutr.*, **43** Suppl 1, 28 (2008)
10) H. Yoshida *et al.*, *Atherosclerosis*, **209**, 520 (2010)
11) M. Inoue *et al.*, *Carotenoid Sci.*, **12**, 7 (2008)

12) E. Arunkumar *et al.*, *Food Funct.*, (2011) Nov 17 Epub ahead of print
13) S. Jimba *et al.*, *Diabet. Med.*, **22**, 1141 (2005)
14) W. Aoi *et al.*, *Biochem. Biophys. Res. Commun.*, **366**, 892 (2008)
15) M. Ikeuchi *et al.*, *Biol. Pharm. Bull.*, **29**, 2106 (2006)
16) 深間内誠ほか, FOOD Style21, **11**(10), 1 (2007)
17) A. M. Wolf *et al.*, *J. Nutr. Biochem.*, **21**, 381 (2010)
18) C. L. Malmsten *et al.*, *Cart. Sci.*, **13**, 20 (2008)
19) C. P. Earnest *et al.*, *Int. J. Sports Med.*, **32**, 882 (2011)

第17章　発酵レモンフラボノイドの運動障害予防作用

三宅義明*

1　運動障害と酸化ストレス

　活性酸素は，呼吸で体内に取り込まれた酸素から数％が生成されており，通常は白血球での細菌やウィルスに対する殺菌作用や，ホルモン生合成など，生体にとって有益に作用している。しかし，紫外線の照射，喫煙，ストレス，食生活の乱れ，激しい運動など，現代人が陥りやすい生活環境では，体内で活性酸素が過剰生成されて体内酸化ストレスが増大する。過剰な活性酸素は細胞膜脂質，DNA，酵素などを酸化損傷させ，発がん，動脈硬化，糖尿病合併症などの生活習慣病の発症に起因していると考えられている。食品から摂取する抗酸化物質は，体内酸化ストレスの低減作用があり，酸化ストレスが起因する生活習慣病の予防に有効であると考えられている[1]。

　適度な運動は，肥満改善や糖尿病などの生活習慣病予防に有効である。一方，過度な運動では，多量の酸素が体内に入り，体内では過剰な活性酸素が生成される。例えば，臓器組織では虚血状態に陥り，運動停止時に血液の再灌流が起こり，活性酸素が発生する[2]。このように，適度な運動は健康維持，増進に関わるが，過度の激しい運動は酸化ストレスの亢進により生体に障害を与えると考えられる。そこで，運動酸化ストレスによる運動障害を予防する観点から，食品抗酸化素材が検討されており，ここでは発酵レモンフラボノイドなどについて述べる。

2　レモンフラボノイド

　フラボノイド（flavonoid）は天然に存在する有機化合物群で，カルコンから派生する植物二次代謝物の総称である。これには7,000以上の化合物が存在し，化学構造の特徴からフラバノン，フラボン，フラボノール，イソフラボン，アントシアニジンなどに分類される。食品中にはフラボノイドのアグリコンに糖類が結合した配糖体として存在することが多い。カンキツ果実には多種のフラボノイドが存在するが，フラバノン配糖体が高含有であり，果汁よりも果皮に多く存在している。これらは，糖部分の構造からフラバノン 7-O-β-ルチノシドとフラバノン 7-O-β-ネオヘスペリジオシドに分類され，前者にエリオシトリン，ナリルチン，ヘスペリジンなどが，後者にナリンジン，ネオヘスペリジンなどがある（図1）。カンキツ果実は各品種でフラボノイドの種類，含量に相違があるが，ヘスペレチンをアグリコンとした配糖体のヘスペリジ

　＊　Yoshiaki Miyake　東海学園大学　スポーツ健康科学部　教授

ン, ネオヘスペリジンが, また, ナリンゲニンをアグリコンとした配糖体のナリルチン, ナリンジンが広く分布しており, これらには脂質代謝改善作用, 抗アレルギー作用などの生理作用が報告されている[3]。

レモン (学名: *Citrus limon*) は, カンキツ属シトロン区レモン亜区に属し, 世界各国で栽培され, 賞味されている。レモンにはアスコルビン酸, クエン酸, ペクチン, リモネン, フラボノイドなどの機能性成分が含まれている。フラボノイドでは, ビタミン P として知られるヘスペリジンと, エリオシトリン (エリオディオール 7-O-β-ルチノシド) が高含有であり, 特にエリオシトリンは, マンダリン類, グレープフルーツには極めて少ないが, レモンに特有に多く含まれている。エリオシトリンはフラバノン B 環 3' 位と 4' 位に隣接する水酸基を有したジヒドロキシの構造があり (図1), カンキツ果実のフラボノイドの中では極めて高い抗酸化性を有する[4]。リノール酸を基質とした抗酸化測定では, エリオシトリンは抗酸化剤の α-トコフェロールと同等の活性であった。また, レモン果実のフラボノイドは, 果皮には果汁と比べて約10倍量が存在しており, レモン果皮からレモンフラボノイドの素材を調製することができる[5]。これには, ヘスペリジン, エリオシトリン, ナリルチンが含まれている (表1)。ストレプトドトシン投与にて I 型糖尿病を誘発したラットに, 0.2% のレモンフラボノイドを添加した食餌を1ヶ月間投与したところ, 尿中に排泄される DNA 酸化損傷マーカーの 8-ヒドロキシデオキシグアノシン (8-OHdG) 量が抑制されており, レモンフラボノイドには糖尿病によって亢進する体内の酸化

	C3'	C4'	C5	C7
フラバノン 7-O-β-ルチノシド				
エリオシトリン	OH	OH	OH	ルチノース
ナリルチン	H	OH	OH	ルチノース
ヘスペリジン	OH	CH3O	OH	ルチノース
フラバノン 7-O-β-ネオヘスペリジオシド				
ナリンジン	H	OH	OH	ネオヘスペリジオース
ネオヘスペリジン	OH	CH3O	OH	ネオヘスペリジオース

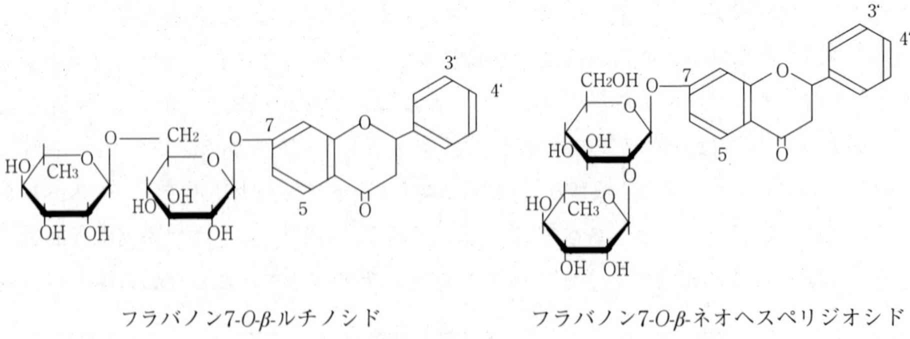

フラバノン 7-O-β-ルチノシド　　　　　フラバノン 7-O-β-ネオヘスペリジオシド

図1　カンキツ果実に高含有なフラボノイドの化学構造

ストレスを軽減する効果が認められている[6]。また，レモンフラボノイドを β-グリコシダーゼ処理してアグリコン化レモンフラボノイドを作製し，ヒト摂取試験を行ったところ，摂取30分後の血中LDLに酸化抵抗性が認められ，レモンフラボノイドに生体内抗酸化作用による動脈硬化予防効果が示唆されている[7]。

表1 レモンフラボノイド，発酵レモンフラボノイドの成分*，抗酸化活性**

	レモンフラボノイド	発酵レモンフラボノイド
エリオシトリン	716	114
ヘスペリジン	213	42
ナリルチン	30	trace
エリオディクティオール	nd	176
ヘスペレチン	nd	41
ナリンゲニン	nd	5
8-ヒドロキシヘスペレチン	nd	19
6-ヒドロキシナリンゲニン	nd	nd
8-ヒドロキシナリンゲニン	nd	nd
抗酸化活性(%)**	21	57

*mg/100 g　　**DPPHラジカル捕捉活性測定
trace: 微量　　nd: 検出せず

3　発酵レモンフラボノイド

カンキツ果実に広く分布し，高含有に存在するフラボノイドのヘスペリジンとナリンジンには，脂質代謝改善作用などの生理作用が報告[3]されているが，抗酸化活性については極めて低い。そこで，焼酎製造に使用されている黒麹菌（*Aspergillus saitoi*）を用い，ヘスペリジン，または，ナリンジンを添加した培養液を発酵処理すると，発酵後に抗酸化活性が著しく向上し

表2 麹菌発酵処理によりヘスペリジン，ナリンジンから生成した抗酸化物質の活性

	抗酸化活性(%)*
ヘスペリジン	0
ナリンジン	0
8-ヒドロキシヘスペレチン	69
6-ヒドロキシナリンゲニン	39
8-ヒドロキシナリンゲニン	69
α-トコフェロール	71

*リノール酸メチルの酸化抑制度を測定した

た[8]。これまでに，大豆イソフラボンを麹菌で発酵処理すると抗酸化性が向上するという報告[9]があり，これは，大豆イソフラボンのダイジン，ゲニスチンが発酵処理によって，水酸基が付与された8-ヒドロキシダイゼイン，8-ヒドロキシゲニステインの抗酸化物質が生成することに起因する。そこで，ヘスペリジンとナリンジンについても同様な現象が生じていると推測され，麹菌発酵後の培養液から抗酸化成分を単離同定したところ，ヘスペリジンから8-ヒドロキシヘスペレチンが，ナリンジンから6-ヒドロキシナリンゲニン，8-ヒドロキシナリンゲニンといった抗酸化活性の高い物質が生成していた（表2，図2）[8]。ヘスペリジン，ナリンジンはアグリコン化され，さらに，水酸化反応によって，A環に近接する2つの水酸基であるジヒドロキシ基が生成しており，これが抗酸化活性の向上に関与していると思われた。

次に，レモンフラボノイドを黒麹菌にて発酵処理して発酵レモンフラボノイドを調製した。すると，抗酸化活性の向上が認められ，8-ヒドロキシヘスペレチンの生成が確認できた（表2）[10]。発酵レモンフラボノイドは，レモンフラボノイドと比較するとヘスペリジン，エリオシトリンが減少し，アグリコンのヘスペレチン，エリオディクティオール，そして，8-ヒドロキシヘスペレチンが生成していた。

次に，レモン果皮を原料として黒麹菌で発酵処理したところ，発酵レモンフラボノイドと同様にエリオディクティオール，ヘスペレチン，8-ヒドロキシヘスペレチンが生成されており（表3），高い抗酸化活性を有する発酵レモン果皮を作製することができた[11]。

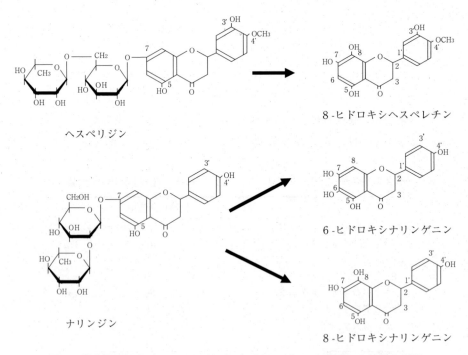

図2　麹菌発酵処理によりヘスペリジン，ナリンジンから生成した抗酸化物質

第17章　発酵レモンフラボノイドの運動障害予防作用

表3　発酵レモン果皮中のフラボノイド量*

	レモン果皮	発酵レモン果皮**
エリオシトリン	78	31
ヘスペリジン	108	76
ナリルチン	trace	trace
エリオディクティオール	nd	34
ヘスペレチン	nd	1
ナリンゲニン	nd	trace
8-ヒドロキシヘスペレチン	nd	4
6-ヒドロキシナリンゲニン	nd	nd
8-ヒドロキシナリンゲニン	nd	nd

*mg/湿重量 100 g　　**レモン果皮を *Aspergillus awamori* で発酵処理（7日間，25度）
trace: 微量　　nd: 検出せず

4　運動酸化ストレスへの影響

4.1　レモンフラボノイドの運動酸化ストレス低減作用

　レモンフラボノイドに含まれるフラバノン配糖体の中で，エリオシトリンは最も抗酸化活性が高い。そこで，エリオシトリンについて，運動酸化ストレスに対しての影響を一過性の急性運動負荷試験から検討した。ラットへ生理的食塩水を投与（コントロール群），または，600 mg/Kg体重のエリオシトリンを投与（エリオシトリン群）の2群を設定し，運動を行わないラット（運動なし）と運動負荷したラット（運動負荷）に分けた。運動負荷は，下り16度勾配のトレッドミルで速度20 m/分，30分間とした。運動直後に解剖により肝臓を摘出し，脂質の初期的酸化損傷のバイオマーカーであるヘキサノニルリジン（HEL）の生成を，モノクローナル抗体を用いたELISA法にて測定し，肝臓の酸化損傷度を調べた（図3）[12]。コントロール群では運動負荷によって，肝臓中のHEL量は有意に増加した。これは，運動によって体内酸化ストレスが亢進し，肝臓でHELの生成が増加したと考えられた。一方，エリオシトリン群では運動負荷によるHEL量の増加はみられなかった。これは，エリオシトリン投与によって急性運動負荷による体内の酸化ストレスが低減されたためと推測された。

　次に，運動トレーニングの酸化ストレスに対して，エリオシトリンの影響を調べた。ラットに通常食餌（コントロール群），または，0.2％のエリオシトリンを添加した食餌（エリオシトリン群）を3週間投与した2群を設定し，運動を行わないラット（運動なし）と運動負荷したラット（運動負荷）に分けた。運動負荷は，上り6度勾配のトレッドミルにて速度20〜30 m/分，1日30分間の運動トレーニングとした。解剖により骨格筋を採取し，酸化損傷マーカーのヘキサノニルリジン（HEL）量を測定した。コントロール群では運動負荷によってHEL量の増加がみ

られたが，エリオシトリン群の運動負荷ラットは，運動負荷によるHEL量の増加は無く，減少していた（図4）[13]。エリオシトリンに，運動トレーニングの酸化ストレスによる骨格筋の酸化損傷に対しての抑制効果が認められた。以上のように，急性運動負荷ラット，運動トレーニング負荷ラットでバイオマーカーのHELを用いた酸化ストレス評価実験から，レモンフラボノイドのエリオシトリンに体内酸化ストレスの低減効果が認められた。

4.2 発酵レモンフラボノイド

レモンフラボノイド，および，発酵レモンフラボノイドについて，運動酸化ストレスへの影響を調べた。急性運動負荷前にラットに各試料を投与し，運動を負荷させ，肝臓中のチオバルビツール酸反応性物質（TBARS），ヘキサノニルリジン（HEL）の生成を測定した。コントロール群（生理的食塩水1mL投与），レモンフラボノイド投与群（30％試料1mL投与），発酵レモンフラボノイド投与群（30％試料1mL投与）の3群を設定し，運動を行わないラット（運動な

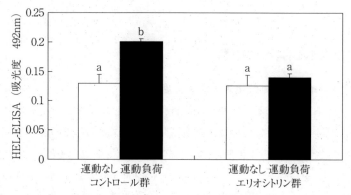

図3　急性運動負荷ラットにおけるエリオシトリンの酸化ストレス低減作用
〈肝臓中のヘキサノニルリジン（HEL）量〉
n=7, mean±SE, $p<0.05$

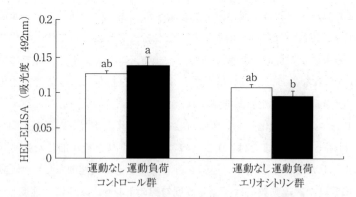

図4　運動トレーニング負荷ラットにおけるエリオシトリンの酸化ストレス低減作用
〈骨格筋中のヘキサノニルリジン（HEL）量〉
n=7, mean±SE, $p<0.05$

第17章 発酵レモンフラボノイドの運動障害予防作用

し）と運動負荷したラット（運動負荷）に分けた。運動は上記同条件の急性運動を負荷した。TBARSについて，コントロール群では運動負荷によりTBARS量の上昇がみられたが，レモンフラボノイド投与群と発酵レモンフラボノイド投与群では運動負荷によるTBARS量上昇の抑制効果が認められた。その効果は，レモンフラボノイドに比べて発酵レモンフラボノイドの方が高い傾向であった（図5）[10]。HELについても同様に，コントロール群で運動負荷によりHEL量の上昇がみられたが，レモンフラボノイド，発酵レモンフラボノイドの投与によって，運動負荷によるHEL量上昇の抑制効果が認められた。また，その効果は，発酵レモンフラボノイドの方がレモンフラボノイドより有意に高かった（$P<0.05$）（図6）。以上の結果から，レモンフラボノイド，発酵レモンフラボノイドに運動酸化ストレスの低減効果が認められた。

　発酵レモンフラボノイドの方がレモンフラボノイドに比べて，運動酸化ストレスの低減作用が高かった結果について，以下のように考察した。表2で示すように，*in vitro*での抗酸化活性は，発酵レモンフラボノイドの方がレモンフラボノイドに比べて高かった。そのため，発酵レモンフラボノイドは，レモンフラボノイドより生体内の運動酸化ストレスの低減効果が高かったと考えられた。また，発酵レモンフラボノイドのフラボノイド組成は，エリオディクティオール，ヘスペレチン，ナリンゲニン，8-ヒドロキシヘスペレチンといったアグリコンが存在するが，一方，レモンフラボノイドにはこれらは存在しない（表3）。フラボノイド配糖体は，消化過程で糖切断後にアグリコンとして吸収される場合が多く，フラボノイド配糖体とそのアグリコンを摂取後の吸収時間を比較した場合，フラボノイド配糖体よりアグリコンの方が早いとされている。ヒト摂取試験により，アグリコン化レモンフラボノイドはレモンフラボノイドに比べて吸収時間が早く，また，吸収量も高いことが報告されている[14]。発酵レモンフラボノイドにはアグリコンが存在し，レモンフラボノイドに比べ吸収性に優れていたと思われた。以上のことから，発酵レモンフラボノイドはレモンフラボノイドに比べて，運動酸化ストレスの低減効果が高かったと推察した。

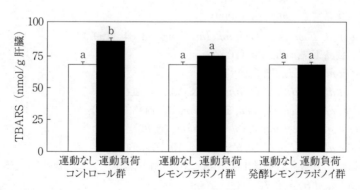

図5　急性運動負荷ラットにおけるレモンフラボノイド，発酵レモンフラボノイドの酸化ストレス低減作用
〈肝臓中のチオバルビツール酸反応性物質（TBARS）量〉
$n=5$, mean±SE, $p<0.05$

ここでは，レモンフラボノイド，発酵レモンフラボノイドの運動障害予防作用について述べた。これらは，レモン果汁製造時に産出され，未利用資源であるレモン果皮を有効活用した食素材である。また，発酵レモンフラボノイドの作製には，味噌，醤油，焼酎など伝統的発酵食品の製造で使用されている麹菌を活用しており，従来の食品加工技術を用いて，運動酸化ストレスに対する低減効果の機能性を向上させた素材を作製した点に意義があると思われる。

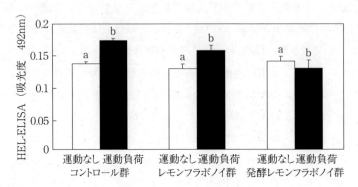

図6　急性運動負荷ラットにおけるレモンフラボノイド，発酵レモンフラボノイドの酸化ストレス低減作用
〈肝臓中のヘキサノニルリジン（HEL）量〉
n=5, mean±SE, $p<0.05$

文　　献

1) 大澤俊彦, 化学と生物, **37**, 616 (1999)
2) 樋口　満, スポーツ栄養学, 市村出版, p105 (2009)
3) 矢野昌充, 食品工業, **45**, 18 (2002)
4) Y. Miyake et al., *Food Sci. Technol. Int. Tokyo*, **3**, 84 (1997)
5) 三宅義明, 食品工業, **45**, 39 (2002)
6) Y. Miyake et al., *Lipids*, **33**, 689 (1998)
7) Y. Miyake et al., *Food Sci. Technol. Res.*, **15**, 83 (2009)
8) Y. Miyake et al., *Biosci. Biotech. Biochem.*, **67**, 1443 (2003)
9) H. Esaki et al., *Biosci. Biotechnol. Biochem.*, **63**, 851 (1999)
10) Y. Miyake et al., *Food Sci. Technol. Res.*, **10**, 70 (2004)
11) 三宅義明ほか, 日本食品科学工学会誌, **51**, 181 (2004)
12) K. Minato et al., *Life Sci.*, **72**, 1609 (2003)
13) Y. Kato et al., *Biochem. Biophys. Res. Commun.*, **274**, 389 (2000)
14) Y. Miyake et al., *J. Nutr. Sci. Vitaminol.*, **52**, 54 (2006)

第18章 ワサビ葉イソサポナリンによる紫外線傷害予防作用

三浦陽子[*1], 内藤通孝[*2]

1 はじめに

　現在，様々なマスメディアや書籍において，美容や健康に関する新しい情報が次々と発信されている。中でも，フィトケミカルとして植物に含まれている抗酸化物質が注目を集めており，その用途は多岐にわたる。本章では，その一例として，紫外線による皮膚の紅斑および光老化に対する，ワサビ葉から単離・精製されたフラボノイド成分であるイソサポナリンの抑制効果を紹介する。

2 紫外線の影響

　紫外線への曝露はビタミンDの生成を促し，骨軟化症やくる病を予防することから，かつては日光浴が推奨されていた。しかし，紫外線への曝露は，急性傷害では皮膚が赤く腫れあがる紅斑（サンバーン），長期傷害では皮膚のたるみ，しわの形成といった光老化，さらには皮膚癌を誘発する。これらは，紫外線の曝露により，皮膚において過剰に活性酸素が発生することが原因である。紫外線は，波長の長い方から，UVA（320～400 nm），B（280～320 nm），C（200～280 nm）の3種類に分類される。UVAとBは地表に到達するが，UVCはオゾン層などに吸収されて地表まで到達しない。そのため，活性酸素発生率はUVCが最も高く，次いでUVB，Aの順であるが，主にUVBが皮膚における活性酸素発生の原因となる。近年，オゾン層の破壊が進み，紫外線の地表への到達量増加やUVCの地表への到達による皮膚疾患の増加が懸念され，紫外線から皮膚を保護する有効成分探索の必要性が高まっている。抗酸化能を有する成分には，ビタミンC，E，カロテンなどのビタミン類のほか，フラボノイド，リグナン類，コエンザイムQ10などが知られている。中でも，フラボノイドはポリフェノールを代表する物質であり，自然界に広く分布している。フラボノイドの構造は，3環性で4位がオキソ構造を有し，フラボン，フラボノール，フラバノール，イソフラボンの5種類が存在するが，多くは水酸基の部分に単糖類や二糖類が結合した配糖体であり，4,000種以上が知られている。代表的なフラボノイドには，カテキンやケルセチン，アントシアニン，ゲニステインなどがあり，主な作用として，抗菌作用[1]および活性酸素消去能[2,3]が知られる。皮膚においては，緑茶カテキンである (-)-epi-

---

[*1] Yoko Miura　名古屋文理大学　健康生活学部　健康栄養学科　助手
[*2] Michitaka Naito　椙山女学園大学　大学院生活科学研究科　教授

gallocatechin-3-gallate（EGCG）および大豆イソフラボンの塗布や経口摂取により，紅斑や光老化を抑制することが報告されている[4,5,6]。

3 抗酸化物質としてのワサビ

酸化ストレス抑制に関する抗酸化物質の有用性が検討されるにつれ，食品成分の有する活性酸素消去能や疾病予防機能が注目を集めている。ワサビはアブラナ科多年生草本で，古来より食されてきた香辛料の一種である。ワサビの独特な辛み成分は，ワサビ根茎をすりつぶした時に生成するミロシナーゼがシニグリンを加水分解し，アリルからし油（アリルイソチオシアネート）となったものである。アリルイソチオシアネートには抗菌作用などが見出されている[7]。しかし，葉は根茎と違って食されることはほとんどなく，大半は廃棄されているのが現状である。そこで，ワサビ葉の有効利用の可能性を検討するため，ワサビの葉からフラボノイド成分であるイソサポナリンが単離・精製された。イソサポナリンはC-4'位にグルコースを有するフラボノイド配糖体である（図1）。

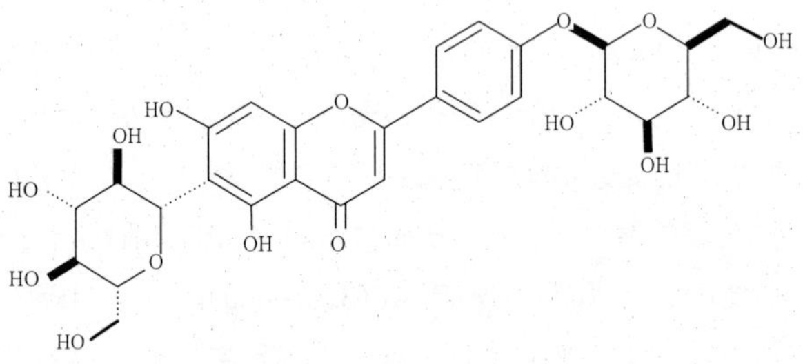

図1　イソサポナリンの構造

4 短期間の紫外線照射に対するイソサポナリン塗布の紅斑抑制効果

急激な紫外線の照射は，皮膚紅斑や角膜炎を引き起こす。これらの徴候は過剰に発生した活性酸素によるものであるが，通常，発生した活性酸素は生体内の抗酸化酵素により速やかに消去される。しかし，活性酸素の発生に消去系が追いつかない場合，生体内において活性酸素が増加して酸化ストレス状態となり，様々な傷害が生じる。そこで，イソサポナリン塗布による紅斑抑制効果を検討するため，HR-1ヘアレスマウスを用いて，紫外線の照射なしの対照群とイソサポナリン塗布群（IS群），紫外線照射ありの紫外線照射群（UV群）と紫外線照射＋イソサポナリン塗布群（IS＋UV群）の4群に群分けし，UV-Bの照射を1日1回行い（$180\,mJ/cm^2$），1，2，3，5回照射した後に解剖を行った。

4.1 紅斑抑制効果

ヘアレスマウスへの紫外線照射の結果，2回照射後から背部に紅斑がみられ，3回照射後に最も強い紅斑がみられた。マウス背部のヘマトキシリン・エオジン（HE）染色による皮膚組織像を図2に示した。2および3回照射後では，核が存在したまま角質層が形成される表皮細胞の異常なターンオーバーおよび真皮層への炎症細胞浸潤がみられた。5回照射後になると，肉眼的には紅斑はある程度治まったが，HE染色では，UV群の表皮基底層は真皮層へ落ち込み，表皮，真皮ともに強い肥厚が確認された。この異常な肥厚はターンオーバーが繰り返されたことにより生じたと考えられる。イソサポナリン塗布を行っても紅斑はみられたが，イソサポナリン塗布を行っていないUV群と比べると抑制されており，3回照射後のHE染色では，真皮層への炎症細胞浸潤もUV群と比べて少なかった。これらのことから，イソサポナリンの紅斑抑制効果が示された。

紫外線未照射　　　　紫外線3回照射　　　　紫外線5回照射

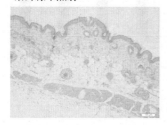 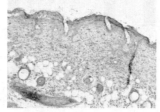 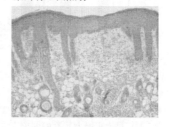

紫外線3回照射　　　　紫外線5回照射
＋0.2 mg/cm² イソサポナリン塗布　＋0.2 mg/cm² イソサポナリン塗布

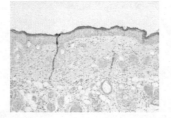 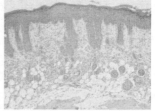

図2　HE染色によるヘアレスマウスの皮膚組織像（×100）

4.2 抗酸化作用

活性酸素には，酸素分子の1電子還元で生じるスーパーオキシド（O_2^-），これから発生する過酸化水素（H_2O_2），ヒドロキシ・ラジカル（$HO^·$）および，励起状態の酸素である一重項酸素（$^1O_2$）などがある。広義には脂質ペルオキシ・ラジカル（$LOO^·$），脂質ペルオキシド（LOOH），脂質アルコキシ・ラジカル（$LO^·$）なども含まれる。通常，最初に発生する活性酸素はスーパーオキシドといわれ，スーパーオキシド・ジスムターゼ（SOD）の作用により過酸化水素が生じる。その後，カタラーゼやグルタチオン・ペルオキシダーゼ（GPX）などの抗酸化酵素により，

水やアルコールへ無毒化される[8]。前項に示した紫外線による紅斑は，活性酸素が生体の抗酸化防御能の上限を超えて発生し，生体が酸化ストレス状態となることで引き起こされる。本実験では，紫外線の照射によって抗酸化酵素遺伝子発現量は低下し，強い紅斑のみられた3回照射後にCu, Zn-SOD，カタラーゼ共に最も低い値を示した（図3）。IS＋UV群においても低値を示したが，UV群に比べて抗酸化酵素遺伝子発現量の低下は抑制された。さらに，5回照射後になると，低値を示したCu, Zn-SODおよびカタラーゼ遺伝子の発現量はUV群，IS＋UV群ともに回

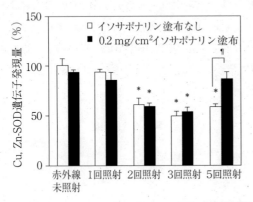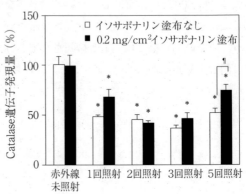

図3　抗酸化酵素遺伝子発現量

値は平均値±標準偏差で示した。
＊：対照群と比べて有意差あり（$P<0.05$）。
¶：UV群とIS＋UV群の間で有意差あり（$P<0.05$）。

紫外線2回照射

紫外線3回照射

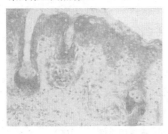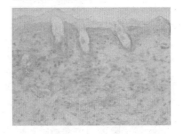

紫外線2回照射
＋0.2 mg/cm^{2}イソサポナリン塗布

紫外線3回照射
＋0.2 mg/cm^{2}イソサポナリン塗布

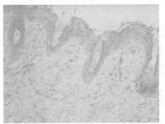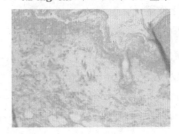

図4　ジチロシンの免疫組織化学染色（×200）

復する傾向がみられ，IS＋UV群のほうがより速やかに回復した。

　酸化ストレスマーカーは，酸化ストレスによる傷害の種類や強度を示し，酸化した脂質，タンパク質，核酸，糖，および抗酸化物質を検出する。ジチロシンはタンパク質の酸化ストレスを反映するマーカーとして見出されたチロシン2量体であり，炎症後に浸潤する好中球やマクロファージに検出されることが報告されている[9]。3回の紫外線照射後，UV群の真皮層においてジチロシンの強い陽性染色を示した。特に，浸潤した白血球または増殖した線維芽細胞にジチロシンの陽性染色がみられたことから，ジチロシンの酸化ストレスマーカーとしての新たな可能性が示された。一方で，イソサポナリン塗布はジチロシンの発現を抑制した（図4）。以上の結果より，紫外線照射によって生体が急激な酸化ストレス状態に陥ったため，UV群では強い紅斑を生じたと考えられるが，イソサポナリン塗布は，酸化ストレスおよび抗酸化遺伝子発現量の急激な低下を抑制した。そのため，IS＋UV群ではUV群と比べて紅斑が顕著ではなかったと考えられる。

4.3　紫外線の照射による DNA 損傷

　紫外線の核酸への影響は，UVBの方がUVAと比べて強く，UVBの照射によって強度のDNA損傷を引き起こすことが知られている。UVBの照射によるDNA傷害は，① 8-hydroxy-deoxyguanosine（8-OHdG）の存在によるDNAの酸化ストレス，および②ピリミジン・ダイマーとして実証された光線力学的なDNA傷害，の2種類が知られる。前者の特徴は，発癌や老化と深く関係しており，後者は $p53$ 依存性の細胞死（アポトーシス）を助長することが知られている[10,11]。損傷したDNAを修復するときに発現する proliferating cell nuclear antigen（PCNA）

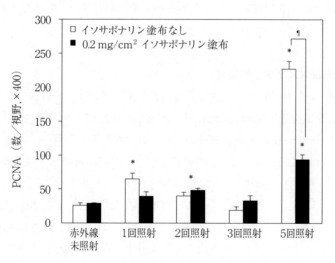

図5　PCNA 計数値
値は平均値±標準偏差で示した。
＊：対照群と比べて有意差あり（$P < 0.05$）。
¶：UV群とIS＋UV群の間で有意差あり（$P < 0.05$）。

は細胞サイクルに関連する核タンパク質で,傷害を受けたDNAの修復時に発現し[12],増殖性や転移性の悪性腫瘍にも顕著に発現する[10,13]。図5はヘアレスマウス背部でPCNAの免疫組織化学染色を行った後,400倍視野でPCNA陽性核を計数したものである。UV群では,3回の紫外線照射後,PCNAの検出数はわずかであったが,5回照射後では照射前の10倍以上の高値を示した。PCNAはDNA修復時に発現することから,3回の紫外線照射後に最もDNA損傷が強かったと考えられる。5回の照射後は落ち込んだ表皮中にPCNAの顕著な発現が見られたため,損傷した表皮のDNAの修復による異常なターンオーバーを生じたと考えられる。イソサポナリン塗布を行うと,5回照射後のPCNAの異常な発現はUV群と比べて有意に抑制された。このことから,イソサポナリンは紫外線によるDNA損傷を抑制したと考えられる。

以上,紫外線照射による紅斑に対するイソサポナリン塗布の効果を検討した結果,イソサポナリン塗布は,酸化ストレスおよびDNA損傷を防止することで紫外線照射による紅斑を抑制することが示唆された。

5 長期間の紫外線照射に対するイソサポナリン塗布のしわ形成抑制効果

加齢に伴い,皮膚ではしわやたるみだけでなく,乾燥,小色素斑,小血管腫,良性腫瘍などを呈することが知られている。皮膚の老化は皮膚を構成する細胞の機能低下であり,表皮や真皮,その結合部,付属器の機能低下に伴って形態に異常を生じる。これらの徴候は紫外線の照射による酸化ストレスによって加速することが知られ,紫外線に曝露されやすい顔や手背に多くみられることから,皮膚老化には紫外線による光老化が大きく関わると考えられる。そこで,HR-1ヘアレスマウスを用いて,10週間にわたり紫外線照射を行い(3回/週),紫外線による光老化に対するイソサポナリン塗布($0.2\,\mathrm{mg/cm^2}$)の効果を検討した。

5.1 皮膚中の水分量および水分蒸散量

表皮における細かいしわは角質層の水分量と深く相関しており,紫外線の照射による角質層の損傷は,経表皮水分損失量(transepidermal water loss, TEWL)の増加や自然保湿因子(natural moisturizing factor, NMF)の破壊亢進によって表皮が乾燥した結果,表皮に細かいしわが形成される[14,15]。図6は,10週間の紫外線照射後のマウス背部の角質水分量およびTEWLの測定結果を示している。角質水分量は,UV群がその他の群と比べて有意に低値を示したが,TEWLでは有意に高値を示した。一方で,IS+UV群ではUV群と比べて角質水分量の有意な高値,TEWLの有意な低値を示した。これらの結果から,紫外線はTEWLを増加させて皮膚中の水分量を低下させるが,イソサポナリン塗布によって水分の蒸散が抑制され,角質層の水分が保持されたと考えられる。

第18章　ワサビ葉イソサポナリンによる紫外線傷害予防作用

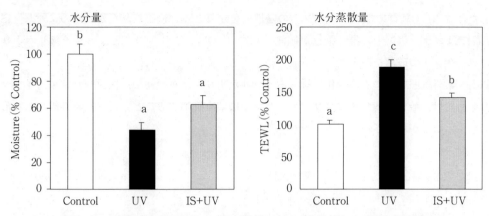

図6　10週間紫外線照射後のマウス背部における水分量および水分蒸散量
値は平均値±標準偏差で示した。
異なるアルファベットは各群間の有意差を示す（P<0.05）。

5.2　紫外線照射によるしわの形成およびコラーゲンの形成

真皮に存在するコラーゲンは，主にグリシン，プロリン，アラニンで構成されており，3重らせん構造をとっている。そのため，非常に強靭であり，皮膚において保水と弾力保持の役割ももっている。皮膚におけるしわは，紫外線の曝露による皮膚内の酸化ストレスが線維芽細胞の細胞質内シグナルを活性化し，マトリックス・メタロプロテイナーゼ（MMPs）活性が増強されることによって形成される[16]。MMPsはコラーゲンの分解を誘発するエンドペプチダーゼであり，MMPsの作用によって真皮層のコラーゲンが損傷・破壊され，しわが形成される[17]。10週間の紫外線照射後，マウス背部のレプリカを採取し，しわ形成の状態を検討した（図7）。その結果，UV群では強いしわ形成が認められたが，イソサポナリン塗布によってしわ形成は軽減した。また，UV群においては皮丘，皮溝，毛穴の確認ができなかったが，IS+UV群ではいずれも確認できた。さらに，コラーゲンIの免疫組織化学染色を行い，真皮におけるコラーゲンの状態を検

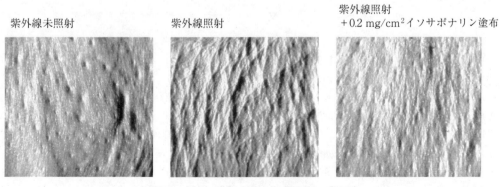

図7　ヘアレスマウスの皮膚組織レプリカ

討したところ，UV群ではコラーゲンIの陽性染色がほとんど検出されなかったのに対し，IS+UV群ではコラーゲンIの陽性染色が確認された（図8）。これらのことから，イソサポナリンはコラーゲンIの破壊を抑え，しわ形成を防止する可能性が示された。

以上，紫外線照射による光老化に対するイソサポナリン塗布の効果を検討した結果，イソサポナリン塗布は，酸化ストレスおよびコラーゲンI破壊を抑制することにより，紫外線のしわ形成を抑制することが示唆された。

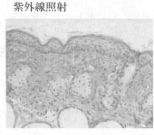

図8　コラーゲンIの免疫組織化学染色（×200）

6　おわりに

本章では，ワサビ葉から新規に単離・精製されたイソサポナリンが，皮膚において紫外線による酸化ストレスを抑制し，紅斑や光老化を抑制する効果を紹介した。しかし，イソサポナリンは未だ研究段階にある抗酸化物質であり，紫外線照射による酸化ストレス抑制効果に対する詳しい作用機序は明らかでない。今後さらなるイソサポナリンの効果が解明され，ワサビ葉の有効活用が見出されることが期待される。

文　　献

1）T. Fukai *et al., Life Sci.*, **71**, 1449-1463（2002）
2）J. Aucamp *et al., Anticancer Res.*, **17**, 4381-4385（1997）
3）S.M. Huang *et al., Mol. Nutr. Food Res.*, **50**, 1129-1139（2006）
4）S.Y. Kim *et al., J. Am. Coll. Nutr.*, **23**, 157-162（2004）
5）P.K. Vayalil *et al., J. Invest. Dermatol.*, **122**, 1480-1487（2004）
6）P.K. Vayalil *et al., Carcinogenesis*, **24**, 927-936（2003）
7）I.S. Shin *et al., Int. J. Food Microbiol.*, **94**, 255-261（2004）
8）D.R. Bickers *et al., J. Invest. Dermatol.*, **126**, 2565-2575（2006）

9) G. Aldini *et al.*, *Chem. Res. Toxicol.*, **20**, 416-423 (2007)
10) H. Wei *et al.*, *J. Nutr.*, **133**, 3811S-3819S (2003)
11) Y.P. Lu *et al.*, *Cancer Res.*, **59**, 4591-4602 (1999)
12) K.K. Shivji *et al.*, *Cell*, **69**, 367-374 (1992)
13) P.A. Hall *et al.*, *J. Pathol.*, **162**, 285-294 (1990)
14) S.V. Sevrain *et al.*, *J. Cosmet. Dermatol.*, **6**, 75-82 (2007)
15) D.L. Bissett *et al.*, *Photochem. Photobiol.*, **46**, 367-378 (1987)
16) G.J. Fisher *et al.*, *Nature*, **379**, 335-339 (1996)
17) B.Y. Choung *et al.*, *Exp. Dermatol.*, **13**, 691-699 (2004)

第19章 骨および関節疾患対応素材
—温州ミカン,赤ショウガ—

下田博司*

1 はじめに

　骨粗しょう症や変形性関節症はいずれも加齢性疾患であるが,痛みを伴うか否かでその予防に関する意識は大きく異なる。また特定保健用食品では「骨の健康が気になる方へ」というカテゴリーがあり,カルシウム製剤やその吸収を助ける成分,ビタミンKなどが許認可を受けているが,関節症に関するヘルスクレームはない。しかし,関節症の症状改善を訴求したグルコサミン,ヒアルロン酸,コンドロイチン硫酸などを配合した食品の普及は,骨関連食品の市場を大きく凌駕しているのが現状である。骨や関節の健康に寄与すると考えられる食品の主剤は概ねよく知られている成分である。本章ではその他の素材として,植物由来で骨の健康に寄与するβ-クリプトキサンチン(β-CPX)やヘスペリジンを含有する温州ミカンエキスと,関節症の症状改善を訴求した赤ショウガエキスについて紹介する。

2 温州ミカンエキスおよび含有成分の骨に及ぼす作用

2.1 β-CPXの骨代謝改善作用

　β-CPXの骨代謝に及ぼす作用は,YamaguchiおよびUchiyamaらにより詳細な研究がなされている。β-CPX(0.05,0.1 mg/kg)と硫酸亜鉛(1,5 mg/kg)をラットに経口投与(7日間)することにより,大腿骨骨幹部のカルシウム含量や骨形成マーカーのアルカリフォスファターゼ(ALP)活性が上昇する[1]。ALPの上昇は,骨幹端部においても確認されている。β-CPX(0.05,0.1 mg/kg)単独ではより長期間の投与を必要とするが,卵巣摘出(OVX)ラットにおいて,骨幹端部の強度,ALP活性およびカルシウム含量の回復がみられる[2]。これらの作用は,ストレプトゾトシン誘発糖尿病ラット(図1)においても認められている[3]。β-CPXの骨量増加作用は,主に骨芽細胞による骨形成の促進にもとづく。β-CPX(0.01-1 μM)は骨芽細胞性のMC3T3-E1細胞に対して,増殖,分化および石灰化を促す[4]。この時,ALPやα1-コラーゲン,さらに骨芽細胞の分化に関与する転写因子Runx2の発現が増加する。一方で,β-CPXは骨芽細胞前駆細胞から骨芽細胞への成長因子であるインスリン様成長因子(IGF)-Iやtransforming growth factor(TGF)-β1のmRNA発現を高める[5,6]。さらにβ-CPXは骨芽細胞のNF-κBの活性化を抑制する[7]。NF-κBは破骨細胞の活性化に深く関与しているが,骨形成への

---

　* Hiroshi Shimoda　オリザ油化㈱　研究開発部　部長

第19章 骨および関節疾患対応素材—温州ミカン，赤ショウガ—

関与も報告されている転写因子である[8]。以上の知見から，β-CPX は優れた骨形成促進作用を有するものと考えられる。

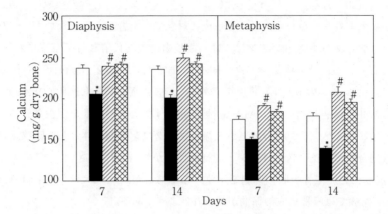

図1　β-CPX のストレプトゾトシン（STZ）誘発糖尿病ラットの大腿骨骨幹部（Diaphysis）および骨幹端部（Metaphysis）のカルシウム含量に及ぼす作用[3]
結果は平均値と標準誤差で示した。白カラム：control，黒カラム：STZ 処置，斜線カラム：STZ 処置＋β-CPX（0.05 mg/kg），格子カラム：STZ 処置＋β-CPX（0.1 mg/kg），*：$p<0.01$（vs. control），#：$p<0.01$（vs. STZ 処置）。

2.2　ヘスペリジンの骨代謝改善作用

ヘスペリジンは，OVX マウス，睾丸摘除マウスおよびマグネシウム欠乏食飼育ラットの骨粗鬆モデルにおいて，骨量減少を抑制する[9]。また，OVX ラットに対して，0.5％ヘスペリジン含

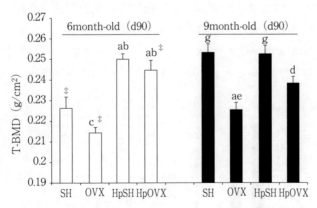

図2　ヘスペリジン（Hp）の OVX 骨粗しょう症ラットの総骨ミネラル密度（T-BMD）に及ぼす作用[10]
6または9ヶ月齢のラットに90日間ヘスペリジン（0.5％）含有食を摂取させた。結果は平均値と標準誤差で示した。SH: 偽オペ群，a $p<0.01$（vs. SH），b $p<0.01$（vs. OVX），c $p<0.05$（vs. SH），d $p<0.05$（vs. OVX），e $p<0.01$（vs. HpSH），g $p<0.05$（vs. HpOVX），‡ $p<0.01$（vs. 9ヶ月齢）。

有食を継続（90日）摂取させることにより，骨吸収マーカーであるデオキシピリジノリンの尿中排泄の減少や骨強度の回復がみられ，骨ミネラル密度（BMD）も上昇する（図2）[10]。また老齢の雄性ラット（20ヶ月齢）においても，0.5％ヘスペリジン含有食の摂取により，BMDが回復し骨吸収が減少する。しかしながら，骨形成に対しては影響がみられない[11]。一方，ヘスペリジンのアグリコンであるヘスペレチンは，げっ歯類由来の初代培養骨芽細胞において，ALP活性を上昇させるとともに骨形成タンパク（BMP2, BMP4, Runx2, osterix）や骨形成マーカーであるオステオカルシンのmRNA発現を高める[12]。またMC3T3-E1細胞の2-デオキシ D-リボースによる酸化性障害に対して，ALP活性と細胞内コラーゲン量を回復させる[13]。ヘスペリジンは腸管内で，ヘスペレチンに分解された後，グルクロン酸抱合体として吸収されるが，このグルクロン酸抱合体にも，ヘスペリジンと同様の作用が報告されている[14]。このように，ヘスペリジンは in vivo において骨吸収の抑制を示すのみであるが，ヘスペレチンを用いた骨芽細胞に対する in vitro 試験では，骨形成の促進がみられるようである。

2.3 温州ミカンエキスの骨代謝改善作用

先に述べたように β-CPX やヘスペリジンは，動物モデルにおいて，それぞれ骨形成の促進，骨吸収の抑制を示す。しかし，これら成分の骨芽細胞に対する作用の研究例はあるものの，破骨細胞に対する作用は，ヘスペリジンのOVXマウスの骨幹端部における破骨細胞数の減少が報告されているのみである[15]。そこで，著者らは温州ミカンエキスと β-CPX について，破骨細胞の分化に及ぼす作用を検討した。ラット由来の破骨細胞前駆細胞（破骨細胞培養キット，ホクドー株式会社）に，温州ミカンエキス（50～1000 μg/mL）または β-CPX（0.05 および 0.5 μg/mL）を添加し，4日間培養後に酒石酸耐性酸ホスファターゼ（TRAP）染色陽性の破骨細胞数をカウントした。その結果，両者に濃度依存的な破骨細胞数の減少が認められた（図3）。特に β-CPX は極めて低濃度で破骨細胞の分化を抑制することが判明した。

次に，温州ミカンエキスのマウスOVX骨粗しょう症モデルに対する作用を検討した。OVXマウス（ICR, 5週齢）に，温州ミカンエキス（1および2％）配合飼料を50％制限摂取させ

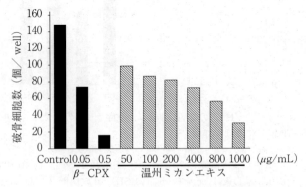

図3　β-CPX および温州ミカンエキスのラット破骨細胞の分化に及ぼす作用

た。2および4週間経過後に，尿中デオキシピリジノリン含量を測定した結果，1％摂取群において尿中デオキシピリジノリンの減少が認められた（表1）。また骨強度では，2％摂取群に明らかな骨破断力および破断変位の上昇が認められた（表2）。

以上の結果から，温州ミカンエキスやβ-CPX は破骨細胞の培養系でその分化を抑制することが明らかになった。また本エキスを OVX マウスに継続摂取させることで，骨吸収マーカーの低下と骨強度の改善が認められた。以上述べたように，温州ミカンエキスは，β-CPX とヘスペリジンの作用により，骨のリモデリングを改善させるものと考えられる。

表1　温州ミカンエキスの OVX マウスの尿中デオキシピリジノリンに及ぼす作用

	配合量（％）	2週間	4週間
Control	-	38.4±4.4	22.7±12.5
温州ミカンエキス	1	29.2±7.0	16.5±7.5
	2	33.6±11.3	23.9±13.4
Sham	-	24.9±0.5	19.0±4.6

平均値±標準偏差（n=4），単位: ng/mL

表2　温州ミカンエキスの OVX マウスの骨強度に及ぼす作用

	配合量（％）	骨破断力（$\times 10^{-5}$N・m）	破断変位（mm）
Control	-	54.7±12.5	0.78±0.31
温州ミカンエキス	1	44.2±10.3	0.70±0.20
	2	71.6±26.2	1.07±0.49
Sham	-	82.3±15.4	0.60±0.07

平均値±標準偏差（n=4）

3　赤ショウガエキスの関節症に対する作用

3.1　赤ショウガ

赤ショウガ（*Zingiber officinale* var. rubra）は，インドネシアやマレーシアで栽培されているショウガの亜種である。インドネシアでは，Jahe Merah（赤いショウガ）と呼ばれ，スパイスやソースの材料として用いられる。一方，オバットと呼ばれる民間薬においてはリウマチ，骨粗鬆症，喘息および咳などを対象に配合される。含有成分としては，ショウガに特徴的な gingerol や shogaol 類（図4）の他に，根皮にアントシアニンやタンニンを含有する。近年アントシアニンやプロアントシアニジンに関する抗炎症作用が報告されていることから，赤ショウガには，gingerol，shogaol 類との相加的な抗炎症作用が期待された。そこで著者らは，赤ショウガの抽出物（RGE）について，種々炎症モデルを用いて抗炎症作用の評価を行うとともに，そのメカニズムについて検討した[16]。実験に使用した RGE は，［4］-gingerol: 0.10％，［6］-gingerol: 2.7％，［6］-shogaol: 1.7％，［10］-gingerol: 0.16％およびプロアントシアニジンを 1.9％

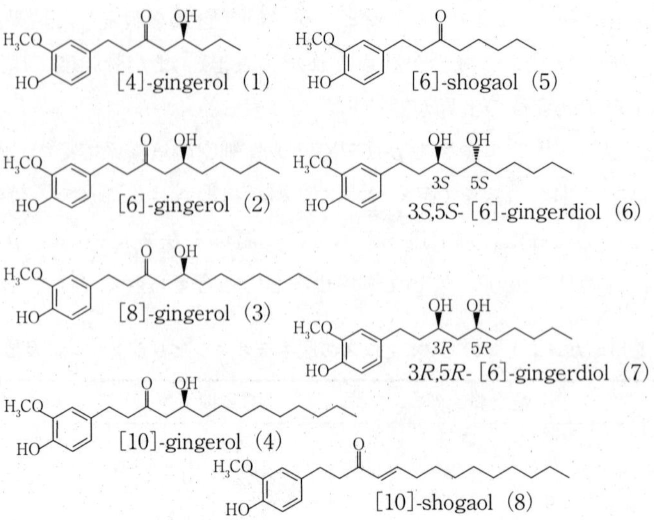

図4 赤ショウガの含有成分

（procyanidin B 2 換算）で含有していた。

3.2 炎症モデル動物に対する作用

RGE は急性炎症モデルであるマウス writhing モデルにおいて，10〜100 mg/kg の経口投与により，鎮痛作用を示した（図5）。抗炎症作用は 50 mg/kg 以上で認められた。リウマチモデルのアジュバント関節炎モデルにおいては，RGE（10 mg/kg）の継続投与により，アジュバント投与足の浮腫形成が 13 日目において有意に抑制された（図6）。試験終了後にアジュバント投与

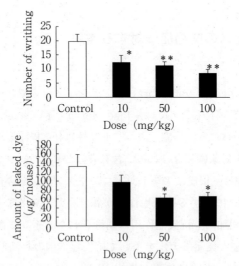

図5 RGE のマウス writhing モデルにおける鎮痛作用（上），抗炎症作用（下）
平均値±標準誤差（n=12），＊：$p<0.05$，＊＊：$p<0.01$。

足のX線像（図7）を撮影したところ，Control 群の関節においては骨の破壊像が観察されたのに対し，RGE（10 mg/kg）投与ラットにおいては，骨破壊の軽減がみられた。さらに，関節標本の鏡検では，絨毛組織の関節腔への伸展や破骨細胞による骨破壊が，RGE（10 mg/kg）の投与により抑制されていた（図8）。これらの結果より，RGE は自己抗体が関与する免疫炎症反応に対しても，予防的な抑制作用を示すことが明らかになった。

次に，発症後のコラーゲン関節炎に対する作用を検討した。ウシⅡ型コラーゲンで免疫後，関節炎を発症したマウス（DBA/1J）を，平均浮腫強度が均等になるように群分けし，RGE（10および 20 mg/kg）を1日1回継続経口投与した。浮腫強度（関節炎スコア）を5段階とし，前後肢の合計値（最高 16）で評価を行った。その結果，投与開始後 11 日目において 10 mg/kg 投与群が，21 日目では 10 および 20 mg/kg 投与群が，それぞれ有意な抑制作用を示した（図9）。以上の結果から，RGE は急性および慢性炎症モデルにおいて，低用量で抑制作用を示すことが判明した。

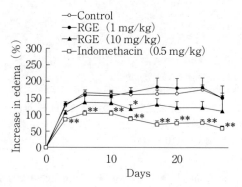

図6　RGE のラットアジュバント関節炎に対する作用
平均値±標準誤差（n=7），*：$p<0.05$，**：$p<0.01$。

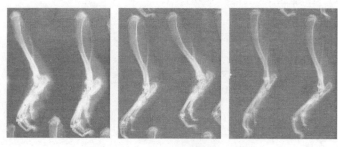

図7　アジュバント処置足のX線像
左：control，中：RGE 10 mg/kg，右：インドメサシン 0.5 mg/kg。

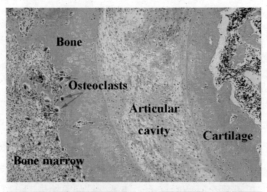
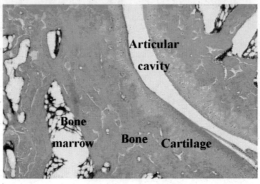

図8 アジュバント処置足関節部の鏡検像（H.E.染色，×10）
上：control，絨毛の乳頭状の増殖，中等度の骨組織の破壊および破骨細胞の増殖を認める。下：RGE（10 mg/kg），障害はほとんどなく骨組織も正常。

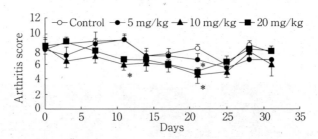

図9 RGEのマウスコラーゲン関節炎に対する作用
平均値±標準誤差（n=7），*：$p<0.05$。

3.3 抗炎症メカニズム

炎症反応には様々な細胞が関与しているが，なかでもマクロファージは炎症組織に浸潤し，炎症性サイトカイン，プロスタグランジン（PG），一酸化窒素（NO）を産生することで炎症の進行や疼痛を惹起する。そこで，RGEのマクロファージの遊走やPGおよびNO産生に及ぼす作用を調べた。最初にヒト単球の遊走に及ぼす作用を，TAXIScan（エフェクター細胞研究所）を用いて検討した。RGE（3.7～100 μg/mL）は単球走化因子（MCP）-1刺激時の遊走を，濃度

依存的に抑制した（図10）。次に，シクロオキシゲナーゼ（COX）-1および-2の活性に対する影響では，RGE は COX-1 活性を濃度依存的（1〜10μg/mL）に亢進した（図11）。これに対し，COX-2においては阻害活性を示したことから，RGE の COX 阻害活性は COX-2 選択的であることが明らかになった。さらにリポポリサッカライド刺激によるマクロファージ様細胞（RAW264）からの PG および NO 産生に及ぼす作用を検討した。その結果，RGE は PGE_2 産生を3および10μg/mL で有意に抑制した（図12）。一方，NO 産生に対しては100μg/mL で抑制作用を示した。RGE の NO 産生抑制作用には，[6]-shogaol, 3R, 5S-[6]gingerdiol, 3S, 5S-[6]-gingerdiol およびプロシアントシアニジンが関与していることが判明している[16]。以上の結果より，RGE の抗炎症作用の作用機序として，マクロファージの遊走や活性化の抑制が関与していることが明らかになった。

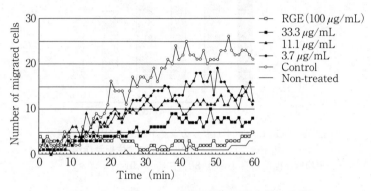

図10　RGE の MCP-1 誘発単球遊走に及ぼす作用

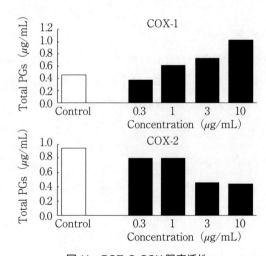

図11　RGE の COX 阻害活性

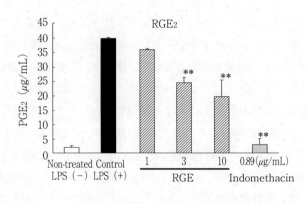
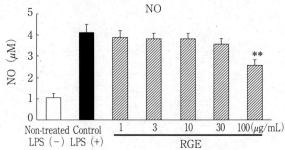

図12 RGEのリポポリサッカライド刺激RAW264細胞からのPG（上）およびNO（下）産生抑制作用
平均値±標準誤差（n=4-8），**：$p<0.01$。

4 おわりに

骨・関節の疾病の症状緩和を志向した食品の需要は今後も堅調に推移するものと考えられる。本稿で紹介した素材はいずれもユニークな作用機序をもった食品素材であり，主剤となる骨・関節の構成材料との配合により，より優れた食品開発の一助になれば幸いである。

文　　献

1) M. Yamaguchi *et al.*, *Biol. Pharm. Bull.*, **29**, 371 (2006)
2) S. Uchiyama *et al.*, *Int. J. Mol. Med.*, **17**, 15 (2006)
3) S. Uchiyama *et al.*, *Biol. Pharm. Bull.*, **28**, 1766 (2005)
4) S. Uchiyama *et al.*, *J. Cell Biochem.*, **95**, 1224 (2005)
5) S. Uchiyama *et al.*, *Int. J. Mol. Med.*, **15**, 675 (2005)

6) M. Yamaguchi *et al.*, *Int. J. Mol. Med.*, **24**, 671（2009）
7) M. Yamaguchi, *Mol. Med. Report.*, **2**, 641（2009）
8) A.E. Lund, *J. Am. Dent. Assoc.*, **140**, 836（2009）
9) M Uehara, *Clin. Calcium*, **16**, 1669（2006）
10) MN Horcajada *et al.*, *J. Appl. Physiol.*, **104**, 648（2008）
11) V. Habauzit *et al.*, *Bone.*, **49**, 1108（2011）
12) A Trzeciakiewicz *et al.*, *J. Nutr. Biochem.*, **21**, 424（2010）
13) EM Choi *et al.*, *Cell Biol. Toxicol.*, **24**, 225（2008）
14) A Trzeciakiewicz *et al.*, *J. Agric. Food Chem.*, **58**, 668（2010）
15) H. Chiba *et al.*, *J. Nutr.*, **133**, 1892（2003）
16) H. Shimoda *et al.*, *J. Med. Food.*, **13**, 156（2010）

第20章　身体つくりとアミノ酸

下村吉治[*]

1　はじめに

　筋肉は，体内で最も大きな組織であり体重の約40％を占める。筋肉の大部分（約80％）は水分から成り，残りのほとんどがタンパク質から構成されている。よって，筋肉を維持または増加するためにはタンパク質栄養が重要であることはよく知られている。

　タンパク質はアミノ酸から構成されているので，必要なアミノ酸を獲得するためにヒトは一般的にタンパク質を摂取する。自然界には300種類を超えるアミノ酸が存在するが，ほとんどの生物はタンパク質を構成するために20種類のみのアミノ酸を使用する。これらの中で，ヒトの体内で合成できないアミノ酸と合成できるアミノ酸があり，栄養学的な分類において前者は必須アミノ酸（9種類）と呼ばれ，後者は非必須アミノ酸（11種類）と呼ばれる（表1）。ヒトの体内におけるタンパク質合成には，必須アミノ酸が重要であり，そのアミノ酸をバランスよく含んでいる食事タンパク質を良質なタンパク質としている。一般的には，植物性タンパク質に比べて動物性タンパク質が良質なタンパク質であるが，一部の植物性タンパク質（大豆タンパク質など）はかなりアミノ酸のバランスが優れており，さらに動物性食品に比較的多く含まれる脂肪の含量が低いこともあって，スポーツの分野でサプリメントなどとして多用されている。

表1　タンパク質合成に必要なアミノ酸

必須アミノ酸 （9種類）	非必須アミノ酸 （11種類）
ロイシン*	アスパラギン
イソロイシン*	アスパラギン酸
バリン*	アラニン
トリプトファン	アルギニン
トレオニン	グリシン
ヒスチジン	グルタミン
フェニルアラニン	グルタミン酸
メチオニン	システイン
リジン	セリン
	チロシン
	プロリン

＊分岐鎖アミノ酸

---

[*]　Yoshiharu Shimomura　名古屋大学　大学院生命農学研究科　応用分子生命科学専攻　応用生命化学講座　栄養生化学研究分野　教授

我々の体内では，タンパク質の合成と分解は常に進行しており，その合成が分解を上回るとタンパク質が体内に貯留される。タンパク質・アミノ酸の摂取は，体内の同化反応を高めて筋肉づくりを促進する刺激となるが，それらを摂取するだけでは基本的に骨格筋を肥大することはできない。筋肥大のためには，さらに運動負荷の刺激が必要である。

2 筋タンパク質合成のためのアミノ酸

体内でタンパク質合成のためには，20種類のアミノ酸のうち特に必須アミノ酸が重要である。必須アミノ酸の中に，その構造中に分岐構造を持つアミノ酸が3つ（ロイシン，イソロイシン，バリン）存在し，それらの分解系の最初の部分が共通であることより分岐鎖アミノ酸（BCAA（branched-chain amino acids），または「分枝鎖アミノ酸」とも呼ばれる）と総称されている。

分岐鎖アミノ酸は，タンパク質を構成する全てのアミノ酸の約20％を占める。タンパク質に組み込まれた分岐鎖アミノ酸は生理的に不活性であるが，遊離の状態で細胞内に存在すると種々の生理作用を発揮することが明らかにされつつある。特に，その中でもロイシンは生理作用の強いアミノ酸であり，タンパク質合成を刺激して筋肉づくりを促進することが証明されている[1]。よって，同化作用の強いアミノ酸として認識されている。

3 骨格筋における分岐鎖アミノ酸濃度

体内には遊離アミノ酸（アミノ酸プール）が存在し，その量は，骨格筋で最も多い。骨格筋1kg当たりのアミノ酸プール量は約5gと報告されているが，その多くはグルタミン（37％）とタウリン（33％）で占められている[2]（表2）。

一方，アミノ酸プール中の分岐鎖アミノ酸量は，骨格筋1kg当たり約0.1gであり，血液中では1リットル当たり0.1g以下と極めて少ない。ヒトが分岐鎖アミノ酸（4～5g程度）を摂取すると，30分後にはその血中濃度はピークとなり，摂取前の数倍程度に上昇する[3]。その速やかな吸収と血中濃度の上昇が，分岐鎖アミノ酸の生理作用と関係するようである。

細胞内の遊離分岐鎖アミノ酸濃度は厳密に調節されており，低下すると細胞内タンパク質を分解して供給し，増加すると過剰な分岐鎖アミノ酸は速やかに分解されるようである。

4 運動によるアミノ酸分解の促進

負荷の強い運動は筋組織および筋細胞に損傷を与える[4]。それとともに，筋タンパク質の分解およびそれにより生成されるアミノ酸の分解も促進し，肝臓における尿素の合成を増加して血中尿素濃度を上昇する。運動時間が長くなるに連れて血中尿素濃度も上昇するので，運動によるタンパク質の分解量は運動時間に比例すると考えられる（図1）[5]。しかし，分岐鎖アミノ酸の一

表2 筋組織の遊離アミノ酸濃度

アミノ酸	濃度(μmol/L 細胞内水)	
イソロイシン	110	
ロイシン	225	(約1%)
バリン	320	
メチオニン	60	
フェニルアラニン	85	
トレオニン	770	
リジン	1,110	
チロシン	122	
ヒスチジン	430	
アルギニン	680	
アラニン	2,860	
アスパラギン酸	1,650	
アスパラギン	420	
グルタミン酸	3,960	
グルタミン	19,970	(37%)
グリシン	1,660	
オルニチン	350	
セリン	900	
タウリン	17,680	(33%)
合計	53,362	

上段に必須アミノ酸を示す。
筋肉の細胞内の水分量は約0.7L/kg組織である。

つであるロイシンの分解は，血中の尿素濃度の上昇とは関係なくかなり初期から促進されることが明らかにされている[6]。

5 筋タンパク質合成のための栄養

　レジスタンストレーニングのような負荷の高い運動が筋肉づくりに有効であることは，経験的にもよく知られている。運動負荷は，上述のように筋タンパク質とアミノ酸の分解を促進するが，運動後では筋タンパク質の合成が促進され，十分な栄養が供給される条件で筋肉づくりが促進される結果となる。

　運動と関係した筋肉づくりのためのタンパク質・アミノ酸の摂取法として，良質のタンパク質を十分量摂取すること，およびタンパク質・アミノ酸と糖質を同時に摂取することの他に，近年の研究において運動と関係したタンパク質・アミノ酸の摂取タイミングの重要性についても明らかにされた。すなわち，レジスタンス運動の直前にアミノ酸を摂取し，運動後なるべく早いタイミングでタンパク質（または必須アミノ酸）を摂取することの有効性が証明された（図2）。以

下にその解説をする。

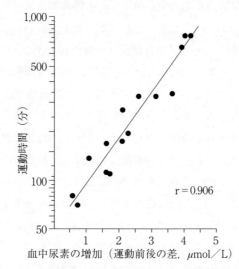

図1　人の血中尿素レベルとランニング運動時間の相関[5]

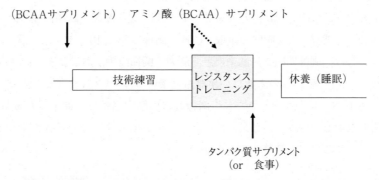

図2　運動との関係におけるアミノ酸・タンパク質サプリメントの摂取タイミング
　アミノ酸（特にBCAA）サプリメントはレジスタンストレーニングの前（および運動中）に摂取することにより運動後のタンパク質合成を強く促進すると考えられる。技術練習前のBCAAサプリメントは運動による中枢性疲労の抑制を期待できる可能性がある。トレーニング後はタンパク質サプリメント（もしくは食事）によってタンパク質を摂取することが勧められる。

5.1　タンパク質サプリメント

　レジスタンストレーニングは，一般的に筋肉づくりに効果的であるが，最近の研究において，四肢の血流を制限して行う軽負荷タイプのレジスタンストレーニング（加圧トレーニング）も，筋細胞の遺伝子発現を増大して筋肥大を促進することが明らかにされた[7]。

　運動負荷により筋肉を増強するためには，筋タンパク質合成を促進する必要があるが，運動中ではエネルギー代謝の亢進に伴い筋肉でのタンパク質合成は抑制される。一方，運動によりタンパク質合成が増大するのは運動終了後であり，運動後少なくとも2日程度は続くことが明らかに

されている[8]。

運動終了後に筋タンパク質合成が増大するので、その時点でタンパク質または必須アミノ酸を摂取すると筋肉づくりに効果的であると推察されるが、ヒトにおいてそれが証明された[9~12]。その一つに、約74歳の高齢者に、タンパク質食品（組成：10gタンパク質、7g炭水化物、3g脂肪）をレジスタンストレーニングの直後に摂取、もしくは2時間後に摂取する方法で比較された[10]。レジスタンストレーニングを週2回行い、それを12週間続けた後の測定では、トレーニング直後にその食品を摂取した方が筋力と筋肉量が増大した。よって、タンパク質サプリメントを摂取するタイミングは、運動後に時間をあけることなくその直後に摂取すると効果的であることが判明した。同様にレジスタンス運動1時間後に必須アミノ酸混合を摂取させると、筋タンパク質の合成が分解を上回り、筋肉づくりに有効であることも明確にされている[11,12]。

運動後にタンパク質に加えて糖質を共に摂取すると、糖質は血糖を上昇してインスリン分泌を刺激する。インスリンは、血糖調節ホルモンであると同時に、筋タンパク質合成を促進するので、これらの栄養素の組み合わせは、運動後の栄養補給として推奨される[12]。

タンパク質と糖質を組み合わせたサプリメントを用いた興味ある研究結果として、アメリカ海軍の新兵（386人）の54日間（27回）の訓練に、運動直後のタンパク質サプリメント摂取の効果が検討された[13]。この研究では、新兵を3つのグループ（A群：訓練直後の栄養摂取なし、B群：訓練直後に8g糖質／3g脂肪の摂取、C群：訓練直後に10gタンパク質／8g糖質／3g脂肪の摂取）に分け、訓練期間中に感染疾患、筋肉・関節障害、および熱中症で治療をうけた人数を分析したところ、それらの人数はいずれもC群（タンパク質を含むサプリメント摂取群）で他の群よりも有意に低かった。さらに、訓練直後の筋肉痛は他の群よりもC群で訓練期間中に早期に改善した。したがって、運動直後のタンパク質摂取は、筋タンパク質合成を高めると共に運動障害を軽減する効果が期待できるようである。

5.2 アミノ酸サプリメント

タンパク質摂取に比べて、アミノ酸摂取の場合には消化する必要はないため体内への吸収は速い。よって、アミノ酸を投与することによりタンパク質とは異なる影響が得られる可能性が考えられる。実際にそれが証明された：レジスタンストレーニングの直前もしくは直後にアミノ酸食品（組成：6g必須アミノ酸混合、35gショ糖）を摂取させる方法で、運動後のヒト骨格筋のタンパク質合成率が測定された[14]。その結果、運動直前のアミノ酸食品摂取は筋タンパク質合成率を有意に高めた。

タンパク質サプリメントの場合、それを運動の直前に摂取しても、筋タンパク質合成率は直後摂取と同様であることが観察されており、運動直前の投与タイミングにより筋タンパク質合成をより増大するのはアミノ酸サプリメントの特徴と考えられる（図2）。

しかしながら、同様なアミノ酸サプリメントを運動1時間前に摂取させた場合には、筋タンパク質合成に対する効果は認められなかった研究報告もあるので[15]、アミノ酸サプリメントの摂取

第20章 身体つくりとアミノ酸

は運動直前が効果的と推察される。

5.3 分岐鎖アミノ酸サプリメント

これまでに述べた研究では必須アミノ酸混合が用いられたが，必須アミノ酸の中でもタンパク質代謝に強く影響し生理作用の強いアミノ酸は分岐鎖アミノ酸である。著者らは，普段運動習慣を持たない健康な若年女性の被験者（12～16名）にスクワット運動を負荷して，運動の翌日以降に発生する筋肉痛（遅発性筋肉痛）に対する運動前の約5g分岐鎖アミノ酸摂取の影響を検討した[16,17]。スクワット運動（2秒で1往復，20回で1セット，3分間の休憩を入れて合計7セット）は，多くの被験者に同時にエキセントリック運動を安全に負荷できる運動法としてこの研究で採用された。その結果，筋肉痛は2回の実験のいずれも運動翌日（2日目）と3日目でピークとなり，その後漸減した。その筋肉痛の程度は，分岐鎖アミノ酸摂取により有意に低下した（図3）。すなわち，分岐鎖アミノ酸摂取により遅発性筋肉痛の発生が抑制された。この研究は，被験者が一律に5gの分岐鎖アミノ酸を摂取する予備実験と，0.1g分岐鎖アミノ酸/kg体重（被験者の平均体重は48.5kg）を摂取する本実験の2回実施されたが，分岐鎖アミノ酸による遅発性筋肉痛の抑制効果はほぼ同様に認められた。スクワット運動前後に測定した血中ミオグロビン濃度は，わずかではあるがコントロール実験において有意に上昇したが，分岐鎖アミノ酸実験では変化しなかった。よって，スクワット運動による筋損傷は分岐鎖アミノ酸摂取により抑制され

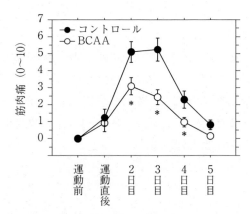

図3　スクワット運動により発生する遅発性筋肉痛に対する分岐鎖アミノ酸（BCAA）投与の効果
　被験者：運動習慣のない健康な女子学生・大学院生16名。スクワット運動：20回／1セット×7セット（セット間に3分の休憩）。BCAAもしくはデキストリン（コントロール）投与：運動15分前に5gを摂取した。全被験者は，BCAAもしくはデキストリン投与の2回の試験（クロスオーバー試験）に参加した。筋肉痛は，主観的な痛みの評価法であるvisual analog scale（VAS法）を用いて測定された。VAS法とは，10cmの線上の片方の端を"0"（無痛）とし，他の端を"10"（最大の痛み）として，その線上に測定時に感じられる痛みの程度を記入する方法である。この研究では，座る動作を行った時の筋肉痛を，運動直前と直後，さらにその2～5日目に測定した。値は平均値±SE（n=16）。＊$P<0.05$ vs. 同時点のコントロール。
（データは文献16より引用）

たと考えられる。

上記の分岐鎖アミノ酸による遅発性筋肉痛抑制効果と関係すると思われる分岐鎖アミノ酸作用として，運動中のヒト骨格筋のタンパク質代謝に対する分岐鎖アミノ酸投与の影響が報告されている[18]。その結果では，分岐鎖アミノ酸投与によりアンモニアの生成は増加するが，筋タンパク質から放出される必須アミノ酸は有意に減少した。すなわち，投与された分岐鎖アミノ酸の分解は運動中に促進され，それに伴い筋タンパク質の分解が抑制されたと考えられる。おそらく，運動中の骨格筋で分岐鎖アミノ酸分解が促進したが，分岐鎖アミノ酸が投与されたため筋タンパク質からそれを動員する必要性が低下したためであろう。

さらに，上述したように分岐鎖アミノ酸（特にロイシン）はタンパク質合成を強く促進するため，筋損傷の回復を促進する可能性も考えられる。

また，これらの所見と関係する可能性のある分岐鎖アミノ酸効果として，分岐鎖アミノ酸を肝硬変患者に持続的に投与すると，その患者の「こむら返り」を著しく抑制する作用が報告されている[19]。肝硬変患者では血中の分岐鎖アミノ酸濃度が減少し，それに伴い血中のアルブミン濃度も減少することが知られている[20]。分岐鎖アミノ酸は，肝硬変患者に対するアミノ酸製剤として使用されており，その有効性は血中アルブミン濃度の改善である。このように分岐鎖アミノ酸は肝臓に対する薬剤として認められているが，同時に肝硬変患者の筋肉に対する効果も明らかにされている。

6 おわりに

上述のように，タンパク質・アミノ酸摂取法を運動と組み合わせると筋肉づくりを効率的に行うことが可能なはずである。この処方は，スポーツ選手の筋肉づくりばかりでなくリハビリテーションなどにも適応できると考えられる。しかしながら，ヒトの筋タンパク質合成には個人差の存在や加齢による影響があるため[21,22]，レジスタンストレーニングにより効率よく骨格筋を肥大させる処方の開発には更なる研究が必要である。

文　献

1) C.G. Proud, *Biochem. J.*, **403**, 217 (2007)
2) M. Rennie,"Influence of exercise on protein and amino acid metabolism". In: L.B. Rowell and J. T. Shepherd, eds., Handbook of Physiology, Section 12 : Exercise : Regulation and Integration of Multiple Systems, p. 995 Oxford University Press, New York (1996)
3) Y. Zhang, et al., *J. Nutr. Sci. Vitaminol.*, **57**, 114 (2011)

4) W.J. Evans, *et al.*, *J. Appl. Physiol.*, **61**, 1864 (1986)
5) R. J. Poortmans, Protein metabolism. In : J. R. Poortmans, ed., Principles of Exercise Biochemistry, Medicine and Sport Science, Vol. 27, Karger, Basel, p. 164 (1988)
6) L.S. Lamont, *et al.*, *J. Appl. Physiol.*, **86**, 320 (1999)
7) M.J. Drummond, *et al.*, *Med. Sci. Sports Exerc.*, **40**, 691 (2008)
8) S.M. Phillips, *et al.*, *Am. J. Physiol.*, **273**, E99 (1997)
9) D.K. Levenhagen, *et al.*, *Am. J. Physiol.*, **280**, E982 (2001)
10) B. Esmarck, *et al.*, *J. Physiol.*, **535**, 301 (2001)
11) B.B. Rasmussen, *et al.*, *J. Appl. Physiol.*, **88**, 386 (2000)
12) S. Fujita, *et al.*, *Diabetologia*, **52**, 1889 (2009)
13) P. Flakoll, *et al.*, *J. Appl. Physiol.*, **96**, 951 (2004)
14) K.D. Tipton, *et al.*, *Am. J. Physiol.*, **281**, E197 (2001)
15) S. Fujita, *et al.*, *J. Appl. Physiol.*, **106**, 1730 (2009)
16) Y. Shimomura, *et al.*, *J. Nutr.*, **136**, 529S (2006)
17) Y. Shimomura, *et al.*, *Int. J. Sport Nutr. Exerc. Metab.*, **20**, 236 (2010)
18) D.A. MacLean, *et al.*, *Am. J. Physiol.*, **267**, E1010 (1994)
19) Sako K, *et al.*, *Hepatol. Res.*, **26**: 327 (2003)
20) Y. Miwa, H. Moriwaki, *Hepatol. Res.*, **30S**, 63 (2004)
21) C.S. Fry, *et al.*, *Skelet. Muscle*, **1**, 11 (2011)
22) D.K. Walker, *et al.*, *Med. Sci. Sports Exerc.*, **43**, 2249 (2011)

第21章　還元型コエンザイム Q10 による中高年齢者の運動機能維持

藤井健志[*]

1 はじめに—中高年齢者が衰える二つの側面—

　中高年齢者の運動機能が衰えてくるのは自然にプログラムされた老化現象であるが，個人的な老化の程度には差が認められる。その理由として，個々人の運動機能の低下の差が考えられる。本稿では，中高年齢者の運動機能の維持向上に対して還元型コエンザイム Q10（以下，還元型 CoQ10）がどのように寄与できるか，できそうかを述べる。

　中高年齢以降で運動機能の低下を促進する要因には，2つの側面があると考える。ひとつは，「心理的な要因」である。肉体的には十分に動ける状態（能力）であるにもかかわらず活動を抑制する心理的な因子が存在することによって活動が阻害され，結果的に運動機能が低下する。この場合の要因としては，疲労感や憂うつ感，面倒と思う気持ちや孤独感などが想定される。このような心理的な要因を減らして活動度を上げることが中高年齢者の運動機能の維持向上のひとつの手段であると考える。もうひとつは「肉体的な要因」である。関節痛や骨折などの怪我による運動困難な状況，あるいは老化による筋力の低下などが運動機能低下を促進する要因として考えられる。これらに対しては，関節痛を予防あるいは改善することや，怪我をした場合にはリハビリによる機能回復を早くすること，あるいは普段からの筋力低下を防ぐために活動度を高めるなどの方策が重要となると考える。

　本稿では，これらの心理的，肉体的な素因に対して，還元型コエンザイム Q10 がどのような可能性を持つかを述べたいと思う。

2 コエンザイム Q10 の活性型は還元型

　コエンザイム Q10（CoQ10）は，1957年にミトコンドリア電子伝達系の構成成分として発見された。CoQ10 の主な生理活性としては，ミトコンドリア賦活作用による ATP 生合成の促進と抗酸化作用が知られている[1]。ATP 生合成促進作用による筋活動の活性化を主なメカニズムとして，1974年には酸化型 CoQ10 がうっ血性心不全薬として日本で開発された。紀氏らは，マウス心筋細胞に CoQ10 を添加すると ATP 生合成量が増えると共に収縮力が増強することを報告している[2]。米国では数多くの臨床研究がなされると共にサプリメント素材として長年活用され続けている。サプリメントとしての主な期待効果は，Energy booster, Heart health, および

---

[*] Kenji Fujii　㈱カネカ　QOL 事業部　機能性食品グループ

Antioxidantである。2001年には食薬区分の改訂により，日本でも食品（サプリメント）として使われるようになった。

CoQ10は，生命の維持に不可欠であることから，一時期"ビタミンQ"と呼ばれたこともあったが，生合成されることから"ビタミン"ではなくなり，現在ではビタミン関連物質に分類されている[3]。CoQ10には酸化型と還元型の二種類が知られており，酸化型CoQ10はユビキノン，還元型CoQ10はユビキノールとも呼ばれている。

体内では，酸化型CoQ10が主であると長く考えられてきたが，電気化学的検出器を用いた分析法の確立により，還元型CoQ10が体内の主要なCoQ10であることが明らかになった。Abergらは，ヒトとラットの臓器で還元型CoQ10が酸化型に比較して多く存在していることを示した[4]。CoQ10は小腸で吸収された後にリンパ液を介して肝臓に輸送される[5]。ラットに酸化型CoQ10を経口投与した後のリンパ液には還元型CoQ10のみが検出されることから，吸収直後に腸管細胞内で還元反応が起こっていることをMohrらは示した[5]。更にヒトに酸化型CoQ10を投与すると血中の還元型CoQ10が増加することも報告した[6]。これらの結果は，酸化型CoQ10で行われた臨床研究では，体内で還元型CoQ10に変換されて機能していることを示唆している。Langsjoenらは，心疾患者に対して酸化型CoQ10が無効な場合でも還元型CoQ10が有効性を示す症例を報告した[7]。この結果は，酸化型の効果は，小腸での吸収，還元型に変換するステップ，あるいはその後の輸送など未だ明確ではない因子により限定されている可能性が示唆された。

3 運動とCoQ10

運動と筋肉のミトコンドリアには強い関係があり，トレーニングによって筋肉中のミトコンドリア容量が増加する[8]。運動時にはATPが消費されてアデノシン二リン酸（ADP）が生成し，AMPはミトコンドリアでATPに再合成される。Chanceらは，細胞内のADP濃度が筋疲労を規定する要因であると述べた[9]。即ち，運動によるATPの消費量が同時期に進展する生合成量を上回った場合，細胞内にはADPの蓄積が起こる。ADPが蓄積した状態（ミトコンドリアでのATP生合成速度が遅い状態）で，更なる筋運動のためにATPが必要とされる場合には，ADP2分子からATPとアデノシン一リン酸（AMP）を生成する酵素反応によってATPが生産される。ここで生成したAMPの脱アミノ化反応によって生成したアンモニアの蓄積が筋疲労

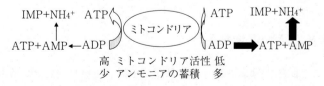

図1 ミトコンドリア活性とAMP代謝によるアンモニアの蓄積

を誘発することにより筋運動が阻害され，いわゆる筋疲労という現象が発生するとした（図1）。Terjungらは，筋肉中のミトコンドリア活性が高いとADPの蓄積が少ないことを示し，ミトコンドリア活性が高いと筋疲労が起こりにくいことを示唆した[10]。KishiらはCoQ10によるATP生合成賦活作用を示し，CoQ10によってミトコンドリア活性が高まることを示した[2]。つまり，筋疲労を少なくして運動を継続するためには，ミトコンドリアの活性を高めてやる必要があり，ミトコンドリア活性を高めるためには，糖や脂質などエネルギー源となる物質を摂取し，クエン酸回路とミトコンドリア電子伝達系の活性を高めればよい。クエン酸回路の活性化にはビタミンBが有効であり[3]，電子伝達系には還元型CoQ10が有効である。

CoQ10と運動については，ATP生合成賦活作用による筋運動の円滑化と抗酸化活性によって，運動による筋損傷を防止する効果が期待され，1980年代には，スポーツ選手などを対象とした酸化型CoQ10の摂取試験など運動に関する研究報告が数多く行われた。これらの研究ではダブルブラインド法が使われていない試験が多いなどの問題点はあるものの，①スポーツ選手が酸化型CoQ10を摂取すると有酸素運動のパフォーマンスが向上することが多い。②普段運動をしていないヒトでは，スポーツ選手に比較すると酸化型CoQ10の効果は弱い，の2点が示唆された。しかし，全般的には酸化型CoQ10の効果は，限定的なものでしかなかった。

Konらは，大学の剣道部の選手18人に酸化型CoQ10あるいはプラセボを摂取させ（200 mg/day，2週間），摂取後に実施した強化合宿での血液中のCPKとLPOの増加が酸化型CoQ10の摂取によって有意に低下することを示した[11]。この結果は，体内で変換された還元型CoQ10の抗酸化活性に因るものと考えられるが，運動時の筋肉損傷が少なくなることを示しており，中高年齢者の医運動による怪我などを防止することが期待される。

一方，還元型CoQ10摂取による研究はまだ多くない。池田らは，大学の女子バスケットボール部の選手21名を対象に還元型CoQ10を用いたダブルブラインド試験を実施した[12,13]。還元型CoQ10を150 mg，1ヶ月摂取させ，感性（脳波：α波），POMS，エルゴメーターによる無酸素運動について評価した。その結果，有意な変化として①感性（α波）が心地よい方向にシフト，② POMSにおいて，"怒り"と"情緒混乱"が改善，③エルゴメーターによる無酸素運動で平均パワーおよびピークパワーが増加，という結果が得られた。今までの酸化型CoQ10を用いた試験と比較すると，情緒的なパラメーターの改善が認められたことと無酸素運動での効果が認められたことが大きな違いである。無酸素運動には，ATPではなくクレアチンリン酸の寄与が大きいことから，還元型CoQ10の摂取によって体内のエネルギー収支が改善され，筋肉中のクレアチンリン酸の貯留量が増えたことが想定されるが，これに関しては更なる研究を待ちたい。

4　中高年齢者の活動度増加

出口らは，オープン試験ではあるが，6ヶ月間（一部，12ヶ月間）という長期試験において，還元型CoQ10が高齢者の心理的な要因を減少させ，運動機能の維持回復に有効であることを示

した[14]。即ち，ケアハウス在住の高齢者（男女11名，平均年齢80歳）に還元型CoQ10を100 mg，6ヶ月間摂取させ，個人の生活の質（QOL）を問診票（SF-36）で評価した。その結果，摂取期間終了後には全体的にQOLのスコアの改善が認められ，中でも疲労感の指標である「活力」と憂うつ感の指標である「心の健康」の二項目で有意に改善した。図2には，「活力」と「心の健康」の個人別のスコアを示した。還元型CoQ10を摂取前にスコアが低値であった方が摂取後には50点以上に改善していることが判る。このように疲労感と憂うつ感が軽減する中で，試験期間中に部屋から外出する頻度が多くなるなど，日々の活動度が高くなる傾向が見受けられた。それと共にケアマネージャーの負担感が軽減するなど，周辺への波及効果も認められた。

本試験では，特に希望のあった6名を対象として更に半年間の摂取試験を実施したところ，全体的な健康感など他のQOL項目でも全般的に有意な改善が認められた。特に，半年の摂取では変化がなかった肉体的なQOL項目も有意に改善したことは注目に値する。これは疲労感や憂うつ感の低下により，外出傾向が増えたことが肉体的なQOLの改善に繋がったと考えられた[15]。

更に，清水らは健康な中高年齢の女性46名（63.7±1歳）を対象として，ダブルブラインド法による還元型CoQ10の評価を実施した[16]。参加者を無作為に2群に分け，一方には還元型CoQ10カプセル（150 mg/day）を，他方にはplaceboカプセルを2ヶ月間摂取させた。摂取前後で，SF-36による自覚的健康度と身体活動度の測定を行った。身体活動度は，簡易型活動量測定器を用いて歩数およびエネルギー消費量を2週間連続して測定することにより一日当りの値を算出して評価した。その結果，還元型CoQ10摂取群では，SF-36によるQOL評価において，疲労感と憂うつ感の有意な改善が認められると共に一日当りの歩数が有意に増加し，活動度が高まることが明らかになった。

これらの検討の結果，還元型CoQ10の摂取により，心理的な要因である"疲労感"と"憂うつ感"が改善することにより活動度が増加することが明らかになった。活動度が増加することにより，肉体的な要因である加齢による筋力の低下が抑制あるいは回復したと考えられる。

還元型CoQ10による肉体的な要因の改善効果については，まだ明確ではないが，Rosefeldtら

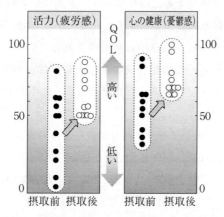

図2　個人別のQOLスコア（SF-36による）

は，外科手術前にCoQ10などのサプリメントを摂取させることで術後の回復とQOLの改善が認められることを報告している[17]。ATP生産を促進することで，筋肉の再生などへの効果が期待できる。

5　血中還元型CoQ10の割合は健康パラメーターになるか

体内のCoQ10量に関しては，加齢によって臓器中のCoQ10が減少すること[18]，血中濃度では，加齢による影響はないことが明らかになっている[19]。臓器中のCoQ10が減少することから，加齢による生合成の低下や臓器への輸送活性の低下などが考えられているが，未だ明確にはなっていない。近年，電気化学的検出器による分析手法の発達により，血中の総CoQ10に対する還元型CoQ10の割合の変化が報告されてきている。

経口的に摂取した酸化型CoQ10は，小腸上部で胆汁酸とミセルを形成して吸収された後に還元酵素によって還元型となる。生成した還元型CoQ10は，リンパ液を経由して肝臓に移動し，肝臓でビタミンEと共にリポ蛋白質に組み込まれて血中に放出され，各臓器に分配されると考えられる。血中の還元型CoQ10は，健常人ではCoQ10全体の約98％程度を占めている[19]が，血中の酸化ストレスによって生成した酸化型CoQ10は，肝臓で再還元された後に血中に放出されるという定常状態の中で，このような高い還元状態が維持されていると考えられる。

血漿中の還元型CoQ10の割合は，血中の酸化ストレスと肝臓での再還元能力によって影響される。再還元能力とは，具体的には還元当量であるNADPHあるいはNADHの量を意味する。血中の還元型CoQ10の割合低下は，加齢[19]，糖尿病[20]，肝疾患[21]，脳疾患[22,23]などで報告されており，血中の酸化ストレスマーカーとしての可能性が期待されている。

6　還元型CoQ10は食品からも摂取できる

一般的にこのような素材を摂取するにはサプリメントが用いられるが，還元型CoQ10は食品中にも含まれているため，日々の食事を考えることで，より有効に還元型CoQ10を摂取することができる。上にも述べたように，CoQ10は生合成されることから，ビタミン関連物質として分類されている。しかしながら，この生合成の量は十分ではない[24]。CoQ10が全く含まれていない完全独立栄養の患者血液を経日的に分析したところ，血中のCoQ10は0.3μg/mlまで減少して一定値となり，これが生合成の寄与分であると考えられた。この値は，健常人の血漿中CoQ10濃度の約40〜50％に相当しており，残りは食品からの寄与分と考えられた。

日本人が平均的に1日5mgのCoQ10を食品から摂取していることを我々は示した[25]。この値はWeberらが欧州で実施した報告（3〜5mg）とほぼ一致している[26]。食品からの5mgの摂取による血中濃度の増加量（0.5μg/ml程度）は，サプリメントでの吸収率[24]よりも高い値であり，CoQ10を食品から摂取した場合にはサプリメントと比較して吸収率が高くなることを示唆

している。

　我々は，平均的に食品からの還元型CoQ10のうち，約40％を肉類から，約20％を魚類から摂取している[25]。中高年齢者では若年者に比較して食事の量が減少する。特に加齢に伴う肉類の摂取量の減少が顕著である。魚類でCoQ10の含有量が最も高いのはイワシであるが，近年，漁獲量が減少しており食卓に上がる頻度が少なくなっているように思われる。このように，知らないうちに還元型CoQ10の摂取量が減少し，摂取したカロリーが十分にエネルギーに変換されにくくなることが危惧される。還元型CoQ10に着目して食生活を見直すことで，知らず知らずのうちに進行するATP生産能の低下を食い止め，運動を維持できる状況に体をおくことが期待できる。

7　まとめ

　中高年齢者の健康維持に対して，還元型CoQ10は，心理的な要因である"疲労感"や"憂うつ感"を少なくし，活動度を高めることがダブルブラインド試験で確認されている。更には，運動時の筋肉損傷を抑制できることが期待される。還元型CoQ10は，加齢によって減少することと，生合成量が十分ではないこともあり，サプリメントや食事に気をつけてきちんと摂取することが望ましい。

文　　献

1) M. Turunen, *et al.*, *Biochim. Biophys. Acta*, **1660**, 171 (2004)
2) T. Kishi *et al.*, *Clin. Investig.*, **71**, S71 (1993)
3) 日本ビタミン学会編，ビタミン総合事典，p483 (2010)
4) F. Aberg, *et al.*, *Arch. Biochem. Biophys.*, **295**, 230 (1992)
5) D. Mohr, *et al.*, *Redox Report*, **4**, 79 (1999)
6) D. Mohr, *et al.*, *Biochem. Biophys. Acta*, **1126**, 247 (1992)
7) P. H. Langsjoen, *et al.*, *BioFactors*, **32**, 119 (2008)
8) H. Hoppeler, *The Dinamic State of Muscle Fibers*, p567 (1990)
9) B. Chance, *et al.*, *Proc. Natl. Acad. Sci. USA*, **78**, 6714 (1956)
10) R. L. Terjung, *et al.*, *Am. J. Cardiol.*, **62**, 15 (1988)
11) M. Kon, *et al.*, *British J. Nutr.*, 1 (2008)
12) S. Ikeda, *et al.*, 聖泉論叢, **17**, 127 (2009)
13) S. Ikeda, *et al.*, 体育学会要旨 (2008)
14) S. Deguchi, *et al.*, 臨床医薬, **24**, 233 (2008)
15) K. Fujii, *et al.*, *Food Style 21*, **12**, 82 (2008)

16) K. Shimidzu, *et al.*, 日本臨床スポーツ医学会要旨 (2010)
17) F. Rosenfeldt, *et al.*, *Cardiopulmonary Supp. Physiol.*, **129**, 25 (2005)
18) A. Kalen, *et al.*, *Lipids*, **24**, 579 (1989)
19) H.Wada, *et al.*, *JAGS*, **55**, 1141 (2007)
20) S. C. Lim, *et al.*, *Diabetic Medicine*, **23**, 1344 (2006)
21) Y. Yamamoto, *et al.*, *BioFactors*, **9**, 241 (1999)
22) M. Somiya, *et al.*, *J. Neuro. Sci.*, **228**, 49 (2005)
23) M. V. Miles, *et al.*, *Pediatr. Neuro.*, **37**, 398 (2007)
24) 紀氏健雄, 医薬ジャーナル, **18**, 979 (1982)
25) H. Kubo, *et al.*, *J. Food Comp. Anal.*, **21**, 199 (2008)
26) C. Weber, *et al.*, *Internat. J. Vit. Nutr. Res.*, **67**, 123 (1997)

第22章　燃焼系素材と運動

大野秀樹[*1]，櫻井拓也[*2]，小笠原準悦[*3]，石橋義永[*4]，木崎節子[*5]

1　はじめに

従来，燃焼系として種々の素材が知られている。一方，もしも効果がかなり期待され，ドーピング禁止リストにない素材があれば，マラソンランナー，アルピニスト，サイクリストなどの持久性アスリートのほぼ全員がそれを摂取しているはずである。残念ながら，そのようなものはまだ存在しない。たとえば，脂肪を燃やし，持久力を高めるためにアスリートに最も利用されているのはカフェインである[1]。しかし，後述するように，ネガティブデータが無視できないほど少なからず報告され，十分なコンセンサスはまだ得られていない。

燃焼を in vivo で直接測定することは困難であるので，脂質酸化，安静時 $\dot{V}O_2$（酸素消費量），RER（respiratory exchange ratio），体温，持久力，疲労などを指標にする場合が多い。本章では，それらをマーカーにして，一部を除きヒト研究を中心に燃焼系素材と運動を紹介したい（動物名がなければ，すべてヒト研究）。

2　遺伝子ドーピング

現在，アスリートによって利用されている燃焼系サプリメントは，そのターゲット分子や効能のメカニズムがはっきりしないものが少なくない。その点，競技能力を向上する特定の遺伝子発現を変化させる薬品があると，状況が一変する。2008年，Cell誌[2]にマウスを対象として紹介された GW1516 と AICAR（5-aminoimidazole-4-carboxamide-1-β-4-ribofuranoside）は，N. Engl. J. Med.[3]で"the exercise pill"（運動しなくとも運動効果が得られる薬品：厳密には AICAR のみを指す）と評された夢のような薬品である。すなわち，核受容体であり転写因子の PPAR-δ（peroxisome-proliferator-activated receptor δ）のアゴニストである GW1516 を投与すると，骨格筋がより酸化型になるものの持久力は変化しないが，運動トレーニングを併用するとトレーニングのみのマウスよりも70％も持久力がアップし，タイプI筋線維（遅筋，赤筋）も増加する（図1）。他方，細胞のエネルギー恒常性の最上位の調節因子として重要な役割を有する AMPK

[*1]　Hideki Ohno　杏林大学　医学部　衛生学公衆衛生学教室　主任教授
[*2]　Takuya Sakurai　杏林大学　医学部　衛生学公衆衛生学教室　講師
[*3]　Jun-etsu Ogasawara　杏林大学　医学部　衛生学公衆衛生学教室　助教
[*4]　Yoshinaga Ishibashi　杏林大学　医学部　衛生学公衆衛生学教室　博士研究員
[*5]　Takako Kizaki　杏林大学　医学部　衛生学公衆衛生学教室　教授

(AMP-activated protein kinase：燃料センサーとも呼ばれる)のアゴニストである AICAR を投与すると，運動との併用はもちろんだが，トレーニングをしなくとも I 型筋線維が増え，インスリン感受性が増加し，その結果，驚いたことに運動パフォーマンスまでもが亢進した（図 1）。AICAR が"the exercise pill"と呼ばれる所以である。この作用の一部は，転写補助因子 PGC-1α (PPAR-γ coactivator-1α) によるミトコンドリア生合成，血管新生，酸化系酵素活性の亢進などを介しているらしい[4]。

GW1516 は経口摂取が可能であるが，AICAR は吸収性が低く皮下注射などで投与しなければならない。GW1516 は，ヒトへの応用が前年の 2007 年からすでにはじまっている[5]。しかし，AICAR は，そのターゲットである AMPK の活性化が全身の重要な臓器にどのように影響するのか，さらに情報を蓄積する必要があり，実際の応用は時期早々であろう。ところが，2011 年禁止表国際基準（世界ドーピング防止規定）には，GW1516 も AICAR も早くも禁止リストに加えられている。これは，逆に両者の驚異的な威力を物語っているようだ。本章のトップに遺伝子ドーピングをもってきたのは，同様にその威力を恐れてであるとともに，ごく近い将来，燃焼系サプリメント（薬品）の世界を席巻する可能性があるからである。

また，ビグアナイド系の経口糖尿病治療薬であるメトホルミンは AMPK 活性を高める作用があり，骨格筋の PGC-1α の発現を増加させることから AICAR と類似効果を示し，そのため，運

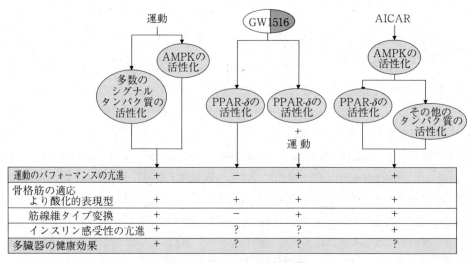

図1　運動と持久力の誘導[3]

Narkar ら[2]による最近の研究によると，2 つの薬品，すなわち GW1516 と AICAR (5-aminoimidazole-4-carboxamide-1-β-4-ribofuranoside) [それぞれ PPAR-δ (peroxisome-proliferator-activated receptor δ)，AMPK (AMP-activated protein kinase) のアゴニスト]は，骨格筋でのいくつかの運動の有益な効果を模倣できるらしい。彼らは，AMPK と PPAR-δ のシグナルが互いに影響し合い，骨格筋の多くの適応を誘導することを示している。従来の研究は，有酸素運動が骨格筋の AMPK とその他の多数のシグナル経路を活性化することを明らかにしている。その結果，骨格筋はさらに酸化的，インスリン感受性の高い表現型になる。同様に，運動は全身の臓器にたくさんの有益な効果をもたらす。

動トレーニングと同様の機序で糖尿病を改善する可能性がある。運動との併用療法の効果はまだ明らかになっておらず，今後の研究に期待したい[6]。

3 レスベラトロール

ブドウの果皮などに含まれるポリフェノールで，サーチュイン（NAD依存性脱アセチル化酵素）を活性化して長寿をもたらすことはよく知られている。しかし，ヒトでの効果はまだわかっていない。さらに，ごく最近，その研究の発端となった線虫でも長寿効果に疑問が呈された[7]。

一方，マウスでは，レスベラトロールはサーチュインとその下流のPGC-1αを介して$\dot{V}O_2max$（最大酸素摂取量）や骨格筋の酸素消費量を増大させ，持久力を増す[8]。ヒトへの応用が期待されるが，意外にも研究は少なく，安全性は高いものの最適な摂取量もまだ決まっていない[9]。

4 オリゴノール

熱帯植物のライチ由来のポリフェノールで，吸収性を高めるために低分子化処理されている（㈱アミノアップ化学）。安全性については，FDA（米国食品医薬品局）から新規成分として登録認可されている。

図2のように，大学陸上部員を2群に分け，前半の26日間はグループAがプラセボ，グループBがオリゴノールを摂取し，9日間のウオッシュアウトの後，後半の26日間は逆の摂取が行

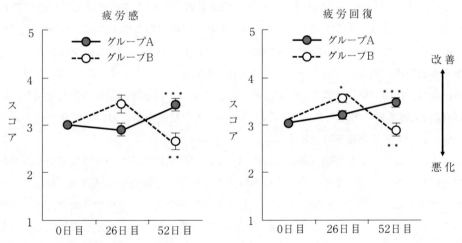

図2 オリゴノール摂取による運動トレーニング時の疲労に関するアンケート調査への影響[10]
グループA：後半の26日間にオリゴノール（200 mg/日）摂取，グループB：前半の26日間にオリゴノール（200 mg/日）摂取。
*vs. 0日目：P<0.05, **vs. 26日目（グループB）：P<0.05, ***vs. 26日目（グループA）：P<0.05

われた[10]。その結果、オリゴノール摂取は運動による疲労感を軽減し、トレーニング中のRPE (raitings of perceived exertion) も有意に低下した。オリゴノールは内蔵脂肪を減少し、血清アディポネクチンを上昇する[11]。強力な抗酸化作用もあるので、アスリートにとって有力なサプリメントの1つになる可能性がある。

5 茶カテキン

テレビや新聞などの広告で「体脂肪を燃やす」と盛んに宣伝されている茶由来のポリフェノールである。4つの主要成分が存在し、中でもEGCG (epigallocatechin-3-gallate) が最も含有量が多く生理活性が高い。

実は、この脂肪酸化作用や運動パフォーマンスの改善は、動物実験[12]ではかなりの率で認められるようだが、ヒト研究ではまだコンセンサスが得られていない。肥満者では比較的高率に燃焼効果がみられる[1,13]ものの、例外も少なくない[14]。EGCGは体温上昇効果も有し、それはノルアドレナリンを分解する酵素 (catechol-O-methyltransferase) を抑制し、交感神経系を優位にすることによると推測されている[15]。このため、ラットでは褐色脂肪組織も活性化するらしい[16]。運動パフォーマンスとの関連は否定的な研究が多い[1,17]。EGCGの摂取量が少ない方が燃焼作用が大きい場合があり[18]、最適な量は一致をみていない。

6 カフェイン

アルカロイドの一種で、名称はコーヒー類に含まれることに由来している。IOCの禁止リストに載り、ドーピングの対象になる。6 mg/kg体重以内の摂取量であれば、カットオフ値の尿中12 mg/lを超えない[19]。検査の2〜3時間前に一気に6〜8杯のコーヒーを飲むと、このレベルに達する危険性がある。一方、レース（持久性運動）1〜2時間前の1杯の濃いブラックコーヒーの摂取は、血中の脂肪酸濃度を上昇させ、レース中における脂肪酸化の速度を増し、最大に（あるいは最大近くに）導くらしい[20]。これは、レースの初期段階においてグリコーゲンを温存し、終盤においてその利用を可能にする。

このように、カフェインの脂質酸化、持久力のアップ効果は数多く報告されている。それには2つの条件があるようだ。まず、運動前に摂取すること[21〜23]。運動中の摂取は、むしろマイナスになることがある。運動中、血漿インスリンレベルが低下することから脂肪酸生合成の代謝中間体であるマロニルCoAがすでに十分に減少しているので、カフェインを摂取しても新たな脂肪酸化がほとんど起こらず、加えて、肝グリコーゲン分解を亢進して脂肪分解の強力な阻害物質である血漿乳酸レベルを高めるからである[21]。2つ目は運動強度である。AT (anaerobic threshold) を超える強度では脂肪酸化の割合が減少し、運動パフォーマンスの改善がみられない[24]。一般に、60% $\dot{V}O_2$max を超えない強度が望ましい。

第22章 燃焼系素材と運動

このようなカフェイン効果は交感神経系の賦活化によっている，という説明が定番になっている[21]。しかし，むしろカフェインの興奮薬としての中枢神経効果によっている，という考えも否定できない[23]。一方，すでに述べたように，カフェインの燃焼系効果を認めない報告も少なくない[25]。

7　L-カルニチン

アミノ酸の一種であるL-カルニチン（光学異性体のD-カルニチンは，L型の作用を阻害する）は，特に骨格筋での長鎖脂肪酸をミトコンドリア内へ運搬する役割から，脂肪燃焼に密接に関係する食品素材として注目され，アスリートにもしばしば利用されている。しかしながら，脂肪酸化や運動パフォーマンスへの影響は，ポジティブな報告も存在する[26]が，ネガティブな研究が大半を占める[21,27,28]。カフェインとの相乗効果作用があるらしい[26]。

8　カプサイシン

唐辛子の辛味をもたらす主成分で，カプサイシノイドの1つ。（「健康食品」の素材情報データベース）（国立健康・栄養研究所）では，「体脂肪を燃やす」「代謝を高める」などについて，ヒトで信頼できるデータは見当たらない，と紹介されている[29]。他方，メタアナリシスの手法を用いた最新の総説[30]では，カプサイシンも非辛味品種（CH-19甘）から見出されたカプシノイドも，効果は強くないものの脂質酸化やエネルギー消費を亢進させる，と肯定的である。

たとえば，カプサイシンの摂取が，50% VTmax（最大換気閾値）での運動中のRERを低下し，脂質酸化を亢進する[31]。さらに，カプシノイド摂取は，運動中には有意の変化を示さない

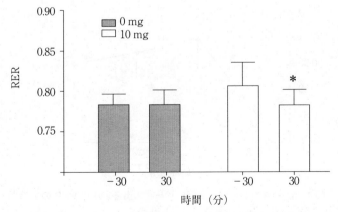

図3　カプシノイド摂取による安静時RERへの影響[32]
カプシノイド（10 mg）摂取30分前と30分後に測定。
*vs. −30分：P<0.05

が，安静時では RER を低下し（図3），$\dot{V}O_2$，血漿ノルアドレナリン濃度を増加させる[32]。こうして，仕切り直しをして今後の研究を待ちたい。

9 アミノ酸

BCAA（branched chain amino acid）は，比較的運動強度が高く時間が長い場合にエネルギー源となり，スタミナアップにつながるとともに，骨格筋のダメージを抑え，遅発性筋痛を緩和することが知られている。最近，高強度の運動中の燃焼性素材としても注目されている[33,34]。たとえば，BCAA 摂取中の前日の激運動に続く一晩の絶食で骨格筋のグリコーゲンをほぼ枯渇させ，直前にも BCAA を摂取して 80% $\dot{V}O_2$max で運動を行わせたところ，RER が低下し（図4），運動パフォーマンスも向上した[34]。これは，BCAA のエネルギー源としての利用と脂質酸化を示唆するとともに，運動トレーニングは絶食状態で行った方がより大きな効果が得られるという研究[35]を支持しているようにみえる。

糖原性アミノ酸である β-アラニンと L-ヒスチジンは，L-カルノシンというジペプチドを形成する。L-カルノシンは骨格筋に豊富にあり，強い抗酸化作用を有するとともに，pH 緩衝作用によりアシドーシスを抑制するので，運動パフォーマンスの改善に β-アラニン（L-カルノシン生成の律速因子）投与の期待が高まる。しかし，有効な効果を示す報告は少ないようだ[36]。

また，動物実験では魅力的であった VAAM（Vespa amino acid mixture：スズメバチ・アミノ酸混合物，㈱明治）は，ごく最近のヒト研究でも，運動と併用すると内蔵脂肪を燃やし運動パフォーマンスを高める，というポジティブな結果が得られている[37]。

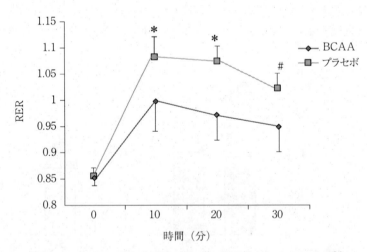

図4　BCAA を 2 日間（3 回）投与後の激運動中の RER の変動[34]
*vs. BCAA：P=0.01，#vs. BCAA：P=0.08

10 ケセルチン

主としてタマネギに多く含まれるポリフェノール。非鍛錬者がわずか1週間摂取しただけで，運動をしなくとも VO_2max が増加し疲労への抵抗性が高まるという，AICAR に似た夢のような報告がなされている[38]。それには，抗酸化作用などに加えて，カフェイン様の興奮性刺激によるメンタルな要素も関連している，と推測されている。一方，ネガティブな報告もあり[39]，市民権はまだ得られていないようだ。

11 おわりに

他に，L-カルニチン非依存的にミトコンドリアに入ることができる MCT（medium-chan triglyceride : ergogenics の評価は賛否両論ある[27,40]）などたくさん紹介したい素材があるが，紙幅の関係でここまでにしたい。既述のように，この分野はまだ長期間の厳密な介入研究が十分になされておらず，そのため，客観的な評価に耐えられる素材は非常に少ないのが現状である。遺伝子ドーピングを含めて，一層科学のメスが入ることを期待したい。

文献

1) S. Dean et al., *Int. J. Sport Nutr. Exerc. Metab.*, **20**, 624 (2009)
2) V. A. Narkar et al., *Cell*, **134**, 405 (2008)
3) L. J. Goodyear, *N. Engl. J. Med.*, **359**, 1842 (2008)
4) H. Ohno et al., *J. Phys. Fit. Sports Med.*, **1**, 5 (2012)
5) D. L. Sprecher et al., *Arterioscler. Thromb. Vasc. Biol.*, **27**, 359 (2007)
6) C. G. Shaoff et al., *Am. J. Physiol. Endocrinol. Metab.*, **298**, E815 (2010)
7) B. C. Valentini et al., *Nature*, **477**, 482 (2011)
8) M. Lagouge et al., *Cell*, **127**, 1109 (2006)
9) O. Vang et al., *PLoS One*, **6**, e19881 (2011)
10) H. Ohno et al., *Adv. Exerc. Sports Physiol.*, **13**, 93 (2008)
11) J. Nishihira et al., *J. Funct. Foods*, **1**, 341 (2009)
12) T. Murase et al., *Am. J. Physiol. Regul. Integr. Comp. Physiol.*, **288**, R708 (2005)
13) A. L. Brown et al., *Br. J. Nutr.*, **106**, 1880 (2011)
14) M. Boschmann et al., *J. Am. Coll. Nutr.*, **26**, 389S (2007)
15) Q. Shixian et al., *J. Med. Food*, **9**, 451 (2006)
16) S. Nomura et al., *J. Nutr. Biochem.*, **19**, 840 (2008)
17) M. C. Venables et al., *Am. J. Clin. Nutr.*, **87**, 778 (2008)

18) F. Thielecke et al., *Eur. J. Clin. Nutr.*, **64**, 704 (2010)
19) S. Ryu et al., *J. Nutr. Sci. Vitaminol.*, **47**, 139 (2001)
20) E. Newsholme et al., 佐藤祐造・監訳：大野秀樹・他訳：ランナーのエネルギーと持久力―運動の生化学―, 杏林書院, p. 64, (1990)
21) F. Brouns et al., *Br. J. Nutr.*, **79**, 117 (1998)
22) D.G. Bell et al., *Med. Sci. Sports Exerc.*, **35**, 1348 (2003)
23) C. Nicholas, *Essays Biochem.*, **44**, 45 (2008)
24) B. S. Denadai et al., *Braz. J. Med. Biol. Res.*, **31**, 581 (1998)
25) T. E. Graham, *Appl. Physiol. Nutr. Metab.*, **33**, 1311 (2008)
26) Y-S. Cha et al., *J Nutr. Sci. Vitaminol.*, **47**, 378 (2001)
27) J. A. Hawley et al., *Sports Med.*, **25**, 241 (1998)
28) G. A. Barker et al., *Med. Sci. Sports Exerc.*, **33**, 1415 (2001)
29) http://hfnet.nih.go.jp/contents/detail507lite.html
30) M. J. Ludy et al., *Chem. Senses*, **37**, 103 (2012)
31) K. O. Shin et al., *J. Nutr. Sci. Vitaminol.*, **53**, 124 (2007)
32) A. R. Josse et al., *Nutr. Metabol.*, **7**, 65 (2010)
33) K. Matsumoto et al., *J. Nutr. Sci. Vitaminol.*, **55**, 52 (2009)
34) A. B. Gualano et al., *J. Sports Med. Phys. Fit.*, **51**, 82 (2011)
35) K. V. Proeyen et al., *J. Physiol.*, **588**, 4289 (2010)
36) G. G. Artioli et al., *Med. Sci. Sports Exerc.*, **42**, 1162 (2010)
37) H. Sasai et al., *Geriatr. Gerontol. Int.*, **11**, 24 (2011)
38) J. M. Davis et al., *Int. J. Sport Nutr. Exerc. Metabol.*, **20**, 56 (2010)
39) J.C. Quindry et al., *Int. J. Sport Nutr. Exerc. Metabol.*, **18**, 601 (2008)
40) M. E. Clegg, *Int. J. Food Sci. Nutr.*, **61**, 653 (2010)

第23章　運動器疾患と機能性食品

渡部睦人[*1]，野村義宏[*2]

1　はじめに

　運動器疾患の中でよく知られているものには骨粗鬆症，変形性関節症などがあり，これらは今日の高齢化社会において各人のADL（Activities of daily living）に影響を与え，介護が必要な状態になるかどうかに大きな影響を及ぼす。まず平成18年に診療報酬点数表に記載された運動器不安定症[1]について説明する。運動器不安定症とは，高齢化により，バランス能力及び移動歩行能力の低下が生じ，閉じこもり，転倒リスクが高まった状態を指す。診断は次にあげる11の疾患などの既往があるか，または罹患しているもので，日常生活自立度または運動機能の低下があるものである。運動機能低下が認められる疾患は①脊椎圧迫骨折および各種脊椎変形②下肢骨折③骨粗鬆症④変形性関節症⑤腰部脊柱管狭窄症⑥脊髄障害⑦神経・筋疾患⑧関節リウマチおよび各種関節炎⑨下肢切断⑩長期臥床後の運動器廃用⑪高頻度転倒者である。このような疾患に対して整形外科領域では，運動器の「機能」に対して治療を試みる。しかし，多くの患者の主訴は運動器の「痛み」である。この点が重要であり，ここでは機能性食品との関連として運動器疾患の痛みを食品素材でコントロールできるかについて論じていくことを中心とする。本稿では，コラーゲンを例として以下考察を加えていく。

2　機能性食品としてのコラーゲン

2.1　ドイツでの伝説

　コラーゲンの運動器に対する影響に関しては，Moskowitz[2]の総説が代表的である。多くの研究者がこの論文を引用し，吸収に関してはOesserら[3]の論文が基になっている。総説の中では，「部分的に加水分解されたコラーゲン（ゼラチン）は動物由来のものである。それは少なくとも中世初期から食品として利用されてきた。ヒトでゼラチンを摂取することの効能を最初に記述したのは1175年からであり，聖ヒルデガルトがゼラチンを食べることで痛みが減り，関節の状態が改善したと書いていた。」という記述があり，多くの本でその記述が採用されている。しかし，参考文献を調査してみると，それはヒルデガルトの残したものを参考にしたレシピブック[4]であり，そのような記載は出てこない。唯一関節の痛みについて書かれている部分では，牛肉を使っ

[*1]　Mutsuto Watanabe　東京農工大学　農学部附属硬蛋白質利用研究施設　研究員
[*2]　Yoshihiro Nomura　東京農工大学　農学部附属硬蛋白質利用研究施設　准教授

た料理が登場する。なぜ牛肉なのか？これは，ヒルデガルトが残した「フィジカ」の中に登場[5]する。「四肢と関節に刺すような痛みがあり，また胃も痛むような場合，ウシの足を煮て，その肥厚した皮の部分と獣脂を必要な量だけ摂取しなさい。関節の刺すような痛みや胃の痛みは緩和されるだろう。」と記述されている。先に挙げたレシピブックでは，脂肪部分をできるだけ取ってスープを作っていることから，コラーゲンが多い料理であることは推測できる。また，Seelig-muller ら は論文[6]の中で「ゼラチンの利用は関節症に対して古くからの家庭薬として知られている。高齢者の多くは料理用ゼラチンを食べている。」と報告している。それらが相まってドイツではゼラチンが関節の痛みに効くということが言われている一因ではないかと考えている。

2.2 コラーゲンの骨・関節に対する作用

コラーゲンの運動器疾患に対する作用については，いくつかの報告[7~10]を参照していただきたい。

骨粗鬆症モデルを使った実験では，コラーゲン（サメ由来）を使って検討した。高代謝回転型である卵巣摘出骨粗鬆症モデル[11]および低代謝回転型である老人性骨粗鬆症モデル[12]においても低下した海綿骨の骨密度を増加させることがわかっている。発生メカニズムの異なるモデルにおいて経口投与したコラーゲンが作用することは興味深く，今後のコラーゲンの作用メカニズムの解明が待たれる。

関節については自然発症型 OA モデルである Dunkin-Hartley モルモットを利用し，コラーゲンの影響を検討した。そのメカニズムも未だ不明な点が多いが，アグリカン分解が抑制されることを見出している[13]。その後，Oesser らは in vitro で collagen hydrolysate 添加により，軟骨細胞中での type Ⅱ collagen 合成が増強されることを報告している[14]。ただし，使用した collagen hydrolysate の濃度が非常に高く，その後は collagen 合成に影響を与えているという論文は登場しなくなる。数年後，Oesser らは自然発症型 OA モデルである STR/ort マウスを使った実験で，コラーゲン投与は著明に軟骨の状態を改善することを報告している[15]。同様の実験を，われわれも実施し，関節軟骨の評価を Mankin Score と OARSI scale で評価し，特に safranin O 染色部分に大きな改善を確認している[16]。したがって，コラーゲンはⅡ型コラーゲンよりもプロテオグリカン合成に影響を与えていることが示唆されている。

これに関して，関節内の軟骨細胞以外のもう一つの主役である滑膜細胞の働きから関節の機能を検討している。一連の研究ではウサギ膝関節由来滑膜細胞 HIG-82 を用いている。この細胞は，培地中にヒアルロン酸を比較的多く分泌することに特徴がある。コラーゲン由来成分による刺激では，ヒアルロン酸合成酵素である HAS-1 および HAS-2 の発現亢進と培地中へのヒアルロン酸分泌量の増大，さらにヒアルロン酸の分子量が高分子量側へシフトすることがわかった[17]。近年，コラーゲンを摂取したヒトの血漿からさまざまなコラーゲン由来ペプチドが検出・同定されている。血中で検出できるペプチドの中で最も主要な Pro-Hyp（プロリルヒドロキシプロリン）は，何らかの機能があると考えているが，血中濃度には注意する必要がある。8 g の

コラーゲンペプチド投与で，算出方法にもよるが遊離の Hyp がコラーゲン投与後 1 時間の血中で約 250 nmol/ml であり，最も高濃度の Pro-Hyp で 10～15 nmol/ml，Hyp-Gly では 2～3 nmol/ml である[18]。*In vitro* の実験結果を考える際は，刺激量を考慮し *in vivo* の結果を解析する必要がある。小山も指摘[19]しているようにコラーゲンの一部はアミノ酸まで分解されるが，一部はジペプチドなどの形で体内に吸収される点は興味深い。ここでは Hyp について一考を加えたい。先に述べたヒトの場合，コラーゲンを摂取すると，血中で一番増加するのは遊離の Hyp である。われわれも Hyp を滑膜細胞に加えてヒアルロン酸合成に影響することを報告している[17]。また Oxaceprol という構造的にはアセチルヒドロキシプロリンだが，この物質はフランスやドイツで特に報告が多く，変形性関節症患者にも痛みの改善に有効であったとの研究[20]がある。したがって，今後コラーゲン由来の Hyp の機能にも注目する必要があると考えている。

コラーゲン摂取により産生が増大したヒアルロン酸にはどのような意味があるのだろうか。ヒアルロン酸を軟骨細胞に加えると，アグリカン合成が高まることが報告されている[21]。ウシ軟骨細胞にヒアルロン酸（濃度 0.1 mg/ml）添加で，グリコサミノグリカン（GAG）合成亢進とヒドロキシプロリンの増加を確認している。潤滑成分が関節液内に増加することにより，最終的に関節軟骨の状態が良い方向に向かうという知見であるが，メカニズムの詳細な解明が待たれるところである。

コラーゲン（collagen hydrolysate）をヒトに長期投与し，MRI を利用し軟骨の変化を解析した報告が発表されている[22]。この手法 dGEMRIC（delayed gadolinium enhanced magnetic resonance imaging of cartilage）は，軟骨中の主要な高分子である GAG の定量を可能にした。その結果，ヒト軟骨においてコラーゲン摂取により GAG が増加する事をヒトのレベルで確認したものである。このように，コラーゲンは関節を構成する滑膜の機能を変化させることで，軟骨細胞におけるアグリカン代謝を維持しようとする働きを示すものと考えられる。

3 *in vitro* の assay 系について

運動器疾患に対する機能性食品素材の assay 系としては，どのような点に注意する必要があるのだろうか。まず「動きがある」ことである。運動器は，動くための構造を備えているため，その点に対しても注意する必要がある。さらに運動器疾患を主に扱う整形外科およびリハビリテーションの領域では，絶えず「重力」を意識しての仕事が多い。骨折後の段階的な部分荷重や筋力増強トレーニングの実施時の肢位（運動方向と重力との関係）など広い範囲にわたる。以下関節を例にして考察する。

軟骨細胞はマトリックスで周囲を囲まれた状態であり，また立体的にも表層，中間層，深層および石灰化層という構造を持ち，さらに各層でマトリックスの構造も異なるため，*in vitro* で解析する際，細胞周囲の環境を再現することが必要になる。Kiener らは，滑膜細胞を三次元で培養を行い，滑膜表層の構造に類似したものを作ることに成功している[23]。その際，滑膜表層の細

胞外マトリックスを考慮してゲルを作製している。環境を in vivo に近い条件にすることで，滑膜細胞の機能も大きく変化することを示している。軟骨細胞と滑膜細胞は関節包内に存在するため，細胞の機能解析をする際には，運動器という点から，生体の動きをできるだけ再現するような運動刺激，すなわちメカニカルストレスを考慮する必要が出てくる[24]。関節のバイオメカニクスの研究では，工学系の研究者が主であるため，研究条件を外挿する際には臨床的な感覚が必要になる。軟骨には4つの力，すなわち圧縮，ずり，引っ張りおよび静水圧が働いている。さらに圧縮については静的負荷と動的負荷の2種類があり，前者は常に一定の圧力が負荷された状態で炎症方向へ，後者は常に変動する圧力が負荷された状態で抗炎症の方向へと作用すると考えられている[25]。Sharma らの実験によれば，ヤギの膝軟骨細胞を用いて，動的負荷により同化へ，また静的負荷により異化へと導くことが報告されている[26]。このことは同じ姿勢を長時間とっていると関節には負担がかかり，関節を絶えず動かしていると調子がよいという実際の生活で感じられる感覚とよく符合する。滑膜細胞にどのような力が加わるかは詳細にはわかっていない。そのため，われわれは軟骨に働く力のうち圧縮力に焦点をあて，Flexercell（FX-4000C）を利用している。その前提として，メカニカルな刺激を加えようとする場合，細胞を包埋したゲルが一定の強度を持つことが必要になる。コラーゲン三次元ゲル培養で用いられるコラーゲンの収縮ゲルに着目し，一定の強度のコラーゲンゲルを作製することに成功し，圧縮刺激を加え実験を行っている（図1）。さらに，生体により近付けるために圧縮刺激だけでなく，Grad ら[27]のように oscillation を加えたり，また Takeuchi ら[28]のようにヒアルロン酸存在下で vibration を加えるなどの試みが必要になってくるものと考えている。

運動器疾患に対する機能性食品を考える際，通常のリハビリテーションなどで実施されている運動についても検討する必要がある。変形性膝関節症を訴える患者に対しての運動療法は下肢伸展挙上運動（SLR: Straight Leg Raising）が中心になる。この運動を実施すると筋力の増強が確認される前に痛みの軽減が起こることが知られている。滑膜細胞の機械的刺激による反応を研究しているグループは，滑膜細胞に伸展刺激を加えることで，ヒアルロン酸合成が高まることを報

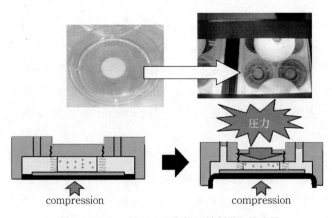

図1　Flexercell による細胞圧縮刺激の模式図

告[29]し，さらに刺激量は連続で加えるだけでなく，間欠的伸張刺激でも痛みの軽減効果を見出している。つまり関節痛対策の代表的な運動療法のメカニズムの一つが滑膜細胞に焦点を当てることで説明が可能になりつつある。今後このSLRを主とした様々な運動により，滑膜細胞にどのような力が働いているのかというバイオメカニクス的な検討も重要になると考えている。

4　機能性食品素材のポテンシャル

動かなくなることで生じる不都合を，機能性食品のみで代行することは困難であり，それを目標とすべきではない。また，何も運動しないで持久力をアップするというセンセーショナルな研究[30]（AMP活性化プロテインキナーゼであるAMPKのアゴニストAICARを投与することにより，安静にしているマウスでも持久力が向上する）があるが，多くの人々がこのようなものを求めているとは到底思えない。「ヒトの体は動くようにできている」のだから，動くことはとても大事なことであることは理解できても，機能性食品を食べることにより，運動器疾患による痛みが改善するというメカニズムが理解できるような研究成果が少ないことは否定できない。機能性食品の研究者の多くは生化学を専門とする人が多いが，運動器の疾患を考えた場合，力や電気あるいは磁気などの条件を同時に考える複眼的な思考も重要になってくる。先に述べた「重力」という要素を実験に取り入れることは，整形外科の領域，リハビリテーションの領域，さらに高齢者のQOLの向上に発展する可能性を秘めている。運動している人はさらに元気に，また運動しにくい人には食品でサポートを頼む，というように良い意味で役割をはっきりさせることで研究が進展してゆき，高齢社会に一筋の光をもたらすものと信じている。

5　まとめ

Moskowitz[2]およびOesserら[3]の論文からはじまったコラーゲンの研究は，この10数年間に急速な進歩をしてきた。放射能ラベルで標識したコラーゲンをラットに投与すると，標識物が軟骨に選択的に保持されている理由もわかってくるのではないだろうか。もとの論文では筋肉中にも標識物が存在しており，この点に関しては解明されていない。筋肉についても近い将来何らかの作用が見出される可能性がある。本総説では筋肉については触れないできたが，運動器疾患を考えた場合，筋肉は最重要であることは言うまでもない。近年サルコペニアという言葉が聞くことが多くなってきた。osteopeniaでありsarcopeniaという状態もあること[31]がわかり，またSarco-osteopeniaという概念[32]も報告されてきている。複雑に病態が絡み合う運動器疾患においても，コラーゲンのような機能性食品素材は対応可能なものであろう。これからも聞きなれない言葉が運動器疾患領域で数多く登場するものと予想され，その際には古くて新しい身近な食品の有用性が明確になると考えている。

文　献

1) 黒沢尚編，運動器慢性疾患に対する運動療法，金原出版，pp260-262（2009）
2) Moskowitz R, *Semin Arthritis Rheum.*, **30**, 87-99（2000）
3) Oesser S, Adam M, *et al.*, *J Nutr.*, **129**, 1891-1895（1999）
4) Strehlow W, Die Ernährungstherapie der heiligen Hildegard, Rezepte, Kuren und Diäten, pp283-284, Freiburg im Breisgau, Verlag Hermann Bauer KG（1992）
5) ヒルデガルト・フォン・ビンゲン，聖ヒルデガルトの医学と自然学，ビイングネットプレス，p284（2005）
6) Seeligmuller K and Happel K, *Therapiewoche*, **39**, 3153-3157（1989）
7) 渡部睦人，野村義宏，アミノ酸研究，**4**，31-36（2010）
8) 渡部睦人，野村義宏，グルコサミン研究，**6**，5-14（2010）
9) 渡部睦人，野村義宏，バイオインダストリー，**28**，28-35（2011）
10) 渡部睦人，野村義宏，機能性食品素材の骨と軟骨への応用，シーエムシー出版，pp 189-195（2011）
11) Nomura Y, Oohashi K, Watanabe M, Kasugai S, *Nutrition*, **21**, 1120-1126（2005）
12) 柴田丞，渡部睦人，稲田全規，宮浦千里，野村義宏，日本骨代謝学会雑誌，**22**（suppl），268（2006）
13) Atsugi T, Nomura Y, Watanabe M, Animal cell technology, *Basic & applied aspects*, **13**, 459-463（2002）
14) Oesser S and Seifert J, *Cell Tissue Res.*, **311**, 393-399（2003）
15) Oesser W, Raabe A, Schunck M, *Osteoarthritis Cartilage*, **15** Suppl C, 94-95（2007）
16) 河田紘史，渡部睦人，野村義宏，日本骨代謝学会雑誌，**26**（suppl），223（2008）
17) Nomura Y and Watanabe M, *Osteoarthritis Cartilage*, **18** Suppl 2, S215（2010）
18) 杉原富人，井上直樹，真野博，Food style 21, **15**, 52-57（2011）
19) 小山洋一，コラーゲンとゼラチンの科学，建帛社，pp35-48（2011）
20) Krüger K, Klasser M, *et al.*, *Clin Exp Rheum.*, **25**, 29-34（2007）
21) Akmal M, Singh A, *et al.*, *J Bone Joint Surg Br.*, **87**, 1143-1149（2005）
22) McAlindon T, Nuite M, *et al.*, *Osteoarthritis Cartilage*, **19**, 399-405（2011）
23) Kiener H, Watts G, *et al.*, *Arthritis Rheum.*, **62**, 742-752（2010）
24) 立石哲也，バイオメカニクス，オーム社，pp95-98（2010）
25) Gabay O, Hall DJ, *et al.*, *Joint Bone Spine*, **75**, 675-679（2008）
26) Sharma G, Saxena RK, Mishra P, *Clin Biomechanics*, **22**, 248-255（2007）
27) Grad S, Lee CR, *et al.*, *Tissue engineering*, **11**, 249-256（2005）
28) Takeuchi R, Saito T, *et al.*, *Arth Rheum.*, **54**, 1897-1905（2006）
29) Momberger TS, Levick JR, Mason JR, *Matrix Biol*, **24**, 510-519（2005）
30) Narkar V, Downes M, *et al.*, *Cell*, **134**, 405-415（2008）
31) Sirola J and Kröger H, *J Osteoporosis, in press*（2011）
32) Kull M, Kallikorm R, Lember M, *J Clin Densitom, in press*（2011）

〔第4編　運動機能維持・向上〕

第24章　高齢者の運動処方総論

佐藤祐造*

1　高齢者の増加と生産年齢人口

　21世紀の現在，わが国の平均寿命（平成22（2010）年）は，男性79.6歳，女性86.4歳と男女とも世界有数の長寿国の1つとなっている。すなわち，65歳以上の老年人口は23.1％，生産年齢人口（15～64歳）は63.7％となっている。今後も老年人口は増加する一方，生産年齢人口は減少し，平成67（2055）年には，前者は40.5％に達し，後者は51.1％と老年人口が5人に2人，生産年齢人口が人口の半数にとどまると推定されている（図1）[1]。

　その結果，農，水産，商工業など生産活動が低下し，国庫収入は払底する事態となる。にもかかわらず，生活の"文明化"に伴い，食生活（動物性高蛋白・高脂肪食），運動不足を主因とする生活習慣病が増加するだけでなく，人口は急速に高齢化し，認知症や寝たきりなど要介護状態の患者が増加し，医療費，介護に要する経費，年金支出が増加するという深刻な事態が予想されている。

　このような社会状勢への対応に関して，筆者の研究領域の立場からは，高齢者の健康管理・健康増進を推進することにより，高齢者も「生産活動」に従事するという老年人口の「生産年齢人

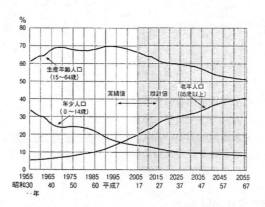

図1　年齢3区分別人口構成割合の推移

昭和30～平成67年（1955～2055）

資料　昭和30～平成17年は総務省統計局「国勢調査報告」
　　　平成18年以降は国立社会保障・人口問題研究所「日本の将来推計人口」（平成18年12月推計）の中位推計値
（厚生労働統計協会：国民衛生の動向，厚生の指標増刊　2011/2012　58:39-44, 2011[1]）

---

*　Yuzo Sato　愛知学院大学　心身科学部　健康科学科　教授

口化」を提案致したい。高齢者の健康管理，健康増進は認知症，要介護状態の患者数も減少させ，これらに関わる経費の節減も期待できるものと思われる。

すでに，厚生労働省は，健康を増進し，疾病の発病を予防する一次予防に重点を置く対策を強力に推進し，早世（早死）や要介護状態を減少させ，健康寿命の延伸を図ることを目途として，平成12（2000）年に「健康日本21」（第9章参照）を策定して実施しているが，「身体活動・運動」の分野では，当初予測した目標値に達していない項目も多い。

2 高齢者の身体的特徴

2.1 加齢に伴う生理機能の変化

「生理的老化」の特徴は下記のようにまとめることができる[2〜4]。
①例外なく認められるが，個人差は大きい（普遍性と個体差）。
②体の種々の組織，臓器に種々のかたちで現れる（多様性）。
③個人の遺伝的背景の影響が大きい（内存性）。
④食事，運動，職業をはじめとする社会的背景など環境の影響を受ける。
⑤生理的機能が低下する方向に進行する（進行性と有害性）。

具体的には，加齢に伴い神経伝導速度，基礎代謝率，肺活量，心拍出率，腎血流量，クレアチニンクリアランスが低下することが横断的研究によって明らかにされている。しかし，縦断的検討によって，腎機能（クレアチニンクリアランス）や心拍出量が低下しない可能性も指摘されている。

したがって，加齢に伴う生理機能の低下は，下記の①〜④のように特徴づけられる[2〜4]。
①予備力の低下
②防御反応の低下
③回復力の低下
④適応力の低下

これらの特徴は種々のストレスや生活習慣により増悪，または，改善という大きな影響を受ける。

2.2 高齢者の運動機能の変化（図2）

高齢者の運動機能は低下しており，その特徴は以下の如くにまとめることができる[2]。

2.2.1 体力・生理的予備力の低下

立位体前屈（柔軟性）はすでに30〜40歳より急速に低下する。垂直跳び（瞬発力），反復横跳び（敏捷性）や脚筋力も年々同程度に低下しており，高齢者では，ラグビー，サッカーなど運動強度が高く，敏捷性を要するスポーツ競技の実施は望ましくないことが容易に理解できる。

呼吸循環機能，ことに全身持久力の指標である最大酸素摂取量も加齢とともに低下しており，

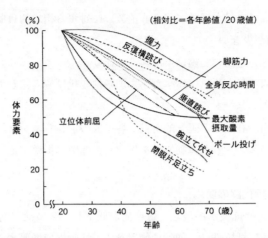

図2 体力要素の20歳値を100とした場合の10年ごとの体力要素の相対比逓減図
(佐藤祐造編:高齢者運動処方ガイドライン, pp1-32, 南江堂, 2002[2])

60歳になれば20歳値の約50%となる。一方，握力の低下は比較的少なく，重い物を持ち運びするというような日常生活行動が，加齢に伴う変化を防止する身体トレーニングとなっている可能性がある。

2.2.2 個人差の増大

各個人のライフスタイルにより低下速度が異なり，食事，運動など活動的なライフスタイルの維持により，体力の低下防止がある程度可能である。

2.2.3 組織の脆弱化

加齢に伴い臓器，組織の柔軟性や弾力性が低下する。例えば，筋力だけでなく，筋量も低下し (sarcopenia)，日常生活活動能力が低下する。その結果，インスリン抵抗性と2型糖尿病を招く危険性がある。

また，骨はCaが減少し，骨粗鬆症となり，転倒時には骨折（ことに大腿骨頚部骨折）が起こりやすく，運動を行う際には，十分な準備運動が必要であり，軽い強度でゆっくりとした行動が望まれる。さらに，血管も動脈硬化になれば，柔軟性が低下し，脆弱化する。

2.2.4 回復の遅延

高齢者では，運動実施による疲労からの回復が遅延するので，運動実施後には十分な休養が必要となる。

2.2.5 血圧の亢進

加齢に伴い収縮期血圧が上昇する。ことに，重量挙げのような等尺性運動（レジスタンス（筋力）運動）実施時には血圧の上昇が著しく，ダンベル，チューブ体操などレジスタンス運動は軽い強度で有酸素運動的に実施する。

2.2.6 最高心拍数の低下

運動を行う際の最高心拍数は加齢により低下する。したがって，運動中の心拍数が同一でも，

高齢者では若年者に比べて，最大運動（最高心拍数）に対する相対的負荷強度は大きくなる。

2.2.7　運動許容量の幅が少ない

高齢者では強度の大きい運動の実施は，危険性を伴う。

以上，高齢者の身体的特徴を簡単に述べたが，加齢性変化は個人差が大きく，高齢者には，画一的な運動指導は避けるべきである。

性，年齢，体力，疾病の有無など医学的所見，各個人のトレーニング経験などを十分考慮に入れ，患者毎に「テーラーメイド」な運動処方を作成し，個別に指導する[2]。

2.3　高齢者にみられる糖代謝の変化

加齢に伴いインスリン抵抗性が出現し，耐糖能が低下し，2型糖尿病または境界型が増加する。また，このインスリン抵抗性は，加齢に伴う身体不活動性で増悪する。

筆者ら[4]は，加齢と体の非活動性がインスリン感受性に及ぼす影響について，正常血糖クランプ法を用いて検討を行った。加齢に起因する糖処理能力と末梢組織のインスリン感受性低下はそれほど明確ではなかったが，いわゆる「寝たきり」のような身体的不活動が加われば，インスリン感受性が低下し，糖処理能も低下した。しかし，この感受性低下（インスリン抵抗性）も身体トレーニングにより防止可能であった（図3）。

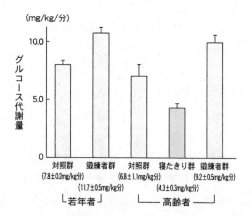

図3　インスリン感受性（グルコース代謝量）の比較
―加齢と安静・トレーニングによる影響―

加齢に伴い，インスリン感受性は低下し，寝たきり群ではことに顕著である。しかし，トレーニングにより若年者の非鍛練対照群のレベルまで回復する
（佐藤祐造：老年医学update 2008-09（日本老年医学会雑誌編集委員会），pp48-55，メジカルビュー社，2008[4]）

3 高齢者に対する身体運動の効果

3.1 身体トレーニングとインスリン抵抗性
3.1.1 身体運動とインスリン抵抗性
上述のように,加齢に伴いインスリン感受性は低下するが,ことに寝たきり群では顕著である。しかし,トレーニングにより回復させうる(図3)。

また,最大酸素摂取量に影響を及ぼさないような軽度の身体トレーニングでも,長期にわたって実施すれば,2型糖尿病や高齢者に認められるインスリン抵抗性が改善する。

3.1.2 有酸素運動,レジスタンス運動
ジョギングに代表される有酸素運動は,重量挙げのような無酸素運動より体のインスリン抵抗性改善に有用である。

高齢者に対するレジスタンス運動と有酸素運動両者の有用性に関して,筆者ら[4]はすでに検討を加えており,筋力,筋量の低下している高齢者では,チューブや軽いダンベルを用いたレジスタンストレーニングも併用する。

最近 LeBrasseur ら[5]は,レジタンス運動は筋量を増加させ,解糖系代謝能力を活性化させるなど持久性運動とは異なるメカニズムで,インスリン抵抗性と2型糖尿病の改善に有効であることを強調している。

3.1.3 乗馬様他動的運動機器を用いた運動
本機器(ジョーバ®)を用いた運動は下肢,躯幹を中心とする骨格筋の筋収縮を誘発し,骨格筋への糖・脂質の取り込みを増大させ,ダイエット(減量)効果を有する。また,長期にわたるトレーニングの継続は,高齢者2型糖尿病患者のインスリン抵抗性を改善し,経口血糖降下薬やインスリンの投与量が減少する可能性がある[4]。なお,トレッドミルを用いた有酸素運動が,脳卒中発作後の半身不随者のインスリン抵抗性を改善させるという事実も報告されている[6]。

3.2 身体トレーニングと冠危険因子
椅子から起立し,着席するという自己の体重を負荷とする運動(ハーフスクワット)やチューブなどを用いた低強度のレジスタンス運動と歩行など有酸素運動の継続は,高齢者におけるインスリン抵抗性や脂質代謝の改善に有効である[4]。

一般に身体トレーニングは,血清 TG 低下,HDL-C 上昇,軽症高血圧改善など冠危険因子を低下させる。また,体力低下は心血管イベントを増加させるが,毎日20〜30分散歩するというhome-based エクササイズは心血管障害の発症を低下させた。さらに,2型糖尿病の脂質代謝に及ぼす有酸素運動の効果に関するメタアナリシスによれば,有酸素運動は LDL-C を低下させるという[7]。

3.3 身体運動と筋力，筋量

先述のように，レジスタンス運動，ことに有酸素運動の併用は，インスリン抵抗性の改善に有用である。また，レジスタントトレーニングは高齢者においても，神経筋のメカニズムだけでなく，筋組織も肥大させることにより筋力を増強させる。筋力アップは身体的な自立を改善させ，転倒の危険性を低下させるだけでなく，代謝学的にも効果があり，糖尿病や心血管障害のリスクを低下させる。短時間のレジスタントトレーニングとインターバルトレーニングは身体機能の低下した2型糖尿病患者でも実施することができ，筋力の回復や血圧の改善に有効であるという。

さらに，トレーニングの継続は，高齢者や肥満者が食事制限を行った際，低下する基礎代謝や食事誘導性熱産生能（dietary-induced thermogenesis: DIT）を上昇させ，安静時の筋肉における脂質の利用を高める[4]。

3.4 身体トレーニングと抗炎症作用

身体トレーニングによる糖尿病や心血管障害の予防効果は軽度炎症の防御という機序も関与している。すなわち，脂肪細胞からはTNF-αなどadipokineが分泌され，インスリン抵抗性を発現する。一方，骨格筋からも1L-6などのmyokineが筋収縮に際して分泌されており，TNF-α由来のインスリン抵抗性を減弱したり，脂肪分解促進，脂肪酸酸化作用を有するだけでなく，IL-10を介する動脈層への抗炎症作用も有している（図4）[8]。

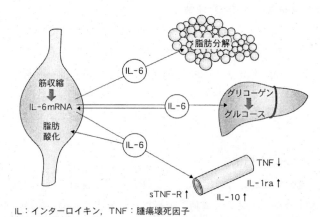

図4 収縮筋はIL-6（ミオカイン）を生成，分泌し，種々の代謝効果を発揮する
(Petersen AMW *et al., J Appl Physiol*, 98, 1154-1162, 2005[8])

4 運動処方の実際

Australian Diabetes, Obesity and Lifestyle Study（AusDiab）をはじめとする疫学的研究によれば，テレビの視聴などsedentary timeを減少させたり，安静時間が長い場合には散歩するなど"break"を入れ，身体活動を増加させることが加齢による身体機能低下防止と代謝面での健康

増進につながるという[9,10]。

4.1 運動療法の適応とメディカルチェック

高齢者では複数の疾患を持っていることが多く，各種の検査成績に個人差が大きい。

運動療法の開始前には，食習慣，運動習慣など日常生活の状況，過去のスポーツ活動歴などの問診，理学的所見，血圧，心電図，胸部X線，検尿および血糖，HbAlc，血清脂質など血液生化学的検査を実施し，糖尿病，高血圧，心筋梗塞など身体運動の実施により増悪する疾病のないことを確認する[4,11]。

4.2 運動の種類と実施方法

中等強度以下の運動では，筋肉のエネルギー源として，糖質，脂質の両者が利用される。しかし，乳酸性閾値（lactate threshold:LT）を超え，運動強度が高まり，無酸素的になるに従い，糖質利用の比率が増大し，血中乳酸が蓄積，脂肪分解は抑制される。また，高い強度の運動は血圧も上昇し，危険性も高くなるので，運動強度は中等度以下とする。

具体的には，最大酸素摂取量の50%前後（60～70歳 100/分，LT強度）の中等強度の運動を1回10～30分，週3～5日以上行う。運動の種類としては，散歩，ジョギング，ラジオ体操，自転車エルゴメーター，水泳など全身の筋肉を使った有酸素運動が勧められる。筋力の低下した高齢者では，軽いダンベル，チューブ（レップバンド®，セラバンド®）を用いた軽強度のレジスタンストレーニングやハーフスクワットも併用する（第9章図6参照）[4,11]。

膝や足の障害を伴う症例では，水泳，自転車，ボートこぎなど体重負荷をかけない運動を指導する。乗馬様他動的運動機器（ジョーバ®）を用いた運動も有用であり，認知症の改善効果も期待できる[12]。

4.3 運動療法実施上の注意点

高齢者の身体的特徴は，筋重量や筋力の低下，心肺機能の低下，骨粗鬆症や変形性関節症の存在などであり，しばしばQOLの制限を伴うことがあり，全てにわたって，「無理をしない」ことを基本原則とする[4,11]。

①運動療法を継続的に行うためには，家族や高齢者同士など集団的な実施が望ましい。また，高齢者の運動療法の目的としては，スポーツを通じて社会参加をすることにより，生き甲斐を形成することも重要なポイントである。したがって，運動強度等は「テーラーメイド」とし，競技成績にはこだわらず，過度の競争心，「がんばり」は避ける。

②高齢者では運動の重要性を自覚するあまり，「やりすぎる」場合があり，十分な休養をとるよう指導する。

③SU薬など血糖降下性薬物療法中の症例では，低血糖防止のため必ず食後1～3時間に運動を実施する。ことに，インスリン治療中の症例では，運動前のインスリン量を2/3～1/2へ減量

する。また,運動前,中,後に血糖自己測定を実施し,必要に応じて補食を行い,運動後のインスリン量も調節する。補食は糖質(炭水化物)を主体とし,低血糖出現時には直ちに,ブドウ糖,砂糖水,コーラなどを飲む。運動後の低血糖の防止には,クッキー,おにぎりなど効果の持続する食品が適している。

④軽い強度から強度,時間をマイペースで増加させる。膝,足の障害防止のため底の厚いスポーツシューズを着用する。

⑤定期的なメディカルチェックを実施する。

⑥食事療法も併行して指導する。しかし,高齢者が食事を楽しむことのできるよう配慮する。

高齢者の運動療法・運動処方に関して,加齢に伴うインスリン抵抗性に及ぼす身体トレーニングの改善効果に重点をおき,概説した。なお,第9章「生活習慣病対策と運動」と内容的に重複する箇所も多く,第9章も参照いただければ幸いである。

自験成績は厚生労働省長寿科学研究費(93A1106,H9-025,H13-009),文部科学省科学研究費(11670066),石本記念デサントスポーツ科学振興財団および鈴木万平糖尿病学国際交流財団の助成によって行われた。ここに記して深甚の謝意を表する。

文 献

1) 厚生労働統計協会,国民衛生の動向,厚生の指標 増刊 2011/2012, **58**, 39, 72 (2011)
2) 佐藤祐造編,高齢者運動処方ガイドライン p 1,南江堂 (2002)
3) 井口昭久編,これからの老年学 サイエンスから介護まで(第二版),p19,名古屋大学出版会 (2008)
4) 佐藤祐造,老年医学 update 2008-09(日本老年医学会雑誌編集委員会),p48,メジカルビュー社 (2008)
5) LeBrasseur NK et al., *Am J Physiol Endocrinol Metab.*, **300**, E3 (2011)
6) Ivey FM et al., *Stroke.*, **38**, 2752 (2007)
7) Colberg SR et al., *Diabetes Care.*, **33**:2692, e147 (2010)
8) Petersen AMW et al., *J Appl Physiol.*, **98**, 1154 (2005)
9) Dunstan DW et al., *Circulation.*, **121**, 384 (2010)
10) Bankoski A et al., *Diabetes Care.*, **34**, 497 (2011)
11) 佐藤祐造ほか,月刊糖尿病,**3**, 44 (2011)
12) Yanagawa M et al., *Geriatr Gerontol Int.*, **11**, 341 (2011)

第25章　運動と酸化ストレス

内藤裕二[*1], 青井　渉[*2], 高木智久[*3], 吉川敏一[*4]

1　はじめに

　運動による功罪を酸化ストレスの面から解説した。急性運動負荷はミトコンドリア，血流障害による活性酸素を産生を亢進させ，骨格筋だけでなく全身臓器に酸化ストレスを引き起こす。急性運動後の遅発性筋損傷にも炎症反応に伴う酸化ストレスが重要な因子である。さらに日常的運動によるメタボリックシンドローム予防，がん予防も注目されている分野である。本項では，運動により惹起される酸化ストレスの分子機構を明らかにし，その抑制のために重要な抗酸化剤・食品因子の意義について紹介した。

2　急性運動負荷と酸化ストレス

　急性運動負荷による活性酸素種の発生は，運動に伴う諸機能の生理変化に付随して起こるものであり，いくつかの要因を発生源としてあげることができる。生体における酸素摂取量の数％はミトコンドリアにおける電子伝達系の過程で酸素はスーパーオキシド（O_2^-）などの活性酸素種に変換される。運動時には大量のエネルギー（ATP）を必要とするため，有酸素的代謝の亢進に伴って酸素消費が安静時の10〜20倍に達し，さらには活動筋では100倍にまで増大することが知られている。そのため，運動中はエネルギー消費量が増大すると同時にミトコンドリアにおいて発生する活性酸素種も増大することが知られている。また，運動時には筋組織における血管抵抗性の低下に加えて，体温上昇による筋血流の増大や浸透圧物質蓄積による筋への血流量が増大し，急性運動時には10倍以上の血流にまで達する。一方で代償的に消化器や腎臓のような内臓組織などでは血流量の低下が起こる。このような血流の再配分によって，血管の虚血−再灌流が起こり，キサンチンデヒドロゲナーゼ／キサンチンオキシダーゼ系を介した活性酸素の産生が増大する。他にも運動中に増大するカテコラミンはヘモグロビンの自動酸化によっても活性酸素産生が促進され，運動中には種々の原因が活性酸素種の生成を高める。

　急性運動負荷におけるさらに重要な問題点は負荷後に生じる遅発性筋損傷である。遅発性筋損

[*1]　Yuji Naito　京都府立医科大学　大学院医学研究科　消化器内科学　准教授
[*2]　Wataru Aoi　京都府立大学大学院　生命環境科学研究科　健康科学研究室　助教
[*3]　Tomohisa Takagi　京都府立医科大学　大学院医学研究科　消化器内科学　講師
[*4]　Toshikazu Yoshikawa　京都府立医科大学　学長

傷の予防はスポーツパフォーマンスの向上のためにも重要な課題であり，各種予防法が考案され試行されている．われわれはマウスやラット運動負荷モデルを考案し，酸化ストレスの関与を科学的に解明してきているので紹介する[1,2]．3週間のトレッドミル運動措置に対する適応期間後，急性激運動負荷（28 m/min, 60 min）をかけ，24時間後に各種パラメーターを解析した．筋肉中の過酸化脂質，浸潤好中球が増加し，炎症性サイトカイン CICN-1，MCP-1 などの発現が亢進し，炎症応答に重要な転写因子 NF-κB の活性化が生じていた（図1）[2]．このような炎症反応はビタミンEの投与により有意に抑制された．さらにカロテノイドの1つであるアスタキサンチンの効果についても特異的酸化ストレスマーカーを用いて評価した．前述と同様の急性運動負荷により，脂質過酸化反応により生じる活性アルデヒドである 4-hydroxy-2-nonenal（HNE）修飾タンパク質，酸化的 DNA 損傷マーカーである 8-hydroxy-deoxyguanosine（8-OHdG）が筋肉内においてともに増加していた（図2）[1]．さらに遅発性筋損傷マーカーであるクレアチンキナーゼも増加していた．アスタキサンチン投与はこれらの特異的マーカーを抑制するだけでなく，遅発性筋損傷も有意に抑制していた（図2）．以上の成績は，急性運動負荷後の遅発性筋損傷のメカニズムに酸化ストレス傷害の関与を示唆するものであり，抗酸化剤ビタミンE，アスタキサンチン投与により筋炎症，筋損傷が軽減できる可能性を示すものである．

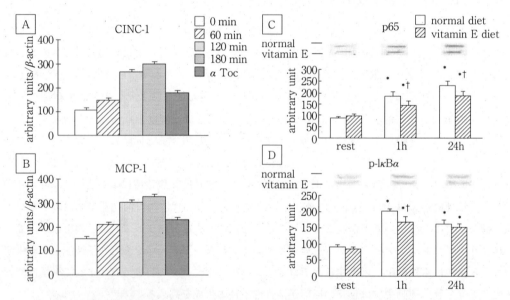

図1　急性運動負荷後には炎症反応が惹起され，ビタミンEはその炎症反応を抑制する
　　急性運動負荷（25 m/min, 60 min）は骨格筋（腓腹筋）に炎症性サイトカイン CINC-1（A），MCP-1（B）の mRNA 発現を亢進させ，転写因子 p65 の核内発現（C），IκBα のリン酸化（D）を促進する．ビタミンEの投与ラットではこれらの反応は有意に抑制された[2]．
*$P<0.05$ vs rest, †$P<0.05$ vs normal diet

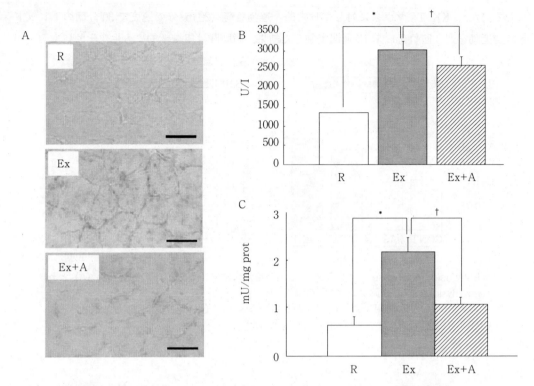

図2 急性運動負荷後に増加する筋肉内酸化修飾タンパク質,浸潤好中球,遅発性筋損傷はアスタキサンチン投与により抑制される
急性運動負荷(25 m/min, 60 min)は24時間後の骨格筋(腓腹筋)内 4-hydroxy-2-nonenal (HNE)修飾タンパク質(A),血清中クレアチンキナーゼ(B),ミエロペルオキシダーゼ活性(C)を増加させるが,アスタキサンチン投与はこれらの増加を有意に抑制する。R:非運動群,Ex:運動負荷群,Ex+A群:運動負荷+アスタキサンチン投与群[1]。
*$P<0.05$ vs R群,†$P<0.05$ vs Ex群。

3 日常的運動によるメタボリックシンドローム対策

われわれは,マウス運動モデルを用いて日常的な運動による肥満予防,脂肪肝予防に対するアプローチを実施している。その成果の一部を紹介したい。KK/Taマウスを高シュクロース食で飼育し,脂肪肝モデルを作製した。高シュクロース食は食後高血糖およびインスリン抵抗性を生じ,これを基盤として脂質代謝を破綻させる。すなわち高シュクロース食摂取による急激な血糖上昇は糖から中性脂肪の合成を促進し,脂質代謝異常からトリグリセライドの沈着を伴い脂肪肝が発症すると考えられる。肝臓における脂肪酸合成系酵素と脂肪酸分解系酵素遺伝子 mRNAの発現を real-time PCR で評価したが,Balb/cマウスと比較してKK/Taマウスでは,脂肪酸合成酵素(Fatty acid synthase, Acetyl-CoA carboxylase)遺伝子 mRNA 発現が亢進し,分解酵素群 Carnitine palmitoyltransferase, Acyl-CoA dehydrogenase, Trifunctional enzyme)の発現が低

機能性食品・素材と運動療法

下していた[3]。KK/Taマウスに対して日常的な運動負荷（20 m/分の速度で30分間のトレッドミル走運動を週3回負荷）を12週間実施した結果，脂肪肝は組織学的にも生化学的にも明らか

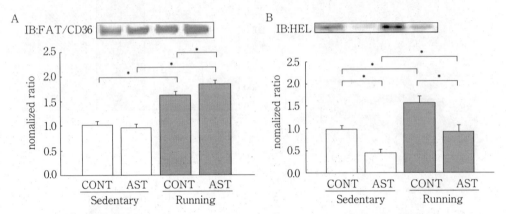

図3 Fatty acid translocase（FAT/CD36）との免疫沈降法によるCPT1の機能解析（A）とhexa-noyl-lysin（HEL）修飾タンパク質の解析（B）
アスタキサンチンの併用によりCPT-IとFAT/CD36の結合が増加し，アスタキサンチンはCPT-I蛋白質のHELによる翻訳後修飾を抑制した[6]。
*P<0.05

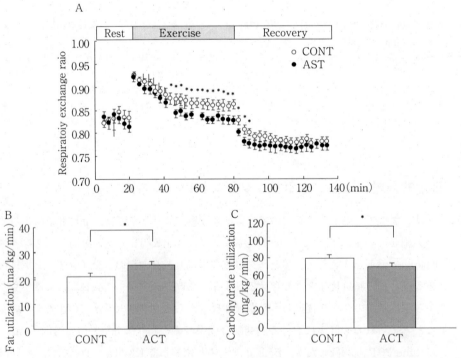

図4 呼吸商の解析により，アスタキサン併用群では基質として脂肪を効率よく燃焼させていた[6]
*P<0.05

に改善しており，脂肪酸合成酵素，分解酵素の遺伝子発現異常も是正されていた。食事摂取量に変化はないため，運動負荷が全身（主に骨格筋）の代謝を促進し，肝臓に流入する遊離脂肪酸が減少した結果と考えられる。ヒト非アルコール性脂肪性肝疾患（NAFLD）患者の肝組織においても fatty acid synthase, acetyl-CoA carboxylase などの脂肪酸合成酵素遺伝子発現は亢進しており[4]，今回用いた高シュクロース食負荷モデルは NAFLD のよい実験モデルかもしれない。動物における運動負荷の効果はいくつかのモデルで検討されてはいるが，重要な点は自発的かつストレスのない運動をいかに負荷するかという点も重要である。少なくともスイミング負荷などはマウス，ラットにとって極めてストレスである点に注意する必要がある。

さらに，運動による血中の遊離脂肪酸減少に関するメカニズムを解析した。Peroxisome proliferator-activated receptor-γ coactivator-1α（PGC-1α）は PPARα，PPARγ，および他の転写調節因子の活性化補助因子として知られているが，筋肉をはじめ肝臓や褐色脂肪組織で発現している。筋肉での PGC-1α 発現量が糖尿病や老化によってミトコンドリア機能とともに低下することが報告されており，運動により発現が亢進するとされている。PGC-1α はエネルギー消費量の低下によるメタボリックシンドロームの疾患治療標的の候補としても期待されている。われわれは，運動による PGC-1α 発現亢進メカニズムを解析し，PGC-1α 遺伝子の上流に位置するマイクロ RNA（miR696）の発現低下が重要であることを見いだした[5]。運動はミトコンドリア機能を維持するうえで重要な PGC-1α 遺伝子発現を亢進させるだけでなく，長中鎖脂肪酸をミトコンドリアへ取り込む際に重要な受容体である carnitine parmitoyltransferase I（CPT I）遺伝子発現を亢進させることも明らかになっている[6]。CPT I はミトコンドリア外膜に局在し，長〜中鎖脂肪酸をミトコンドリア内に取り込む役割を果たしているが，その機能が亢進することにより，エネルギー源として炭水化物より脂肪酸をより多く利用することになる。運動により内蔵脂肪がより優先的に燃焼するメカニズムの1つかも知れないと考えている。さらに，運動時には，この CPT タンパク質に脂質過酸化反応の初期に生成する N^ε-(hexanoyl) lysin（HEL）により翻訳後修飾を受けそのタンパク質機能が低下することも明らかとなり，アスタキサンチン投与がこの修飾を抑制し，運動により増加した CPT タンパク質の機能がより亢進し，ミトコンドリアでの β 酸化が亢進し脂肪酸がより燃焼する結果となる（図3，4）。したがって，運動療法による内臓脂肪の減少効果はアスタキサンチン摂取を併用した方が高まり，より一層効果的に内臓脂肪が低下させることができるようになる。

4 日常的運動によるがん予防

我が国の消化器領域の癌では，長年胃癌による死因がトップであったが，内視鏡スクリーニング検査の普及，内視鏡治療や外科手術の進歩，ヘリコバクター・ピロリ感染率の低下などにより，胃癌による年齢調整死亡率は年々低下傾向にある。しかし，大腸癌については対策が遅れている。大腸癌による死亡率は若年層で増加し，高齢者では著増している。内視鏡検査・治療も積

極的に実施されているが全く死亡率には影響を与えていないのが現状である。大腸癌対策は国家的重要課題でもある。

　大腸癌の予防において身体活動の重要性が指摘されている。いくつかの疫学研究では、規則的な運動習慣が大腸癌の頻度を低下させることが示されている[7～9]。最近の欧米の成績でも、大腸癌予防のためには、男性では適切なBMIを維持すること、女性では身体活動を増加させることが重要であることが報告されている[10,11]。WHOのレポート（http://www.who.int/dietphysicalactivity/publications/trs916/download/en/index.html）でも、大腸癌の確実なリスク要因は「過体重・肥満」と「身体活動度」である。従来、大腸癌との関連が強く示唆されてきた高脂肪食や緑黄色野菜、食物繊維などについては十分なエビデンスがないと位置づけられている。運動の強度と期間についての明確な基準はないものの、最近のガイドラインでは30～60分間のmoderate~vigorous強度の運動を週5日以上とされている[12]。

　動物実験モデルを用いた検討でも運動が実験大腸発癌を抑制することは以前より報告され[13～15]、そのメカニズムとして免疫系への影響、代謝改善作用、腸管運動の亢進などが可能性として推測されているもののその詳細は明らかとなっていない。われわれも同様に、Balb/cマウ

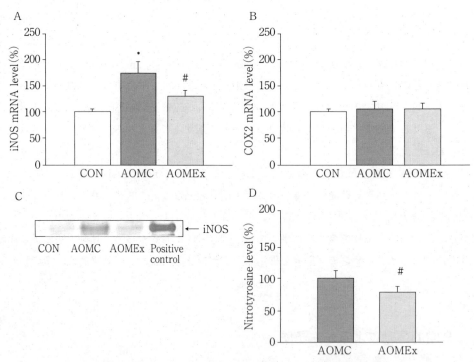

図5　日常的な運動はアゾキシメタン投与後大腸粘膜での一酸化窒素ストレスを軽減する
アゾキシメタン投与後マウス大腸では、誘導型一酸化窒素合成酵素（iNOS）mRNA（A）、タンパク質（C）、ニトロ化タンパク質が増加するが、日常的な運動はこれらの増加を抑制する[16]。
CON：コントロール群、AOMC：アゾキシメタン投与群、AOMEx：アゾキシメタン投与＋運動群。
*$P<0.05$ vs CON, #$P<0.05$ vs AOMC

スを用いてアゾキシメタン（12.5 mg/kg，腹腔内投与）投与後，トレッドミルによる運動群（20 m/min，30分間，週3回）と非運動群の間で比較した。図5に示すように，アゾキシメタン投与6週後における全大腸のabberant crypt数，abberant crypt foci数は投与群で明らかに増加し，その増加は運動群で有意に抑制されていた[16]。腫瘍抑制作用のメカニズムを検討するために大腸粘膜の遺伝子，タンパク質発現を解析したが，cyclooxygenase-2 mRNA発現は3群間で変化なく，炎症関連遺伝子である誘導型一酸化窒素合成酵素（iNOS）やtumor necrosis factor-α（TNF-α）mRNA発現はアゾキシメタン投与群で増加し，運動がそれらの増加を有意に抑制していた（図5）。タンパク質発現解析においてもiNOS，TNF-αタンパク質，ニトロチロシン修飾タンパク質はアゾキシメタン投与群で増加し，運動はそれらの増加を有意に抑制していた[16]。以上の結果は，運動刺激が大腸局所粘膜の炎症応答を抑制することにより抗腫瘍作用を発揮している可能性を示すものである。本モデルでは，既報のごとくTNF-αシグナルが腫瘍発生に重要な役割を果たしていることが知られており[17,18]，今後，運動シグナルがどのようにして炎症関連シグナルを抑制するのかについての検討が必要である。

5 おわりに

急性運動負荷による酸化ストレス，日常的定期的な運動のメタボリックシンドローム，脂肪肝，大腸癌予防における酸化ストレスの役割についての研究の現状について述べた。運動の介入による肥満やメタボリックシンドロームの予防が，最終的には悪性腫瘍，動脈硬化性疾患の予防につながる可能性が高いことを理解していただきたい。そのために必要なことは，運動療法の有効性を予測できるようなバイオマーカーの同定であり，そのバイオマーカーを用いて併用する機能性食品素材・因子による有効性を評価し，オーダーメイドな予防対策の確立ではないかと考えられる。今後の展開に期待していただきたい。

文　献

1) W. Aoi, Y. Naito, K. Sakuma, et al., *Antioxid Redox Signal*, **5**, 139-144（2003）
2) W. Aoi, Y. Naito, Y. Takanami, et al., *Free Radic Biol Med.*, **37**, 480-487（2004）
3) W. Aoi, Y. Naito, L. P. Hung, et al., *Biochem Biophys Res Commun*, **413**, 330-335（2011）
4) H. Mitsuyoshi, K. Yasui, Y. Harano, et al., *Hepatol Res.*, **39**, 366-373（2009）
5) W. Aoi, Y. Naito, K. Mizushima, et al., *Am J Physiol Endocrinol Metab.*, **298**, E799-806（2010）
6) W. Aoi, Y. Naito, Y. Takanami, et al., *Biochem Biophys Res Commun.*, **366**, 892-897（2008）
7) K. J. Lee, M. Inoue, T. Otani, et al., *Cancer Causes Control*, **18**, 199-209（2007）
8) C. Friedenreich, T. Norat, K. Steindorf, et al., *Cancer Epidemiol Biomarkers Prev.*, **15**,

2398-2407 (2006)
9) P. L. Mai, J. Sullivan-Halley, G. Ursin, *et al.*, *Cancer Epidemiol Biomarkers Prev.*, **16**, 517-525 (2007)
10) E. de Vries, I. Soerjomataram, V. E. Lemmens, *et al.*, *Eur J Cancer*, **46**, 2605-2616 (2010)
11) K. Y. Wolin, A. V. Patel, P. T. Campbell, *et al.*, *Cancer Epidemiol Biomarkers Prev.*, **19**, 3000-3004 (2010)
12) C. M. Friedenreich, H. K. Neilson & B. M. Lynch, *Eur J Cancer*, **46**, 2593-2604 (2010)
13) B. S. Reddy, S. Sugie & A. Lowenfels, *Cancer Res.*, **48**, 7079-7081 (1988)
14) E. B. Thorling, N. O. Jacobsen & K. Overvad, *Nutr Cancer*, **22**, 31-41 (1994)
15) N. Fuku, M. Ochiai, S. Terada, *et al.*, *Medicine and science in sports and exercise*, **39**, 70-74 (2007)
16) W. Aoi, Y. Naito, T. Takagi, *et al.*, *Biochem Biophys Res Commun.*, **399**, 14-19 (2010)
17) M. Onizawa, T. Nagaishi, T. Kanai, *et al.*, *American journal of physiology. Gastrointestinal and liver physiology*, **296**, G850-859 (2009)
18) B. K. Popivanova, K. Kitamura, Y. Wu, *et al.*, *The Journal of clinical investigation*, **118**, 560-570 (2008)

第26章 アンチエイジングと筋力

高波嘉一[*1]，川合ゆかり[*2]，吉川敏一[*3]

1 はじめに

　筋力は日常生活機能に大きな影響を及ぼす因子である．特に高齢期には，筋力や筋持久力が次第に低下することで転倒の危険性が高まり，その結果として要介護状態につながる可能性が高くなり，生活機能の著しい低下を引き起こす主要な要因となりうる．加齢に伴う筋力低下，筋萎縮のメカニズムとその防止対策を明らかにすることは，わが国のように高齢化が急速に進行している社会において，国民医療・福祉の仕組みを安定的に維持するために喫緊の重要課題の1つであるといえよう．

　また近年では「アンチエイジング」の概念に関心が寄せられており，生理的老化による下降をできるだけ緩やかなものにすることで，実年齢より若々しい自分でいたいという願望を多くの中高年が持つようになってきている．高齢になっても元気で若々しくいることは，個人の幸せだけではなく社会全体の活性化にもつながるものである．このアンチエイジングにおいても筋力は重要なターゲットの1つと考えられる．

　本稿では加齢による骨格筋の変化とそのメカニズムの詳細，およびアセスメントとして運動機能を客観的に把握するための評価方法，そして骨格筋脆弱化予防と積極的増強のための具体的対策について概説する．

2 骨格筋の加齢変化の特徴

　加齢に伴う骨格筋萎縮の様子については，これまで数多くの報告がある．筋量の加齢変化について，Janssen[1]らは18〜88歳までの男女を対象に，全身，上肢，下肢の筋量を測定したところ，男女とも45歳以上で筋量の減少が顕著であった．また10年当たりの減少の程度は男性で約1.9kg，女性で約1.1kgであることが示された．つまり45歳以降になると，毎年体重の0.3％程度の骨格筋が失われることになる．部位については，男女とも上肢に比べて下肢の筋量の減少が大きい結果であった．

---

* 1　Yoshikazu Takanami　大妻女子大学　家政学部　食物学科　教授；京都府立医科大学　特任教授
* 2　Yukari Kawai　㈶ルイ・パストゥール医学研究センター　健康スポーツ医科学研究室　室長
* 3　Toshikazu Yoshikawa　京都府立医科大学　学長

骨格筋は筋線維の集合体である。筋線維数の加齢変化については，男性の外側広筋について組織学的に検討したLexellらの報告[2]がある。それによれば，筋線維数は20歳代が最大であり，以後の年代では現象が認められている（図1）。また60歳代から減少率が加速し，80歳代では20歳代の半数以下となり，これが筋の容積，断面積に反映されていた。

筋線維は，その収縮特性から遅筋（typeⅠ）線維と速筋（typeⅡ）線維に分類される。加齢変化としては，高齢になるほどtypeⅡ線維が選択的に萎縮するという特徴を示した報告が多い[2,3]。少なくとも下肢筋においては，加齢とともに明らかにtypeⅡ（Ⅱa，Ⅱb）線維優位の萎縮が認められる[4]。

筋力については，加齢による筋力低下を縦断的に調査した研究報告[5]がある。それによれば，1年間に膝関節伸展筋力の低下はおよそ2％，膝関節屈曲が2.5％，肘関節伸展が1.6％，肘関節屈曲が2.2％であったことが示されている。一般的に，加齢による筋力低下のスピードは筋量減少のスピードを上回っている。また定期的な身体活動を継続した場合でも，最大パワーのような動的な筋活動のパフォーマンスは加齢により低下する[6]。パワーは力にスピードを乗じたものなので，筋力の加齢による低下だけでなく，筋収縮速度も低下することが推察される。これには，前述した加齢によるtypeⅡ線維の減少が関与していると考えられる。また筋収縮速度の低下の要因として，ミオシン重鎖のアイソフォームの比率の変化やカルシウムイオン依存性の筋小胞体の機能低下などが指摘されている[7]。

素早い動作パワーに関しては，加齢による神経系の機能不全もかかわっている可能性がある。腰仙髄の運動ニューロン数の加齢変化を調べた報告[8]によれば，その数は60歳までは維持されるが，60歳以降に急速に減少することが示されている（図2）。また，高齢になると神経筋シナプスの形態が変化して，筋と運動ニューロンとのコミュニケーションが低下することも推察され

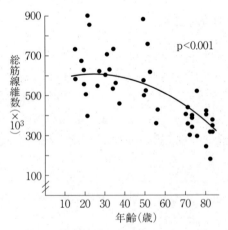

図1　外側広筋における筋線維数と年齢の関係（文献[2]より引用改変）
筋線維数と年齢の関係は二次関数曲線となる。

る[9]。さらに，神経系に関しては中枢神経を含めた神経系全体の加齢性機能変化が，筋の性状変化に反映されている可能性がある。

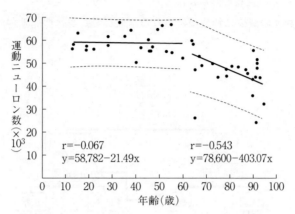

図2　腰仙髄部における下肢運動ニューロン数と年齢の関係（文献[8]より引用改変）
65歳以上の回帰直線および95％信頼区間（点線）は，細胞数約26,000の65歳の症例を除外して算出した。

3　サルコペニアによる骨格筋の萎縮

サルコペニア（加齢性筋肉減弱症）は一般的に，「加齢に伴う筋力の低下および筋肉量の減少」と理解されている。前述の通り，加齢による筋量の減少や筋力の低下は，生理的老化の1つと位置づけられるが，正常な加齢変化の範囲を超える筋量や筋力の変化は，虚弱や生活機能，QOL

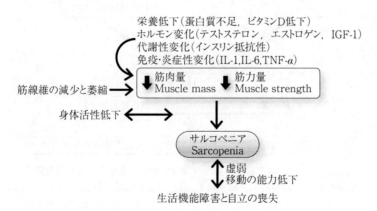

図3　加齢性筋肉量減少症（サルコペニア）に関連する要因について（文献[10]より引用改変）
IGF-1：インスリン様成長因子，IL-1：インターロイキン-1，TNF-α：腫瘍壊死因子-α

の低下をもたらすことから，病的な意味を持つようになる（図3）[10]。

　ヨーロッパの The European Working Group on Sarcopenia in Older People（EWGSOP）は，2010年にサルコペニアの定義と診断に関するコンセンサスを発表し[11]，その定義を，「筋量と筋力の進行性かつ全身性の減少に特徴づけられる症候群で，身体機能障害，QOL低下，死のリス

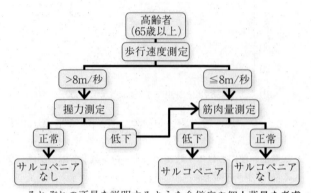

図4　サルコペニアの診断アルゴリズム（文献[11]より引用改変）

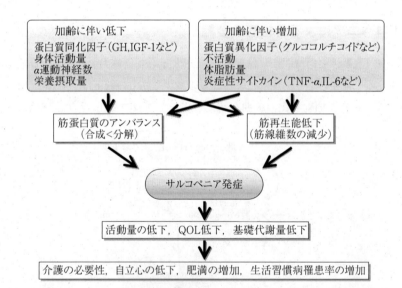

図5　サルコペニア発症に影響を及ぼす要因（文献[12]より引用改変）
加齢に伴い，栄養摂取，運動神経数，筋線維数（特に速筋線維），同化ホルモン（GH，インスリン，テストステロン），成長因子（IGF-1）などの要因は減少し，不活動，炎症性サイトカイン（IL-6, TNF-α），異化ホルモン（グルココルチコイド），体脂肪などの要因は増加する。これらの要因がサルコペニア発症に関与していると考えられている。
GH：成長ホルモン，IGF-1：インスリン様成長因子-1, IL-6：インターロイキン-6, TNF-α：腫瘍壊死因子-α

クを伴うもの」とした。また診断手順として，歩行速度（0.8 m/秒以下），握力（男性 30 kg 未満，女性 20 kg 未満），筋量の 3 つからサルコペニアの有無を判断するアルゴリズムを発表している（図 4）。

サルコペニアが発症するメカニズムについて，これまでに数多くの研究が進められてきたが，その詳細についてはまだ不明な点が多い。サルコペニアでは，骨格筋の筋タンパク質合成・分解の動的平衡において，相対的に分解が優位になることや，筋線維数の減少につながる筋再生能低下やアポトーシスが認められることはよく知られている。またその現象を誘発し得る加齢性因子についても，様々な要因が指摘されている（図 5）[12]。

加齢や身体活動量の低下により，成長ホルモン（GH）やインスリン様成長因子（IGF-1）などのタンパク質同化因子が減少し，その結果 IGF-1 の細胞内シグナル伝達系にかかわる PI3K や Akt による翻訳調節因子の修飾を介した筋タンパク質合成が低下するものと考えられている。また IGF-1 シグナルの減少は，ユビキチン-プロテアソーム系にかかわる遺伝子の転写因子である FOXO の Akt による抑制を解除することになり，筋タンパク質分解を促進することにもつながる。一方，加齢に伴って増加する炎症性サイトカインの TNF-α は，転写因子の NF-κB の活性化を介して慢性炎症を遷延させるだけでなく，ユビキチン-プロテアソーム系にかかわる遺伝子の発現を促進し，筋タンパク分解を促す。さらに，IL-1 や IL-6 も様々な細胞内シグナルに影響を及ぼし，結果的に筋萎縮に関与するものと推察されている（図 6）[12]。

骨格筋は本来再生能力が高い組織であり，その再生能力の大半は筋サテライト細胞という骨格筋特異的な組織幹細胞が担っていると考えられている。しかし筋サテライト細胞は加齢に伴いその数や諸機能（筋分化能，増殖能）が低下する[13,14]。健常高齢男性の外側広筋を調べた研究[15]で，typeⅡ線維選択的に筋サテライト細胞数が減少していたことが報告されている。この結果は，サ

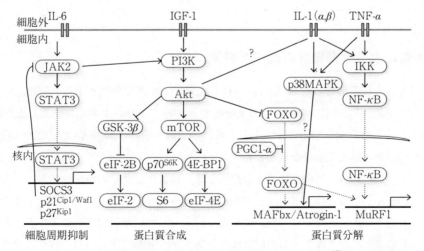

図 6　サルコペニアに関連する液性因子と筋蛋白質バランス（文献[12]より引用改変）
IL-6：インターロイキン-6，IGF-1：インスリン様成長因子-1，IL-1：インターロイキン-1，TNF-α：腫瘍壊死因子-α ──→：活性化，……→：移行，──┤：不活化。

ルコペニアにおいて typeⅡ線維が優位に萎縮することの機序を示唆するものかもしれない。

　加齢により酸化ストレスの亢進が認められることはよく知られている。この酸化ストレスが主体となって，転写因子やリン酸化酵素の修飾を介して筋タンパク質分解経路を促進したり，慢性炎症を惹起し，その結果もたらされる負の筋タンパク質バランスやアポトーシスによりサルコペニアが発症する機序も提唱されている（図7）[16]。

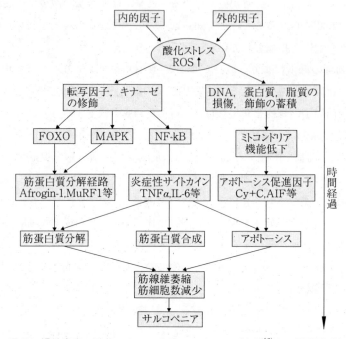

図7　慢性炎症，酸化ストレスとサルコペニア（文献[16]より引用改変）

4　加齢による運動機能の低下と転倒

　転倒は，年間一般高齢者の約30％にみられる現象で，転倒を契機とする大腿頸部骨折などによって日常生活動作（ADL）の著しい低下をもたらす重大なリスク要因である。また転倒は高齢者が寝たきりとなる原因の第3位であり，転倒の予測・予防は高齢者のADLやQOLを維持するという観点から極めて重要な課題といえよう。

　日常生活で，加齢による運動機能低下の影響を最も顕著に受けるのが歩行である。歩行障害は転倒の直接的な原因となるものであり，歩行速度が将来における生活機能の低下，転倒の発生，生命予後などの予知因子となることが，高齢者を対象とした縦断研究[17〜19]により明らかとなっている。高齢者の歩行能力を障害する要因は様々であるが，加齢に伴う筋力・バランス機能の低下などが重要な因子として挙げられる。サルコペニアによる筋力，運動機能の低下は，明らかに歩行能力を障害し，その結果として転倒発生につながる可能性が高い。したがって，サルコペニア

は高齢者の運動機能や身体機能を低下させるだけでなく，生命予後やADLを規定する病態であり，要介護状態に至った場合には，本人のQOLだけでなく介護者のQOL低下にもつながるので，その対策は重要である。

運動機能の検査は，高齢者の転倒リスクの予測と対策に有用である。高齢者の運動能力を最も代表するのが「歩行速度」であり，少なくとも歩行速度の検査だけでも実施することが推奨されている。一般的には，一定距離当たりの所要時間を計測して歩行速度を算出する方法がよく用いられる。歩行距離は5〜10m程度の短距離で計測されることが多く，歩行開始と終了時の加速と減速の影響を排除するために，歩行路の両端に2〜3mの予備路を設けるのが望ましい。

歩行速度の測定以外に，直線歩行と立ち上がりや回転動作を含むTimed up & goテスト（TUG）もよく行われる。椅子に座った姿勢から立ち上がり，3m先の目印点を回って再び元の椅子に座るまでの時間を測定する。日常的に杖や装具などを用いている場合には，それらを使用した状態で測定する。TUGは歩行機能および下肢筋力やバランス機能を反映した指標でもあり，下肢機能を簡便にスクリーニングするにはよい指標である。

バランス機能の評価には，開眼片脚起立時間がよく使われる。片脚を床から5cmほど上げ，立っていられる時間を測定する。からだが揺れて倒れそうになるか，上げた足が床に接地するまでの時間を計測する。これらの運動機能検査の結果が基準値を外れた場合には，転倒のハイリスク者として積極的な対策が必要となる。

5　サルコペニア予防のための対策

生活機能やQOLの著しい低下につながるサルコペニアを予防，改善するには，その発症要因を排除することが基本となる。加齢によるホルモン分泌の変化や代謝変化などは不可避な因子であるが，栄養低下や身体活動性低下については積極的な対策が可能な因子といえる。高齢者では生理的な食欲低下などにより低栄養・栄養障害をきたしやすく，低栄養状態が様々な機能障害の原因となる。サルコペニアにおいては，タンパク質（アミノ酸）の不足，ビタミンDの不足などがその発症と深く関連することがよく知られている。

5.1　ビタミンDとサルコペニア

高齢者において，血清ビタミンD（25-OH-D）濃度が低値であると転倒や身体機能障害が起こりやすいことが指摘されている。アムステルダム縦断加齢研究[20]によれば，ベースラインの25-OH-Dが低値の場合には，高値の場合に比べて3年後にサルコペニアとなるオッズ比は2.57（95％信頼区間1.40〜4.70）であった。したがって，ビタミンDの摂取不足が高齢者のサルコペニアを引き起こす可能性が考えられる。

骨格筋にはビタミンD受容体（VDR）が発現していることが確認されており，ビタミンDが骨格筋線維に直接作用し，筋力低下を抑制する可能性が考えられている[21]。さらにビタミンD

欠乏では，速筋であるtype II線維の萎縮が強く生じ，転倒発生を容易にしているものと推察されている[22]。Verhaarら[23]は，25-OH-Dが低値の高齢女性に活性型ビタミンD_3製剤のアルファカルシドール $0.5\,\mu g/day$ を6ヶ月間投与し，握力と脚力をベースラインと比較したところ，介入群で有意に増加したことを報告している。これらの研究結果は，ビタミンDが筋のVDRを介して骨格筋細胞の成熟や筋収縮能の向上をもたらし，それが筋力増強につながったものと推察されるが，生理的なメカニズムについての知見は不十分であり，今後さらに詳細な検討が必要であろう。

5.2 タンパク質・アミノ酸とサルコペニア

骨格筋はタンパク質からなっており，タンパク質・アミノ酸摂取量が不足すれば，筋量は当然低下する。1食当たりのタンパク質量が 20～25 g の場合に筋タンパク質合成が最も高いとされている[24,25]。日本人の食事摂取基準では健康な70歳以上の高齢者の場合，1日当たり男性で60 g以上，女性で50 g以上が推奨されているが，一般的な高齢者の嗜好に合わせた食事では，この摂取量を維持するのは難しい。高タンパク質の食品を補助的に摂取することも考慮すべきかもしれない。

必須アミノ酸のうち，ロイシン，イソロイシン，バリンの分岐鎖アミノ酸は，筋タンパク質のアクチンとミオシンの主成分である。すなわち十分な分岐鎖アミノ酸の摂取により筋萎縮を予防できる可能性が考えられる。分岐鎖アミノ酸は，食品として肉類，乳製品，レバーなどに多く含まれるが，高齢者で敬遠されがちなこれらの食品をどのように摂取継続させるかが1つの課題といえよう。骨格筋タンパク質同化作用の効率をさらに高めるために，アミノ酸サプリメントの効果を検討した研究も多くある。それらによれば，ロイシン含量を高めた必須アミノ酸が通常の必須アミノ酸に比べて骨格筋タンパク質同化作用が高いことが示されている[26,27]。ただロイシンのみの摂取では骨格筋量の増加には結びつかず，他の必須アミノ酸を同時に摂取することが必要とされている[28]。

タンパク質・アミノ酸を積極的に摂取し，筋タンパク質の合成を高めることを目指しても，それだけでは必ずしも十分ではなく，運動による筋タンパク質合成促進作用との組合せが効率のよいサルコペニア対策につながる。筋運動は筋タンパク質合成を刺激するが，そのために使われた筋細胞内の遊離アミノ酸が減少すると，それを補充するために二次的に筋タンパク質分解が起こると考えられている。つまり運動は筋タンパク質の合成，分解ともに増加させる。しかし血液中にアミノ酸が十分に存在すれば，筋細胞内の遊離アミノ酸が血液から補充され，筋タンパク質分解を抑えることができる（図8）[29]。運動とタンパク質・アミノ酸摂取の併用が，筋萎縮の予防には効果的である。

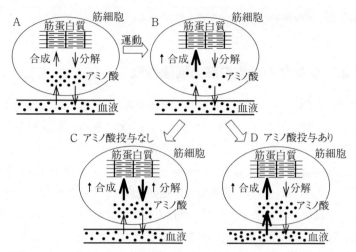

図8　運動とアミノ酸投与による骨格筋蛋白質代謝変化の仮設（文献[29]より引用改変）
A：安静時。B：運動により骨格筋蛋白質合成が刺激される。骨格筋蛋白質合成の増加により，筋細胞内の遊離アミノ酸が消費される。C：筋細胞内の遊離アミノ酸の減少を防ぐために，骨格筋蛋白質分解も増加する。D：アミノ酸を投与した場合は，血中に増加したアミノ酸により筋細胞内の遊離アミノ酸が補充されるため，骨格筋蛋白質分解は抑制される。

5.3　その他の栄養素とサルコペニア

前述したように，サルコペニアの成因には酸化ストレスや慢性炎症が深くかかわっていることが最近注目されている。この点に着目すると，酸化ストレスを改善するような抗酸化ビタミン，ポリフェノールなどの抗酸化食品因子や，抗炎症作用を示す食品因子などがサルコペニアの予防に効果的かどうかは興味深い点であるが，現時点では不明であり，今後の詳細な検討が期待される。

グレリンは主に胃から分泌されるペプチドで，成長ホルモン分泌促進作用，食欲亢進作用，抗炎症作用など，多彩な生理作用を有することが知られている。これらの作用はサルコペニアの予防につながる可能性が高いと考えられる[30]。生体内でこのグレリンが活性型として作用するためには，中鎖脂肪酸であるオクタン酸（カプリル酸C8：0）による化学修飾が必須とされている。高齢者で低栄養を示す対象者にオクタン酸高含有栄養補助食品を2週間摂取させたところ，内因性のグレリンが増加し，低栄養の改善とIGF-1の増加が認められたことが報告されている[31]。今後このようなアプローチもサルコペニア予防の一手段となるかもしれない。

リンゴの皮に多く含まれるウルソール酸は，紫外線によるシワの原因を改善する作用が認められることから，これまで化粧品成分として使用されてきた。しかし最近のマウスを用いた研究[32]で，ウルソール酸の投与がマウスの骨格筋において筋萎縮につながる細胞内シグナルを抑制し，筋肥大を引き起こすシグナルを促進することが示された。そしてその結果として筋量の増加が認められている。まだ動物実験の段階であり，またリンゴを皮ごと食べて同様な効果が得られるか

は全く不明であるが，興味深いアプローチの1つである．

6　アンチエイジングのための筋力増強作戦

　加齢による過剰な筋萎縮をできるだけ抑制し，可能であれば積極的に筋力の増強を図りたいと願うのは，QOLの高いアンチエイジングな人生を送るために欠かせない考え方である．前節でサルコペニア予防のための対策として，主に栄養・食品因子によるアプローチを紹介したが，アンチエイジングのための筋力増強を目指すには不十分である．筋萎縮予防からさらに一歩進んで筋肥大を期待するのであれば，やはり積極的な筋運動を取り入れなければならない．

　骨格筋量に対する運動介入効果を検討した無作為化比較試験（RCT）のシステマティックレビューを行った報告[33]によれば，高齢者の骨格筋量を増加させるとしたRCTが5報あり，その運動の内容は，① 強度が1回最大挙上重量（1RM）の80％以上，② セット数・挙上回数：2～3セット，③ 頻度が週3回でトレーニング期間が10週間～18ヶ月，というものであった．この内容は，スポーツ選手が体力向上やコンディショニングのために実施する高強度トレーニングと同等のものである．一方，ラバーバンドや自体重などを用いた低強度～中強度の筋力トレーニングが骨格筋量に影響しないというRCTが3報あった．つまり骨格筋量を増加させるためには，高齢者に対してもスポーツ選手並みの高強度筋力トレーニングを十分な期間と頻度で継続する必要があるということである．現実的な中強度以下の運動トレーニングでは，骨格筋量増加を期待できないのかどうかについては，今後さらに詳細な検討が必要であろう．ただ，筋力に関しては，中強度のトレーニングであっても高齢者においてその増強効果が認められるので，高いQOLを保つという目的では中強度筋力トレーニングが勧められる[34]．

　スポーツになじみのない中高年者が，アンチエイジングのために筋力トレーニングを日常生活に取り入れるとした場合，その理想像は，① 身体的ストレスが小さく，② 量が少なく，③ 持続時間が短く，④ 効果が大きい，というものであろう．これらすべてを満たすことは生理学的に考えて困難であるが，様々な手段が考案されている．例えば，「加圧トレーニング」と呼ばれる筋血流制限下での筋力トレーニングでは，1RMの20％程度の負荷強度でも筋肥大と筋力増強が起こる[35]．しかしこれは特殊なトレーニング法になるので，それに代わるものとして「スロートレーニング」という方法が開発されている．これは筋力を発揮する際に筋内圧が高まることで，筋血流が阻害されることを応用したものである．1RMの50％程度で筋力発揮中に筋循環は制限される．したがってこの負荷強度で，筋の緊張を維持したままゆっくりと負荷を上げ下げする運動を行うことで，筋血流が持続的に制限され，加圧トレーニングと同様の効果が得られる[36]．

　温熱刺激は骨格筋に対して，① 骨格筋量増加作用，② 損傷した骨格筋の再生促進作用，③ 萎縮した骨格筋の回復促進作用，④ 萎縮抑制作用，などを示すことが報告されている[37]．この作用を実際に応用する目的で，温熱刺激と筋力トレーニングの併用効果が検討されており，温熱

刺激の併用により筋肥大効果が高まることが報告されている[38]。このような工夫も効果を挙げる手段の1つになるかもしれない。

　特殊なトレーニング機器を必要とするが，全身振動トレーニングも低強度で筋力や筋量を増加させる有効な手段となる可能性が示されている[39]。最近ではアクセラレーショントレーニングと呼ばれ，専用機器を設置するフィットネスクラブも増えてきた。その効果に関するエビデンスはまだ十分ではないものの，今後サルコペニア予防やアンチエイジングのための筋力増強を目的とした，アクセラレーショントレーニングの活用方法が確立されることを期待したい。

7　おわりに

　加齢により骨格筋量が減少するのは生理的な現象であるが，QOLの高い健康長寿を目指すためにはできるだけこれを食い止めなければならない。これには筋萎縮をきたすような要因をできるだけ排除することが第一で，最も重要なのは，月並ではあるが低栄養の防止と運動習慣の確保である。さらに積極的なアンチエイジングを目指すためには，過不足のない適切な栄養摂取と筋力トレーニングを取り入れる必要がある。本稿ではこれらの基本を補完するいくつかの食品因子やトレーニング方法を紹介したが，近い将来これらをどのように組み合わせると最も効率よくアンチエイジングに向けた筋力増強が可能となるか，その具体的内容が明らかにされることを期待したい。

文　　献

1) Janssen I, *et al., J Appl Physiol*, **89**, 81-88 (2000)
2) Lexell J, *et al., J Neurol Sci*, **84**, 275-294 (1988)
3) Lexell J, *Can J Appl Physiol*, **18**, 2-18 (1993)
4) Frontera WR, *et al., J Appl Physiol*, **71**, 644-650 (1991)
5) Frontera WR, *et al., J Appl Physiol*, **88**, 1321-1326 (2000)
6) Bonnefoy M, *et al., Eur J Appl Physiol*, **77**, 182-188 (1998)
7) Porter MM, *et al., Scand J Med Sci Sports*, **5**, 129-142 (1995)
8) Tomlinson BE, *et al., J Neurol Sci.*, **34**, 213-219 (1977)
9) Ezaki T, *et al., Virchows Arch.*, **437**, 388-395 (2000)
10) 鈴木隆雄，サルコペニアの基礎と臨床，真興交易㈱医書出版部，2-9 (2011)
11) Cruz-Jentoft AJ, *et al, Age Ageing*, **39**, 412-423 (2010)
12) 町田修一 ほか，サルコペニアの基礎と臨床，真興交易㈱医書出版部，22-31 (2011)
13) Hawke TJ, *et al., J Appl Physiol*, **91**, 534-551 (2001)

14) Machida S, *et al.*, *Exp Gerontol*, **39**, 1521-1525 (2004)
15) Verdijk LB, *et al.*, *Am J Physiol Endocrinol Metab*, **292**, E151-E157 (2007)
16) Meng SJ, *et al.*, *Int J Mol Sci*, **11**, 1509-1526 (2010)
17) Shinkai S, *et al.*, *Age Ageing*, **29**, 441-446 (2000)
18) Ishizaki T, *et al.*, *J Am Geriat Soc.*, **48**, 1424-1429 (2000)
19) Suzuki T, *et al.*, *Geriat Gerontol Int.*, **3**, S 6 -S14 (2003)
20) Visser M, *et al.*, *J Clin Endocrinol Metab.*, **88**, 5766-5772 (2003)
21) Pfeifer M, *et al.*, *Osteoporos Int.*, **13**, 187-194 (2002)
22) Sato Y, *et al*, *Bone*, **30**, 325-330 (2002)
23) Verhaar HJ, *et al.*, *Aging*, **12**, 455-460 (2000)
24) Paddon-Jones D, *et al.*, *Am J Clin Nutr.*, **87**, 1562S-1566S (2008)
25) Paddon-Jones D, *et al.*, *Curr Opin Clin Nutr Metab Care*, **12**, 86-90 (2009)
26) Katsanos CS, *et al.*, *Am J Physiol Endocrinol Metab.*, **291**, E381-387 (2006)
27) Rieu I, *et al.*, *J Physiol*, **575**, 305-315 (2006)
28) Verhoeven S, *et al.*, *Am J Clin Nutr.*, **89**, 1468-1475 (2009)
29) Tipton KD, *et al.*, *Acta Physiol Scand*, **162**, 377-387 (1998)
30) 米川忠人 ほか, *Modern Physician*, **31**, 1374-1376 (2011)
31) Ashitani J, *et al.*, *Nutr J.*, **8**, 25 (2009)
32) Kunkel SD, *et al.*, *Cell Metab.*, **13**, 627-638 (2011)
33) 宮地元彦 ほか, 日本老年医学会雑誌, **48**, 51-54 (2011)
34) Pollock ML, *et al.*, *Circulation*, **101**, 828-833 (2000)
35) Takarada Y, *et al*, *J Appl Physiol*, **88**, 2097-2106 (2000)
36) Tanimoto M, *et al*, *J Appl Physiol*, **100**, 1150-1157 (2006)
37) 後藤勝正, 日本物理療法学会会誌 **18**, 1-7 (2011)
38) 吉岡 哲 ほか, 宇宙航空環境医学, **46**, 29-32 (2009)
39) Guus van der Meer, *et al*, アクセラレーショントレーニングハンドブック, NAP出版 (2011)

第27章　身体運動と糖代謝機能の維持・向上

長崎　大*

1　はじめに

　身体運動は様々な体力要素を維持・向上させることができる。身体の主要なエネルギーである糖代謝に対してもその効果が認められている。しかし，身体運動の休止や，加齢によってその機能は低下し，生活習慣病の1つである糖尿病の原因となってしまう[1]。一方で，身体運動トレーニングの継続は糖代謝機能を亢進させ，加齢に伴う低下を防止することができる[2]。

　生命のエネルギーは食事によって作り出しているが，その主要な栄養素の一つは糖質である。糖質は，主な消化酵素とその働きとして，口腔によって機械的な消化がなされ，唾液アミラーゼによって化学的に消化され，小腸では膵液アミラーゼによって麦芽糖に，マルターゼによって麦芽糖をグルコースに分解する。そして小腸から肝臓へと進み，骨格筋で身体運動のエネルギーとして使われるか，骨格筋に貯蔵される。この骨格筋へのグルコースの取り込みは，複雑なシグナル伝達酵素を介することが最近の研究によって明らかにされ，インスリンシグナル伝達系路と糖代謝の詳細が報告されている[3]。

　糖代謝は生活習慣病を理解する上で必須の知識である。超高齢化社会を迎えた今日の重要な課題であり，専門学識者がその対策に取り組んでいる[4]。生活習慣病である糖尿病や高齢者の糖代謝に対する運動効果の臨床的成績とその現状については他章で詳細に紹介されているので，本稿では，身体運動が糖代謝に及ぼす影響，糖代謝とインスリンシグナル伝達経路の分子機序について概説したい。

2　インスリンシグナル伝達系路とは

　インスリンによる糖取り込みの作用機序は，インスリンが骨格筋や脂肪細胞の標的組織に結合することから始まる[5]。すなわち，インスリンは細胞表面のレセプターであるインスリン受容体に結合し，インスリン受容体の細胞内部分にあるチロシンキナーゼを活性化し，自己リン酸化する。そのリン酸化チロシンにインスリン受容体基質1（insulin receptor substrate (IRS)-1）が結合し，IRS-1がリン酸化される。リン酸化されたIRS-1はホスファチジルイノシトール3キナーゼ（phosphatidylinositol (PI) 3-kinase）などSrc-homology 2 (SH2) ドメインを有するタンパクが結合して活性化する。さらに，活性化されたPI 3-kinaseは，PI（4,5）2リン酸を

＊　Masaru Nagasaki　愛知学院大学　心身科学部　健康科学科　准教授

基質として，PI（3,4,5）3リン酸を産生し，3-phosphoinositide-dependent protein kinase 1 (PDK1)，Akt/protein kinase B（PKB）と活性化していく。その他にも複数のタンパクの活性化を介して，Glucose transporter 4（GLUT-4）を細胞膜上へトランスロケーションさせ，糖を細胞内に取り込む（図1）[6]。また，これらの経路とは別に，PI 3-kinase 非依存性経路の1つとして，インスリン受容体からアダプタータンパクと言われる c-Cbl-associated protein（CAP）と Cbl で複合体を作り GLUT-4 をトランスロケーションさせ糖を取り込む経路についても報告もされている[7]。

こうしたインスリンシグナル伝達系路が運動所要量の低下や高脂質な栄養状態によって障害されると，インスリン抵抗性を生じ糖代謝機能が低下する。一方，身体運動はこれらの機能を維持・向上させることができる。

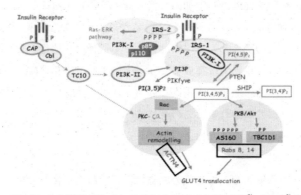

図1　GLUT-4を制御するインスリンシグナル伝達系路[6]（文献[6]を改変）

3　インスリン抵抗性発現機序

インスリン抵抗性の発生要因は，運動不足，肥満，加齢，過食，ストレスなどの生活習慣が大きく影響することが知られている。運動を継続的に行うことはインスリン作用を亢進させるが，その休止や所要量の低下はインスリン作用を低下させる[8]。運動の継続がインスリン作用に大きく影響する理由は骨格筋の代謝的特性によるが，骨格筋はインスリン刺激による糖の取り込みの80％以上を処理しているからである。したがって，インスリン抵抗性はこの骨格筋のインスリン作用の低下によるものであり，その原因としてインスリンシグナル伝達経路の障害が考えられている。

トレーニングの休止または運動所要量の低下によって肥満状態になると，インスリン受容体のチロシンキナーゼ活性が低下し[9]，同様に IRS-1 のチロシンリン酸化が低下する[10]。安静を強いられた Obese Zucker ラットの IRS-1 チロシンリン酸化は低下する。これらのことがインスリンシグナル伝達の上流の障害因子と考えられている。IRS-1 はさらに下流の PI 3-kinase へとシグナルを伝達するが，トレーニングの休止や運動所要量の低下によって肥満を生じると，この伝達

第27章　身体運動と糖代謝機能の維持・向上

作用も低下する．すなわち，PI 3-kinase の活性が低下する[10]．そして次の因子である Akt (Ser473) も減少する[10]．また，CAP，Cbl といった経路も減少を認めている[11]．安静群の Cbl と CAP は運動トレーニング群の 50％ 程度のタンパク量しかなく，運動不足によるインスリン抵抗性の障害要因の 1 つと考えられる．中井ら[12]は，糖代謝の律速タンパクである GLUT-4 自体のトランスロケーションも運動トレーニングを行っていないと低下する（図2）ことを報告し

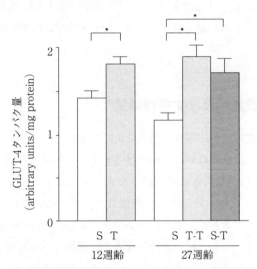

図2　骨格筋細胞膜画分の GLUT-4 蛋白量[12]（文献[12]を改変）
＊ P<0.05 対安静群，S：安静，T：運動トレーニング，S-T：12週齢まで安静にしたのち運動トレーニング

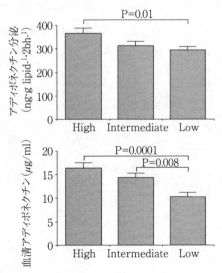

図3　インスリン感受性のレベル別に見たアディポネクチンの分泌と血清アディポネクチン濃度，Log HOMA index にしたがってインスリン感受性を 3 つのグループ（High：0.09±0.02, Intermediate：0.36±0.01, Low：0.66）に分けて解析した　　　（文献[13]を改変）

ている。これらが運動不足によるインスリン抵抗性の分子機序と考えられている。

こうした安静状態によってもたらされるインスリンシグナル減弱の要因は，身体運動そのものを実施せず骨格筋の収縮活動量自体が少なくなったことだけではなく，エネルギー所要量の小ささが肥満をもたらしたことも合わせて考える必要がある。すなわち，体脂肪組織量の増加によるアディポカインの分泌異常によってもたらされるインスリン抵抗性である[13]。肥満によってアディポネクチンの分泌量が低下するとインスリン作用が減弱する。インスリン感受性が低いグループではアディポネクチンの分泌も低く（図3），インスリン作用に影響していることがわかる。

4 運動が糖代謝機能に及ぼす急性効果

運動時の筋血流量の増大は筋毛細血管の開大によってもたらされる。この増大によって十分量の基質が収縮筋に供給されて糖の取り込みが促進される。運動時の糖取り込みに重要な役割を果たしているのがGLUT-4の細胞質から細胞膜へのトランスロケーションの促進である。糖の取り込みにおいて，GLUT-4は律速段階として機能している。運動時には，インスリンの作用と同様に糖を取り込むことができるが，インスリンシグナル経路とは別経路で糖を取り込む。その根拠として，インスリンを負荷して運動を行わせると，糖取り込みに対してインスリンと運動の相加的効果[14]が得られるからである。インスリンシグナル伝達系の分子機序については，骨格筋特異的インスリン受容体ノックアウトマウスを用いて筋収縮時の糖取り込みを検討しているが，ノックアウトマウスは野生型と同様の取り込みレベルであることが報告されている（図4）[14]。また，IRS-1ノックアウトマウスも筋収縮時の糖の取り込みに対して，野生型との間に有意差を認めていない[15]。IRS-1の次のシグナル伝達因子であるPI 3-kinaseについて，薬剤を用いて検討している。その結果，筋収縮による糖取り込みは，PI 3-kinaseの阻害剤であるワートマニン

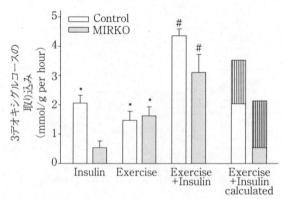

図4　骨格筋特異的インスリン受容体ノックアウトマウス（MIRKO）における骨格筋の糖輸送能[14]
（文献[14]を改変）

＊$p<0.001$ 対ゼロ，＃$p<0.001$ 対インスリンもしくは運動

を処置しても低下しない[16]。すなわち，インスリン受容体，IRS-1，PI 3-kinase といったインスリンシグナル伝達を作用させない条件下においても，運動時には糖の取り込みが生じることはインスリンによる糖取り込みの経路と運動による糖取り込みの経路は同一ではないことを示している。運動時に急性的に作用する糖取り込みの因子は，一酸化窒素，アデノシン一燐酸活性型蛋白キナーゼ（Adenosin monophosphate-activated protein kinase（AMPK））などが影響する。AMPK は運動により，骨格筋で ATP が分解される際に生じる AMP によって活性化される[17]。運動により，筋収縮や虚血が生じると，骨格筋の ATP が消費され，AMP や AMP／ATP 比が上昇する。これによって GLUT-4 のトランスロケーションが行われる。このように運動はインスリンシグナル伝達経路とは別経路で糖を取り込むことができる。

糖の取り込み経路はインスリンと運動によって異なると考えられているが，インスリンシグナル伝達経路が活性化されるといういくつかの成績がある。Cusi ら[18]はインスリン受容体のチロシンリン酸化が運動によって亢進すること。また，IRS-1 のリン酸化の亢進[18]や PI 3-kinase 活性の増加[19]が運動によって亢進することが報告されている。また，PI 3-kinase，Akt の活性化が運動様機械的刺激によって活性化されることも報告されている[20]。

運動の急性効果には，インスリンシグナル伝達を介さないとする報告が多数ではあるが，インスリンシグナル伝達に直接的に影響を及ぼすとする成績もあり，運動効果については両経路への影響を多面的に見ていく必要がある。

5　運動トレーニングが糖代謝機能に及ぼす慢性効果

単回の運動の繰り返しを運動トレーニングの効果として評価することができる。単回の運動の急性効果は運動終了直後の影響を見ているものであるが，運動トレーニングは一定期間のトレーニングが終了し，それからおよそ 18 時間以上経過したときに評価することができる[21]。その時間未満では最終運動の急性効果の影響を受けるからである。糖代謝に対しても運動の急性効果に加えて慢性効果としてのトレーニング効果が認められている。

インスリン作用に対するトレーニング効果として，インスリン受容体数，その親和性，レセプターキナーゼ活性，IRS-1，PI 3-kinase，GLUT-4，ヘキソキナーゼⅡ，グリコーゲン合成酵素などが増加・活性化する[22]。我々[23]は，インスリン受容体，IRS-1，PI 3-kinase に対するトレーニング効果について検討した。その結果，タンパク量において IRS-1，PI 3-kinase が加齢に伴い低下するが，トレーニングはその低下を防止した（図5）。すなわち，トレーニングがインスリンシグナル伝達タンパクを活性化したことになる。IRS-1 と PI 3-kinase の結合の関係については，トレーニングによってその結合活性は亢進する。また，PI 3-kinase の活性は特にトレーニングされたときに亢進し，インスリン感受性と相関関係を有することが報告[24]されている。糖代謝の律速タンパクである GLUT-4 はトレーニングによって増加するが，このメカニズムとして PPARγ coactivator-1（PGC-1）の転写調節機構が影響していることが報告されている[25]。す

なわち，トレーニング終了後にはPGC-1の発現増加を伴いGLUT-4タンパク量が増加している。

このように，急性運動時には利用されないインスリンシグナル伝達経路であっても，運動トレーニングによる影響を受け，糖代謝機能は維持・向上させることができる。

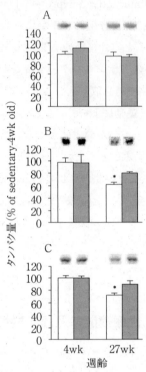

図5 骨格筋におけるインスリン受容体（A），IRS-1（B），PI 3-kinase（C）のタンパク量[23]
（文献[23]を改変）

□安静，■トレーニング。
†$p<0.0083$ 対安静4週齢

6 おわりに

トレーニングは急性運動の繰り返しの成果として理解することができるので，急性運動時に変化を受ける因子に注目しがちである。しかし，糖代謝の機能維持，向上のメカニズムとしては，前述のようなトレーニング効果もあるので，インスリンシグナルを多面的に見ていく必要がある。

文　献

1) Y. Sato et al., *Diabetes Res Clin Pract.*, **77** Suppl 1, S87-91 (2007)
2) Y. Hosaka et al., *Nagoya J Med Sci.*, **72**, 129-137 (2010)
3) M. A. Abdul-Ghani et al., *J Biomed Biotechnol.*, 2010, 476279 (2010)
4) 佐藤 ほか, 臨床スポーツ医学, **27**, 493-498 (2010)
5) Z. Cheng et al., *Trends Endocrinol Metab.*, **21**, 589-598 (2010)
6) H. Zaid et al., *Biochem J*, **413**, 201-215 (2008)
7) G. J. Litherland et al., *Mol Membr Biol.*, **18**, 195-204 (2001)
8) J. Nagasawa et al., *Int J Sports Med.*, **11**, 107-110 (1990)
9) P. Arner et al., *Diabetologia.*, **30**, 437-440 (1987)
10) C. F. Su et al., *Diabetes Metab Res Rev.*, **21**, 175-182 (2005)
11) J. R. Bernard et al., *Metabolism.*, **57**, 858-866 (2008)
12) N. Nakai et al., *J Appl Physiol.*, **80**, 1963-1967 (1996)
13) J. Hoffstedt et al., *J Clin Endocrinol Metab.*, **89**, 1391-1396 (2004)
14) J. F. Wojtaszewski et al., *J Clin Invest.*, **104**, 1257-1264 (1999)
15) C. L. Dumke et al., *Horm Metab Res.*, **33**, 696-700 (2001)
16) J. P. Whitehead et al., *Biochem J.*, **349** Pt 3, 775-781 (2000)
17) T. Hayashi et al., *Diabetes*, **47**, 1369-1373 (1998)
18) K. Cusi et al., *J Clin Invest.*, **105**, 311-320 (2000)
19) Q. Zhou et al., *Biochem Biophys Res Commun.*, **236**, 647-650 (1997)
20) B. Tian et al., *J Biol Chem.*, **277**, 24667-24675 (2002)
21) G. D. Cartee et al., *Am J Physiol.*, **256**, E494-499 (1989)
22) J. P. Kirwan et al., *Exerc Sport Sci Rev.*, **30**, 85-90 (2002)
23) M. Nagasaki et al., *Metabolism*, **49**, 954-959 (2000)
24) J. P. Kirwan et al., *J Appl Physiol.*, **88**, 797-803 (2000)
25) K. Baar et al., *Faseb J.*, **16**, 1879-1886 (2002)

機能性食品素材と運動療法
―生活習慣病予防と運動機能維持・向上をめざして―
《普及版》（B1268）

2012 年 6 月 1 日　初　版　第 1 刷発行
2019 年 1 月 16 日　普及版　第 1 刷発行

監　修	大澤俊彦，佐藤祐造	Printed in Japan
発行者	辻　賢司	
発行所	株式会社シーエムシー出版	

東京都千代田区神田錦町 1-17-1
電話 03 (3293) 7066
大阪市中央区内平野町 1-3-12
電話 06 (4794) 8234
http://www.cmcbooks.co.jp/

〔印刷　株式会社遊文舎〕　　　　　　　Ⓒ T.Osawa, Y.Sato, 2019

落丁・乱丁本はお取替えいたします．
本書の内容の一部あるいは全部を無断で複写（コピー）することは，法律で認められた場合を除き，著作者および出版社の権利の侵害になります．

ISBN978-4-7813-1305-4　C3047　¥5400E